KB124482

불 위의 여자

불 위의 여자

찬란한 갱년기, 몸과 호르몬에 관한 모든 것

실라 드 리즈 **지음**
문항심 **옮김** 이은실 **감수**

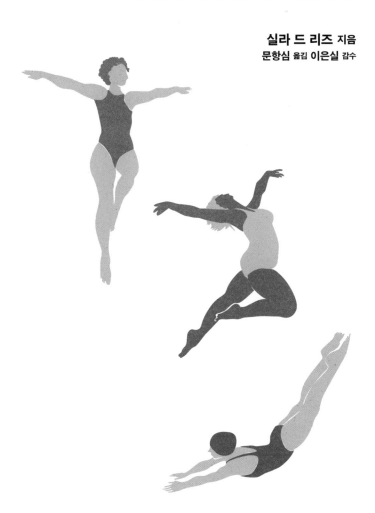

은행나무

| 일러두기 |

여성의 월경이 없어진 상태menopause를 가리키는 표현으로 '폐경閉經'이라는 단어 대신 완성의 의미를 가진 '완경完經'이라는 단어가 최근 새로이 대두되고 있습니다. 하지만 의학적 용어로는 여전히 '폐경'이 더 보편적으로 쓰이고 있어 이 책에서는 이를 그대로 사용하였음을 밝힙니다.

"이제 시작일 뿐, 끝난 게 아냐.

다시는 예전으로 돌아가지 않아."

— 스파이스걸스 멤버 멜라니 C의 노래

차례

4장   폐경기: 극복이 아닌 관리가 필요하다

뜨거운 담금질을 통해
더욱 강해질 당신에게

독자 여러분, 만나서 정말 반가워요! 이 책을 들고 있는 당신은 아마도 갱년기를 지내고 있거나 마지막 월경을 끝낸 후인 상태이지 않을까 생각합니다. 여러 증상으로 인해 몸과 마음이 지쳐 있을 수도, '나는 별 증상이 없는데?' 하고 생각할 수도 있겠지요. 하지만 그 어느 쪽이 되었든 공통점이 있습니다. 바로 지금 당신이 겪고 있는 이 현상의 실체에 대해 답답한 기분을 느낀다는 것입니다. 인생의 한가운데에서 불쑥 만나게 되는 이 변화에 대해 솔직히 이야기하는 여성은 그리 많지 않습니다. 왠지 입 밖으로 꺼내기 부끄러운 주제라고 느끼기 때문이겠지요. 이제 여자로서 끝났다는 절망감과 수치심. 이것은 우리 어머니와 할머니들이 폐경에 대해 이야기하지 않았던 가장 큰 원인이었습니다. 하지만 이 수치심은 옳지 않습니다. 우리가 아직도 여기서 벗어나지 못한다면, 그것이야말로 정말 큰일입니다.

이제 제 소개를 해볼까요? 저는 산부인과 전문의 실라 드 리즈라고 합니다. 제 소명은 갱년기에 대한 모든 오해와 무지를 퇴출하는 것입니다. 저는 병원에서 환자를 직접 만났을 때처럼 이 책에서도 최대한 편안하게 이야기해보려고 해요. 저는 제 병원을 찾아온 환자들을 불필요한 격식 없이 대하고 있어요. 그렇게 많은 분들과 친구가 되었지요. 많은 독자들이 힘든 변화의 시기를 겪으며 궁금증이 들 때 이 책을 펼쳐 저와 함께할 수 있기를 바랍니다. 말하자면 여러분은 책을 통해 가상 진료실에 들어온 것이고, 이 공간에서 가장 친밀해야 할 사람은 저와 환자인 당신, 이 둘밖에 없습니다.

여기서 주의해야 할 점이 하나 있습니다. 이 책에는 지금까지 여러분이 갱년기에 대해 알아왔던, 그리고 믿어왔던 여러 믿음과 지식에 정면으로 반하는 이야기들, 의학계에서 쉬쉬했던 이야기들도 많이 나올 거예요. 이 책에서 읽은 내용을 주위 친구들이나 가족에게 이야기하면 많은 충돌과 반발이 일어날 수도 있어요. 심지어 여러분이 다니는 병원의 의사들에게서도 그럴 수 있습니다. 그러나 이 책에서 말하는 것은 진실이니 신뢰해도 된다고 말하고 싶어요. 실제로 저는 자매들, 친구들 그리고 당연히 저 자신에게도 이 책의 치료법을 적용하고 있다는 말밖에 달리 할 말이 없습니다. 수많은 세월, 우리 여성들은 잘못된 정보로 인해 길이 아닌 곳을 길인 줄 알고 엉뚱한 고생을 해왔습니다. 그중에서 가장 나쁜 건 치료 방향을 정하는 과정에서 정작 본인의 의사는 아예 배제된다는 사실입니다. 이 현상은 유독 산부인과에서 전형적으로 나타납니다. 즉 자신의 몸에 관한 결정이 의학이라는 명분으로 굳게 닫힌 철문 안에서, 그리고 대부분 남성으로 이루어진 완고하고 폐쇄적인 조직에 의해 내려지는 경우가 매우 많다는 거죠.

그러나 인생의 한가운데를 관통하는 여성의 몸에 관해 현대의학적 결정을 내릴 때에는 반드시 당사자가 참여해야 합니다. 그러기 위해서는 본인이 풍부한 지식을 갖추지 않으면 안 됩니다. 그래야 사실을 근거로 자신의 일을 스스로 결정할 수 있죠. 그러나 지금 우리는 어떤가요. 의사나 의대 교수가 내린 결정을 그대로 따를 뿐, 왜 그래야 하는지 전혀 묻지도 따지지도 않습니다. 발목이 다쳤을 때는 당연히 그렇게 하겠지요. 그렇지만 자신의 갱년기를 설계하는 문제에 대해서는 여성 자신이 적극적인 위치에 있어야 합니다. 그런데 이것이 지식과 정보 없이 과연 가능할까요. 인터넷에서 떠돌아다니는 '카더라통신'이나 절반은 맞고 절반은 틀린 민간요법이 아닌, 자신의 몸에 대한 모든 진실을 알아야 합니다. 그리고 그것을 바탕으로 자신을 돌보고 관리할 수 있을 때 앞으로 맞이할 인생의 절반이 더더욱 좋아질 것입니요. 에이, 그래도 나이가 들어가는데 설마 더 좋아질 수 있겠어? 분명 여러분은 이렇게 생각할 거예요. 아니요! 좋아질 수 있습니다. 갱년기는 지금까지 모두가 말해왔던 것처럼 '인생의 가을'이 아닙니다. 이런 생각은 이제 너무 낡아빠져서 맞지도 않고 되돌릴 수도 없을 지경입니다. 하지만 갱년기는 분명히 한여름입니다. 이 책을 읽다 보면 왜 그런지 알게 될 겁니다. 필요한 건 오직 계획 그리고 적절한 의학적 뒷받침입니다. 어떻게 하면 되냐고요? 제 손을 잡고 갱년기의 단계를 차근차근 알아보는 여정을 시작하는 것입니다. 여정을 마치고 나면 아주 크고 중요한 무언가가 여러분을 기다리고 있을 텐데요, 그것은 바로 업그레이드 버전의 당신 자신입니다. 어쩌면 당신이 항상 원해왔던 모습, 강하고 섹시하며 무엇보다도 평생 바라온 자유를 얻은, 바로 그런 여자 말이지요. 그 길로 여러분을 안내하게 되어 가슴이 몹시 두근거립니다.

이 책 활용법

처음부터 차례로 읽어도 좋지만 알고 싶은 내용이 있을 때

부분별로 찾아봐도 됩니다.

바쁜 독자를 위해 매 장의 말미에 해당 장의 내용 중 가장 중요한 것들을 모아놓은 **'이 장의 핵심'**이 있습니다.

'알아두세요!'에서는 소소하고 유익한 의학지식을 소개합니다. 핵심을 짚고 넘어가는 용도로 활용됩니다.

'잘못된 믿음 날리기'에서는 갱년기에 관한 가짜뉴스, 잘못된 생각들을 하나하나 짚어봅니다.

'더 알고 싶다면'에서는 좀 더 깊이 있고 전문적인 의학적 지식을 소개합니다. 물론 이를 전부 다 이해하지 못했다고 해도 아무 지장이 없습니다.

궁금한 점이 있다면 info@dr-de-liz.de로 이메일을 보내주세요. 친절한 상담팀이 답변해드립니다.

1부

기본 지식

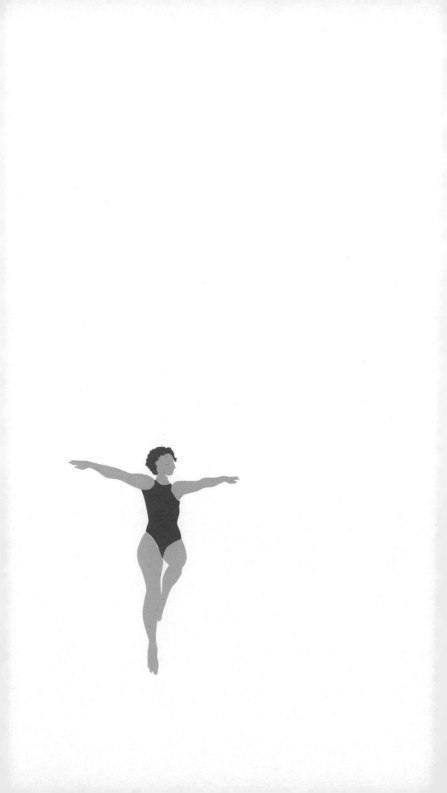

1

호르몬과 월경주기

준비된 갱년기는 다르다

여기 한 가지 좋은 소식이 있습니다. 이 책을 읽는 당신은 새로운 세대의 여성입니다. 우리는 이전 세대 여성보다 건강하고, 그 건강을 더 오래 유지하며, 더 아름답게 나이를 먹어가는, 인류 역사상 한 번도 존재한 적 없는 유일무이한 시대를 살고 있습니다. 현재 너무도 당연하게 여기는 많은 것들이 진화의 관점에서 볼 때 최초로 나타난 현상입니다. 불과 150년 전만 해도 갱년기는 그리 중요한 시기가 아니었습니다. 여성의 건강은 45세에 전성기를 돌파한 후 하향곡선을 그렸으며, 심지어 50세를 채우지 못하고 사망하는 일도 흔했습니다. 그 이후로도 크게 달라진 건 없었습니다. 제2차 세계대전을 지나 1980년대에 이르기까지 50세라고 하면 늙은 사람 취급을 받았고, 60세는 완전히 노년층으로 분류되었습니다. 갱년기 증상이 나타난다고 해도 노화에 따른 각종 질병과 시기적으로 겹치는 경우가 많았기에 그저 늙어서 생긴 병 정도로 치부되었고, 당시 시대상에 비추어보았을 때 모두들 속으로 숨기기만 할 뿐 사회적으로 드러내놓고 이 주제에 대해 논의할 수 없었습니다.

　오늘날 여성은 사회와 가정에서 다양한 역할을 맡으며 공동체를 지탱해나가는 든든한 대들보와도 같은 활약을 해나가고 있습니다. 하지만 역할에 맞는 수많은 일들을 정신없이 해나가는 가운데 어느새 자기도 모르게 호르몬 변화의 시기를 맞이하게 됩니다. 그중에는 조용하고 부드럽고 신비하게 다가오는 변화가 있는가 하면 마치 얼굴을 후려갈기는 차가운 물세례처럼 난데없이 등장해 삶을 고달프게 만드는 변화도 있습니다. 어머니나 할머니 세대가 우리 나이였을 때보다 우리는 신체적으로 훨씬 젊을 뿐만 아니라 그분들이 절대 감행하지 않았을 일들, 예를 들면 컨버스 운동화를 신고 거리를 활보한다든지 록 페스티벌에 간다든지 하는 일상을 즐기고 있습니다. 하지만 갱년기에 관한 한 여전히 1980년대적 생각의 틀에서 벗어나지 못하고 있어요. 다른 말로 하면 사람은 현대화되었는데 의학은 절뚝거리며 그 뒤를 겨우 따라오는 형국인 셈입니다. 40세 이상 여성들이 본보기로 삼을 만한, 시대에 걸맞은 표본 같은 것도 기본적으로 전혀 마련되어 있지 않습니다. 갱년기에 관한 현재의 인식은 1950년대에 월경에 대해 구세대가 갖고 있던 수준, 즉 행여나 남이 들을까 봐 크게 말도 못하고 귓속말로 속삭이는 수준과 비슷하다고 보면 됩니다.

한편 월경에 대한 인식은 크게 달라졌습니다. 오늘날 딸이 사춘기에 접어들 때쯤 되면 엄마가 딸을 불러 옆에 앉히고는 생리대나 탐폰 등의 사용법을 설명해주고 그밖의 여러 가지 이야기를 해주는 집이 많습니다. 그러나 정작 그 엄마가 중년의 호르몬 변동 시기를 맞이하게 되면 그 어디서도 속 시원한 설명을 해주지 않습니다. 갱년기에 대해 차근차근 알려주는 현명한 할머니도, 개방적이고 솔직한 대화를 제안하며 먼저 다가오는 산부인과 의사도 없습니다. 그저 황량한 미지의 땅에 지도도 없이 홀로 내버려져 있을 뿐입니다. 여기저기서 간간이 주워들을 수 있는 이야기는 허점투성이이며 그마저도 희망보다는 상실과 포기의 메시지인 경우가 많습니다. 불쾌하고 마음이 시리며 의욕이 꺾입니다. 또한 갱년기에 대한 이야기들은 월경통이나 월경전증후군이 주는 이미지처럼 아파도 견뎌내야 하는 저주라는 식의 결론을 내리게 만들 뿐입니다. 모두 다 자연적인 현상이니 극복 방법에 있어 어차피 최선이란 없고 차선책만 있을 뿐이라는 것, 그저 최소한의 불평으로 겪어내야 하는 시기라는 이야기뿐입니다.

여기서 분명히 말하고 싶습니다. 전혀 그렇지 않다고 말입니다. 자연법칙에 충실히 복종하기 위해 스스로 약하다고 느끼거나 좋지 않은 몸 상태를 받아들이고만 있는 것은 어리석은 짓입니다. 우리가 알고 있는 갱년기는 이미 한참 전, 한물간 시절의 이야기입니다. 그러니 이제 갱년기에 관한 정보도 시급히 업데이트할 필요가 있습니다. 그래서 저는 이에 대비할 수 있는 모델을 세워보았습니다. 단지 갱년기 증상을 억누르거나 없애는 데 그치지 않는, 건강을 제대로 북돋워주고 활력을 주는 모델 말입니다. 이 모델의 최대 장점은 쉽다는 데 있습니다. 호르몬 부족으로 무거워진 몸을 힘겹게 이고 지고 가는 듯한 느낌을 수개월, 수년 동안 참아내는 것과는 비교도 할 수 없을 정도입니다. 뿐만 아니라 장기적으로 보아도 건강을 훨씬 더 오래 유지할 수 있습니다. 이후 각각의 장을 통해 알게 되겠지만 호르몬 부족은 중년기 이후에 생기는 각종 질병의 주원인입니다. 누구나 질병 없이 장차 아들딸의 결혼식 피로연에서 즐겁게 춤을 추거나 휴양지의 레스토랑에서 처음 보는 사람들과도 이런저런 소소한 이야기를 나눌 수 있는 건강과 여유를 바라기에 이는 참으로 중요합니다.

40대만 되어도 원인을 알 수 없는 건강 이상 징후들이 하나둘씩 나타나기 시작합니다. 이는 호르몬 부족의 직접적인 결과입니다. 열거해보면 우울증을 비롯한 여러 정신적 증상, 관절통, 부정맥 관련 질환, 신경질환, 전에 없던 괴상한 피부질환

같은 것들이 갱년기에 처음으로 나타나기 시작하며 그 뒤로 다른 질환이 줄줄이 나타나는 경우도 많습니다. 호르몬 변화가 분명히 일어났음에도 불구하고 단지 갑작스러운 열감이 나타나지 않는다는 이유로 자신은 별다른 증상이 없다고 생각하는 경우가 있습니다. 하지만 열감만 없을 뿐이지 다른 증상들을 겪고 있음에도 불구하고 원인이 갱년기에 따른 여성호르몬의 결핍에 있을 것이라고는 짐작조차 하지 못하는 것이지요. 이는 의사도 마찬가지입니다.

그렇다면 일반 여성들만 무지 속에서 헤매고 있는 것일까요? 그렇지 않습니다. 의대 교육과정에서도 갱년기는 이제야 조금씩 다루어지고 있을까 말까 하니까요. 산부인과 전문의 과정에서조차 갱년기는 전혀 중요하게 교육되고 있지 않습니다. 전공의 과정을 밟고 있던 30대 초반, 저는 갱년기 증상들이 마지막 월경을 마친 후에야 비로소 등장하는 줄로만 알고 있었습니다. 또한 호르몬 변화가 시작되는 시기가 50세 언저리라고 생각했고요. 똑바로 알게 된 것은 나중입니다. 우리의 몸은 이미 30대 후반부터 호르몬과 관련해 조금씩 변화하는 증상을 보이기 시작하며, 본인이 느끼지 못할 정도로 천천히 몸의 컨디션이 바뀌어갑니다. 일반적으로 아주 조금씩 야금야금 진행되는 이 과정을 **폐경전기**premenopause라고 부르고, 이는 보통 **폐경이행기**perimenopause로 자연스럽게 넘어갑니다.

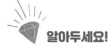

다가올 다음 단계의 삶을 잘 준비하기 위해서는 구체적인 계획이 있어야 합니다. 이 계획은 각자 자신에게 맞는 것이어야 하고 이해와 실천이 쉬워야 합니다. 이걸 잘 해낸다면 60세가 된 미래의 당신은 지금의 당신에게 무척 고마워하겠지요?

상당히 오랜 시간 지속되기도 하는 이 폐경이행기 단계는 마지막 월경의 전과 후, 두 기간을 다 포함합니다. **폐경**menopause 이라고 하는 말은 어떤 긴 기간이 아닌 마지막 월경일을 일컫는 말입니다.

폐경전기와 폐경이행기를 지나며 왜 이렇게 컨디션이 좋지 않은지 원인을 모르는 여성들이 많습니다. 특히 40세 이전의 여성들의 경우 자신에게 나타난 증상이 폐경과 관련되어 있다고 생각하기가 정말 쉽지 않습니다. 이제 저는 튼튼한 전문지식으로 무장한 전문의로서 호르몬 변화와 관련된 모든 것을 전달하는 첫발을 함께 내딛으려고 합니다. 이 지식은 우리 몸이 어떻게 돌아가는지 모든 면에서 이해하려면 꼭 필요한 열쇠이자 기본 장비가 되어줄 것입니다. 대부분의 장기는 여성 호르몬에 의해 영향을 받습니다. 그러나 신체기관들뿐 아니라 우리의 감정과 심리적 상태도 호르몬과 매우 직접적인 관련을 맺고 있습니다. 사춘기 딸이 있는 사람이라면 호르몬이

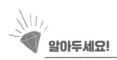

호르몬 변화가 미미하게 시작되어 점진적으로 조금씩 진행되는 **폐경전기**는 보통 38세에서 44세 사이 어느 지점에서 시작됩니다. 그러다가 **폐경이행기**로 자연스럽게 진입하는데 우리가 일반적으로 말하는 갱년기가 바로 이 시기입니다. 폐경이행기는 **폐경**이라고 불리는 마지막 월경 이후 1~2년 더 지속됩니다. 다시 말해 폐경이란 12개월 동안 월경이 없었을 때 마지막 월경을 부르는 말이며 폐경 후 폐경이행기는 **폐경기**로 넘어가게 됩니다.

인간을 어떻게 뒤집어놓는지 잘 알고 있을 것입니다. 또 임신을 해봤던 여성도 사람을 한방에 들었다 났다 할 수 있는 막강한 호르몬의 영향력을 몸소 체험해보았을 것입니다. 사춘기와 임신을 거쳐 또 한 번 맞이하는 호르몬 변화가 바로 이제 우리가 이야기할 갱년기의 신체적·정신적·심리적 변화입니다.

폐경기에 대해 이해하는 것도 필요하지만, 이 기간을 스스로 잘 관리하고 싶다면 무엇보다도 여성호르몬에 대해 잘 알아야 합니다. 하지만 우리들 대부분은 일반적으로 호르몬이 무엇인지 잘 모르고 특히 여성호르몬은 왠지 까다롭고 변덕스러우며 정체 모를 비밀스러운 존재일 것이라는 선입견을 갖고 있습니다. 그래서 지금 그 편견을 깨버리고자 합니다. 모든 호르몬은 단순한 분자 그 이상이며 사람의 성격과 비견될 정도로 각각 특징과 임무를 갖고 있습니다. 모든 성격에 맞는 겉모습이 있기 마련이니 유명 스타의 얼굴을 빌려 각 호르몬을 쉽게 알아 보겠습니다. 자, 이제 할리우드로 떠나볼까요?

호르몬 미녀 삼총사

인체의 호르몬계를 영화계라고 치면 세상 모든 여자들의 몸에서 언제나 주연급 자리를 유지하고 있는 3명의 여배우가 있습니다. 이들은 여성의 몸을 여성스럽게 만들며 월경주기를 관리하고 우리로 하여금 남자친구를 만나고 싶은 마음이 들게 하거나 혹은 반대로 그의 휴대폰 메시지 알림을 무음으로 전환해버리도록 만듭니다. 이 주연 배우들의 이름은 바로 에스트로겐, 프로게스테론 그리고 테스토스테론입니다.

이 세 배우는 각자 고유한 강점과 약점을 지닙니다. 하지만 적절한 조합으로 서로 잘 협동하면 그야말로 최상의 결과물이 나옵니다. 이들의 특별함을 좀 더 예우하기 위해 이제 각자에게 걸맞은 얼굴을 부여해보겠습니다. 2000년도에 개봉된 할리우드 영화 〈미녀 삼총사〉의 세 미녀가 어떨까요? 드류 베리모어, 캐머런 디아즈, 루시 리우가 한 팀이 되어 각자 영리한 두뇌와 무술 실력, 기발한 변장술로 무장한 채 악당을 물리치며 동시에 멋진 남자와 연애도 시도한다고 생각해보세요.

먼저, 에스트로겐 역할을 맡은 배우는 드류 베리모어입니다. 글래머러스한 몸매에 로맨틱한 분위기를 풍기며 툭하면 나쁜 남자에게 끌립니다. 엉뚱한 상상과 포근함을 좋아하고 3명의

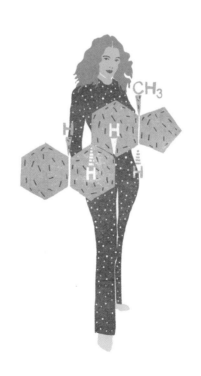

여주인공 중 감정에 제일 많이 이끌리는 스타일입니다. 에스트로겐은 여성호르몬 가운데 가히 최고봉이라 할 수 있습니다. 여성 특유의 체형, 나른한 여름밤의 탱고와 로맨틱 코미디 드라마에서 뿜어내는 달달한 로맨스를 담당합니다. 드류 베리모어는 언제나 발라드 노래를 콧노래로 흥얼거리며 셀린 디온의 '마이 하트 윌 고 온My Heart will Go on' 같은 종류의 노래를 좋아하고 에드 시런의 '퍼펙트Perfect'를 들으며 아련한 먼 곳으로 하염없이 빠져들곤 합니다. 그녀는 살집이 있는 플러스사이즈 모델의 수호신이자 훈커뮐러(유럽의 속옷 회사-옮긴이)의 비밀 홍보대사 같은 존재입니다.

에스트로겐은 정신적·심리적으로 우리가 '전형적인 여성성'이라고 부르는 것들을 담당합니다. 주변 사람들을 챙기려는 경향, 아름다움에 이끌리며 스스로 아름다워지려고 하는 욕구 및 가정을 이루려는 욕구 같은 것들을 들 수 있습니다. 특히 이는 20대와 30대 여성에게 두드러지는 현상으로 (시어머니에서부터 직장 상사에 이르기까지) 모든 사람의 요구에 충실하려 애씁니다. 뿐만 아니라 끊임없이 구두를 사 모은다든가, 화장실에 갈 때 꼭 친구를 데리고 가는 이상한 행동들도 다분히 에스트로겐과 연관이 있습니다. 또한 에스트로겐은 우리의 뇌에 침투해 생각과 행동을 서서히 변화시키는 역할도 합니다. 예를 들면 주변 환경과 자신을 끊임없이 비교하면서 자신이 남보다 예쁜지, 똑똑한지, 잘났는지 고민하거나 자신의 생각보다 남의 생각에 더 큰 가치를 부여하게 하는 것입니다. 성인이 되면 요령이 생겨 이러한 현상에 대응할 수 있는 자기만의 방법을 체득하게 되지만 사춘기 청소년 시기에는 한편으로 신체적 변화, 다른 한편으로는 에스트로겐의 홍수로 인해 자존감이 미친 듯이 널을 뛰는 힘겨운 시기를 겪게 됩니다.

더 알고 싶다면

에스트로겐은 에스트로겐 성분으로 이루어진 호르몬들을 총칭하는 상위 개념입니다.

1. 에스트라디올(17베타 에스트라디올, 혹은 줄여서 E2라고 부르기도 함): 가장 활발하게 작용하는 성분으로 난소에서 만들어집니다. 생체동등호르몬 대체제의 주요 성분입니다.
2. 에스트론: 폐경 후 주로 체지방에서 합성되는 에스트로겐 형태의 성분으로 에스트라디올에 비해 효력이 약합니다.
3. 에스트리올: 에스트로겐의 가장 경미한 형태입니다. 태반에서 합성되며 질 크림의 성분으로 흔히 사용됩니다.

이 3가지 호르몬이 모두 다 에스트로겐입니다. 사과라는 상위 개념 아래에 아오리, 골든 딜리셔스, 부사 같은 여러 품종이 있는 것과 마찬가지입니다.

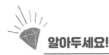

알아두세요!

에스트로겐의 임무

- 몸 전체에 수분 저장, 특히 가슴과 손발
- 월경주기 전반기에 자궁내막을 두껍게 만듦
- 여성스러운 체형
- 유방 발달
- 돌봄 호르몬
- 질 내 수분 및 건강 유지
- 질 내 산성도 유지
- 피부와 결합조직에서 콜라겐 합성
- 감정, 감성, 기분 담당
- 죽상경화증(통상 동맥경화로 불림) 억제
- 뇌 보호
- 뼈 건강 유지

에스트로겐은 생식 과정에서 주도적 역할을 수행하며 수정 란을 착상시키기 위해 자궁 내막을 두껍게 하는 일을 합니다. 그 밖에도 몸이 여성스럽게 발달하도록 한다든지, 혈색 좋고 탄력 있는 피부와 가슴의 볼륨, 유연한 관절, 질의 촉촉함, 요 도 근육의 수축, 단단한 뼈 등을 유지하는 데 큰 역할을 합니 다. 신체 기관과 세포 중에 에스트로겐의 영향을 받지 않는 것 은 거의 없습니다. 에스트로겐이 분비될 때 여성의 정신 및 신체적 활동은 분비되지 않을 때와 완연히 다릅니다. 에스트로겐은 여성을 여성으로 활동하게 하는 연료입니다. 마치 오지 구석구석까지 인터넷 망을 연결해주는 5G 기술처럼 우리의 온몸 전체에는 에스트로겐 수용체가 퍼져 있습니다. 에스트로겐은 혈관, 심장, 뇌, 관절, 유방, 피부 그리고 뼈에 이르기까지 우리가 상상하는 것 이상으로 광범위한 곳에 영향을 줍니다.

자궁내막의 증식이나 수분 축적으로 인한 부기, 기분 변화를 상쇄하기 위해 우리 몸은 또 다른 호르몬, 즉 프로게스테론을 분비합니다. 프로게스테론은 영화 〈미녀 삼총사〉에서 캐머

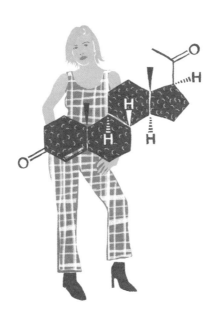

런 디아즈가 맡은 역할에 비유할 수 있습니다. 몸이 날래고 날씬하며 쿨한 성격의 그녀는 클럽에서 춤추는 걸 좋아하는데 흥이 났다 하면 집에서 캐릭터가 그려진 팬티 바람으로 춤추는 것도 마다하지 않습니다. 서핑이 취미이고 운동으로 다져진 날씬하고 탄탄한 몸매를 갖고 있으며 언제나 여유로움이 넘칩니다. 눈부신 일요일 아침처럼 산뜻한 그녀는 캘리포니아 걸의 전형입니다.

프로게스테론은 월경주기 후반부, 즉 배란 후에 분비되는 호르몬입니다. 수정란이 자궁벽에 착상되기 좋은 환경을 만듭니다. 체내 수분을 배출시킴으로써 월경 전 나타날 수 있는 유방통증을 완화시키고 뇌 안의 이른바 가바GABA 수용체와 결합하여 긴장을 누그러뜨려 밤에 잠을 잘 잘 수 있게 도와줍니다.

 알아두세요!

프로게스테론의 임무

- 월경주기 후반기에 혈액과 영양소를 공급해 자궁점막이 두터워지게 만듭니다. 혹시 모를 수정란의 착상에 대비하기 위해서입니다.
- 뇌 내 신경전달 수용체인 GABA 수용체를 활성화시켜 과도한 흥분과 긴장을 완화시킵니다.
- 수분을 배출합니다.
- 유선乳腺의 긴장을 억제합니다.

프로게스테론 덕분에 우리는 짜증을 낼 만한 일에도 대수롭지 않게 반응할 수 있으며 복잡한 일상생활에 필요한 여유와 건강한 무신경함을 유지합니다. 그러나 프로게스테론의 수치가 너무 높으면 침착함과 냉정함이 지나쳐 사회적 단절과 불필요한 상념으로 이어질 수 있습니다. 만사가 그렇듯이 균형이 가장 중요한데, 이에 관해서는 뒤에서 더 설명하겠습니다.

세 번째로 소개할 호르몬은 테스토스테론입니다. 테스토스테론? '그건 근육맨들에게서 뿜어져 나오는 상남자 호르몬 아닌가' 하고서 생각할지도 모르겠습니다. 물론 맞는 말입니다.

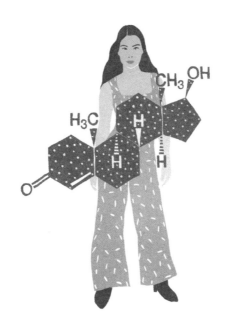

그러나 남성에게서도 에스트로겐과 프로게스테론이 소량 분비되듯이 여성들에게서도 비록 남성보다는 훨씬 적은 양이지만 테스토스테론이 분비됩니다. 여성에게 있어 테스토스테론의 역할은 흔히 무시되거나 과소평가되기 일쑤입니다. 여기서 테스토스테론을 대표할 배우는 아놀드 슈워제네거가 아닌 〈미녀 삼총사〉의 세 번째 멤버, 루시 리우입니다. 영화에서 검은 가죽 슈트를 입고 흐트러짐 없는 헤어스타일로 등장하는 그녀는 쿨한 섹시함을 완벽하게 대표합니다. 영화 속에서 루시 리우는 하버드대학교 출신에 체스 챔피언 타이틀을 소유하고 있으며, 쿵푸의 달인인 데다가 폭발물 제거 전문가입니다. 언제 어디서나 침착함을 잃지 않고 큰 전략을 구상하며 상대를 강하고 정확하게 공격합니다. 3명의 주인공 가운데 남자에게 가장 휘둘리지 않는 역입니다.

 알아두세요!

테스토스테론의 임무

- 근육 증가
- 성욕
- 이성적 사고
- 행동력

루시 리우 호르몬, 즉 테스토스테론은 난소와 부신에서 만들어집니다(부신에서도 테스토스테론이 만들어진다는 사실이 왜 중요한지는 이후에 설명하겠습니다). 테스토스테론은 에스트로겐과 함께 합성되어 월경주기 안에서 에스트로겐보다는 약하게 분비되지만 에스트로겐의 분비 주기와 흡사한 리듬을 탑니다. 테스토스테론은 근육을 만들고 신진대사를 활성화해 기초대사량을 높이는 데 도움을 줍니다. 몸 안에서 당 분자가 우선적으로 사용되도록 만들어 쉽게 살이 찌지 않게 하는 것입니다. 여성의 테스토스테론이 하는 역할은 에너지, 탄탄한 몸, 결단력, 추진력 그리고 성욕입니다. 에스트로겐과 함께 분비되어 배란 전후로 높아지는 이 호르몬 때문에 여성은 그 기간 동안 자신이 섹시하다는 느낌을 가질 수 있습니다. 또한 배란기에 즈음해서는 사람들을 만나고 싶은 욕구가 커지고 밖에 나가 활동하는 경향이 강화되며 타인에 대한 관심과 호감도가 평소보다 높아집니다. 잘생긴 남자에게 더 크게 반응하며 섹시하다고 느끼는 냄새에 민감해집니다.

신기한 것은, 배란기가 되면 배우자나 남자친구의 얼굴이 보통 때보다 좀 더 잘생겨 보인다는 점입니다. 연구 결과, 월경 직전에는 배우자의 웃는 얼굴이 보기 싫게 느껴지다가 월경주기 중간에는 같은 얼굴에서 왠지 귀여운 구석을 발견하게 됩니다. 테스토스테론이 충분히 분비되는 사람은 스스로 느끼기에 컨디션이 좋고 행동에 주저함이 적으며 언제든지 상대방과 침대 위를 뒹굴 준비가 되어 있습니다. 그런데 뒤에 다시 설명하겠지만 테스토스테론의 가장 흥미로운 점은 바로 이것이 갱년기 여성의 심리에 작용하는 호르몬이라는 사실입니다.

이 장의 핵심

● 여성에게 가장 중요한 성 호르몬 3가지는 에스트로겐, 프로게스테론 그리고 테스토스테론입니다.
● 에스트로겐은 생식과 가정 생활, 로맨스, 풍만하고 여성스러운 몸을 담당하며 '돌봄 호르몬'으로 불리기도 합니다.
● 프로게스테론은 긴장 완화, 수분 배출, 깊은 수면에 중요한 호르몬입니다.
● 테스토스테론은 근육 생성, 결정력, 성욕에 큰 역할을 합니다.

월경주기와 호르몬의 변화

갱년기에 우리는 많은 것들을 느끼고 경험합니다. 행복, 슬픔, 분노, 노여움, 성욕, 피로감, 가뿐함 같은 것들이 번갈아 왔다가 떠나갑니다. 갱년기를 겪는 여성이 왜 언제 무엇을 어떻게 느끼는지 이해하기 위해서는 '모범적 월경 모델'을 살펴볼 필요가 있습니다. 이 모델을 통해 호르몬들이 서로 어떻게 상호작용하는지, 그리고 그것이 몸과 마음에 어떻게 영향을 끼치는지 아는 것이 아주 중요합니다. 그래서 첫 번째 단계로 월경주기에 대해 알아보기로 합니다. 거의 모든 문제점과 증상이 바로 이 월경주기에서 파생된다고 볼 수 있기 때문입니다.

앞서 우리는 여성의 월경과 관련된 미녀 삼총사 각각의 강점과 약점, 매력을 알아보았습니다. 그런데 이들은 영화에서 그랬던 것처럼 우리 몸 안에서도 단독으로 행동하지 않습니다.

말하자면 미녀 삼총사의 배후에는 이들에게 임무를 주고 위급할 때에는 도움도 주는 인물들이 있어 이들 모두가 한 팀으로 활약한다는 이야기입니다. 영화에서 이들의 이름은 찰리와 존 보슬리입니다. 이 두 사람에 대해 좀 더 알아보면, 찰리는 절대 모습을 드러내지 않는, 비밀에 싸인 인물입니다. 최고 보스이며 오직 스피커폰으로 연결된 전화를 통해 3명의 여주인공들에게 지령을 내립니다. 찰리를 직접 본 적이 있고 그래서 그의 생김새를 알고 있는 유일한 인물은 존 보슬리로, 중간 보스쯤 됩니다. 살짝 어리바리해 보이기는 하지만 사람은 좋은 스타일이지요. 찰리와 존 보슬리처럼 우리 몸속 호르몬들에게 지령을 내리고 통제하는 역할을 담당하는 우리 뇌 속 두 기관은 바로 시상하부와 뇌하수체입니다.

찰리 역의 시상하부는 호르몬이 좀 더 필요하다는 판단이 들면 존 보슬리 역의 뇌하수체에게 명령을 내립니다. 존 보슬리 또한 혈액 내 호르몬 수치를 관찰하며 어느 한 호르몬의 수치가 너무 낮아졌을 경우 조치를 취하라는 찰리의 명령에 대응합니다. 그러면 그는 호르몬의 형태로 혈관에 메시지를 전송합니다. 월경 전반기에는 난포를 활성화시키는 호르몬(난포자극호르몬, 줄여서 FSH) 그리고 후반기에는 황체형성호르몬(줄여서 LH)입니다. 에스트로겐, 프로게스테론, 테스토스테론은 필요에 따라 번갈아 오르내리며 시상하부와 뇌하수체가 만족할

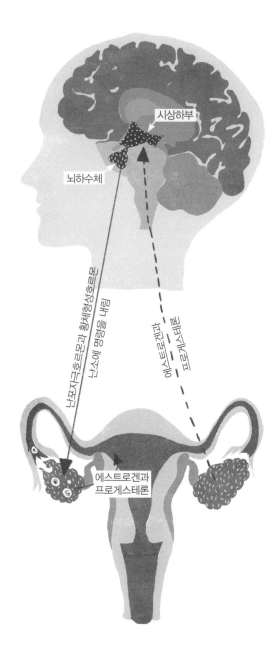

시상하부

뇌하수체

난포자극호르몬과 황체형성호르몬
난소에 명령을 내림

에스트로겐과
프로게스테론

에스트로겐과
프로게스테론

때까지 조절됩니다. 이들 호르몬이 적정 상태에 도달하면 찰리와 존 보슬리는 당분간 잠잠해집니다. 그리고 이 모든 현상을 통틀어 호르몬 주기라고 부릅니다. 자동차에 원하는 실내온도를 정해두면 그 온도에 맞춰 에어컨이 켜졌다 꺼졌다 하는 원리와 비슷합니다.

월경주기 전반기에 존 보슬리가 하는 일은 혈관망을 통해 명령을 전달하고 난소를 자극해 난포의 세포 내에서 에스트로겐이 만들어지도록 하는 것입니다. 난포는 일종의 주방용 랩처럼 난소 안의 난자 하나하나를 감싸는 역할을 하고 난자는 개별 포장된 상태로 대망의 그날이 오기만을 기다립니다. 난자는 언제든지 출동할 준비가 되어 있는 게 아닙니다. 각각의 난자에게는 자신만의 정해진 시간이 있습니다. 모델 선발 프로그램에서처럼 우선 많은 수의 인원을 선발한 다음, 각각의 후보가 자신에게 필요한 충분한 준비를 마치고 나서 하나씩 무대에 오르는 식이라고 생각하면 됩니다. 난자는 여포라는 껍데기막 안에서 성숙해지는데, 이것을 의학용어로 난포형성이라고 부릅니다. 난포가 완전히 성숙하는 데는 약 100일 정도의 시간이 걸립니다. 즉 난자는 몇 번의 월경주기를 거치며 다음 달에는 무대에 올라갈 수 있겠지 하는 희망을 가지고 질적으로 충분히 성숙해질 때까지 기다리는 것입니다.

난포가 이렇게 계속 커지다 보면 초음파 검사 시 작은 낭종

(물혹)처럼 보일 때도 있습니다. 하지만 그러한 낭종은 무해한 경우가 많으며 그저 난소가 열심히 일하고 있다는 증거로 보면 됩니다.

난포자극호르몬 FSH는 그밖에도 난소에서 테스토스테론을 생산하게 하는 작용을 하는데 여기서 에스트로겐이 테스토스테론을 바탕으로 합성된다는 사실이 왜 갱년기를 이해하는 데 중요한지에 관해서는 다음 장에서 설명하겠습니다.

에스트로겐, 즉 토실토실하고 귀여운 우리의 드류 베리모어가 자궁벽을 두텁고 푹신하게 만들어 수정된 난자가 자궁벽에 안전하고 부드럽게 달라붙을 수 있도록 합니다. 월경주기 전반부는 프로게스테론이 아직 무대에 오르기 전이기 때문에 에스트로겐이 가장 지배적인 호르몬으로 작용하여 무대를 독차지해 실력을 펼칩니다. 정신적인 측면을 보자면 월경을 마치고 난 직후인 이때 많은 여성들이 가장 안정적인 심리상태를 경험합니다. 월경전증후군, 쓸데없는 고민, 편두통, 찌뿌듯함 같은 것들이 사라집니다. 기분이 전반적으로 밝아지며 외출이나 사교에 다시 흥미가 생기고 힘이 납니다. 월경전증후군을 심하게 앓는 환자들은 월경이 끝난 직후의 일주일이 스스로 정상적 인간이라고 느낄 수 있는 유일한 시간이라고 하소연하기도 합니다.

기다림 끝에 질적인 면에서 합격 판정을 받은 난자는 이제 계획표대로 행동을 개시합니다. 월경주기 중간 지점에서 배란이 일어나는 것입니다. 그러나 이 시점은 월경주기의 길이에 따라 상당히 달라질 수 있습니다. 주기가 짧은 사람은 월경 시작 후 일주일 만에 배란이 일어나기도 하고 그렇지 않은 사람은 2주나 3주 후에 일어나기도 합니다.

배란이 되고 나면 난자를 감싸고 있던 난포 껍데기는 찢어진 풍선처럼 그대로 난소에 남아 있습니다. 그러나 뭐든지 허투루 쓰는 법이 없는 대자연은 첫 번째 임무를 무사히 마친 난포 껍데기에 쉴 틈을 주지 않고 막중하기 이를 데 없는 두 번째 임무를 내립니다. 바로 월경주기 후반기에 등장할 프로게스테론의 생산입니다. 자연법칙은 정말로 창의력의 '끝판왕'이라 불릴 만합니다. 바람 빠진 풍선 모양의 껍데기가 순식간에 직경 1센티미터 크기의 팝업 스토어, 아니 팝업 기관으로 돌변하니 말이지요. 이것이 황체corpus-luteum입니다. 황체 또한 찰리와 존 보슬리의 명령에 따라 움직이며 호르몬을 생산해내는 어엿한 신체기관입니다. 이곳에서는 프로게스테론이 생산됩니다 (자연은 이렇듯 업사이클링의 원조이자 장인입니다).

프로게스테론이 충분히 만들어지면 자궁 내 점막층이 수정된 난자를 품을 수 있게 준비시키는 역할을 담당합니다. 이제 주연은 에스트로겐이 아닌 프로게스테론입니다. 프로게스테론은 에스트로겐이 더 이상 자궁점막에 관여하지 못하도록 합니다. 혈관과 영양분이 자궁점막에 모여들어 풍성해지고 두터워집니다.

월경주기 후반부가 되면서 프로게스테론과 에스트로겐의 수치가 낮아지기 시작합니다. 황체 또한 점점 작아지다가 결국 이별을 고하고 무대에서 사라집니다. 임무를 무사히 마친 우리의 팝업 기관은 등장할 때만큼이나 재빠른 속도로 퇴장합니다. 프로게스테론 수치가 에스트로겐 수치보다 낮아지면서 마침내 출혈, 즉 월경이 시작됩니다. 손님이 오시기를 기다리며 식탁에 온갖 음식을 차려놓고 만반의 준비를 마쳤지만 결국 그 손님이 오시지 않아 차려놓았던 음식들을 부엌 밖으로 내보내는 것이 월경 출혈입니다. 출혈과 함께 모든 것은 원점으로 되돌아가고 준비는 처음부터 다시 시작됩니다.

핵심 요약

- 월경과 함께 월경주기 전반기가 시작됩니다. 다음 월경 전 중간 정도의 시점에서 배란이 일어날 때까지 에스트로겐이 지배하며 자궁내막이 조금씩 두터워집니다.
- 배란 후 남은 난포 조직에서 황체가 형성되어 프로게스테론을 생산합니다.
- 프로게스테론이 에스트로겐 생산에 제동을 걸고 수정란이 잘 착상할 수 있도록 자궁내벽에 영양분과 혈액을 조달합니다.
- 프로게스테론은 배란이 정상적으로 잘 이루어졌을 때 충분히 생성됩니다.
- 배란이 없으면 황체도 형성되지 않으며 따라서 프로게스테론 생성도 없습니다.

폐경이행기에 대한 3가지 충격적인 사실

1.

폐경이행기는 월경이 주기적으로 이루어지고 있을 때
이미 시작되며 10년 동안 지속되기도 합니다.

2.

폐경이행기는 두통, 우울증, 관절통처럼 산부인과와
전혀 관련이 없는 다른 신체기관의 증상으로
시작되는 경우가 많습니다.

3.

폐경이행기는 의대 과정은 물론 전문의 과정에서도
소홀히 다루어지고 있는 실정입니다.

2부

변화

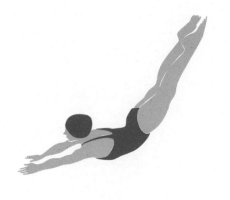

2

폐경전기: 변화는 갑자기 오지 않는다

벌써 폐경이라고요?

한 번 더 요약해보자면 다음과 같습니다. 월경주기를 거치며 여러 난자 중 잘 성숙한 것 하나가 선정되어 난소에서 배출됩니다. 이것을 배란이라고 합니다. 난자가 성숙할 때까지 감싸고 있던 껍데기는 황체로 용도 변경되어 프로게스테론을 생산하기 시작합니다. 편안함의 호르몬이기도 한 프로게스테론이 분비되면 자궁내막이 수정란 착상을 위해 두터워집니다. 모든 난자 중 가장 준비가 잘 된 난자들은 우아한 점프 동작과 함께 난소를 출발하며 이로 인해 월경주기 후반기의 프로게스테론 수치가 이상적인 수준까지 끌어올려집니다.

여성은 애초부터 정해진 수의 난자세포를 가지고 태어나며 이는 출생 후 새로 만들어지지 않습니다. 인간의 난자세포, 간단히 말해 난자는 예를 들어 닭의 난자보다는 훨씬 긴 유효기

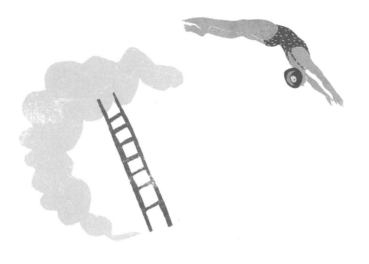

간을 갖고 있지만 그렇다고 무작정 늙지 않는 것도 아닙니다. 언젠가는 전성기가 지나갈 수밖에 없습니다. 우리 인간 여성은 대략 30대 중반 이후로 예전처럼 '매끄럽지'만은 않은 월경을 종종 경험하게 됩니다. 최고조의 상태가 지난 난자는 최선이 아닌 차선의 배란을 하게 되며 이 시기를 폐경전기라고 합니다. 사람에 따라서는 약간의 증상들이 나타나기도 하지만 별 증상을 느끼지 못하는 사람도 많습니다. 폐경이라는 말이 들어간 탓인지 폐경전기라는 단어 자체가 부정적인 느낌을 줄 수도 있을 겁니다. 특히 임신을 계획하고 있는 여성이라면 더욱 그렇겠지요. 하지만 이 시기를 언급하는 이유는 우리의 호르몬 환경이 어느 날 갑자기 나락으로 곤두박질치는 것은 아니며, 얼마간의 전조증상과 그 전조증상 전의 미묘한 선

30대 중반 이후 월경주기에 다소 변화가 나타나기 시작할 수 있습니다. 규칙적 월경과 불규칙적 월경이 번갈아 나타나기도 합니다. 이 시기를 폐경전기라고 합니다.

행 단계가 있음을 환기시키고 싶어서입니다. 폐경전기는 길게는 최대 15년에 걸쳐 지속되기도 하며 이 시기를 거치며 자신도 모르는 사이 폐경기로 자연스럽게 넘어갑니다.

폐경전기에 나타나는 증상

우리는 30대 중반부터 아주 느리게, 아주 가끔 불완전한 배란을 하기 시작합니다. 여기까지는 사실 문제없습니다. 그리고한 가지, 난포가 성숙하는 데는 약 100일이 걸리는데 이 100일간 신체적으로나 혹은 정신적·심리적으로 너무 과도한 스트레스 상황에 놓이게 되면 이것이 난포의 상태와 난자의 성숙과정, 더 나아가 난포의 활성화 정도에 영향을 미치게 됩니다. 난자가 질적으로 최상급에 도달하지 못하고 그저 그런 상태라면 거기서 발생하는 황체 또한 그 효력을 최대한 발휘하지 못해 월경주기 후반에 효력이 떨어지게 됩니다. 이는 캐머런 디아즈 호르몬인 프로게스테론 수치가 낮아지는 결과를 낳고 우리의 컨디션이나 기분은 평소와 달라집니다. 심하면 아예 배란이 일어나지 않는 달도 생깁니다.

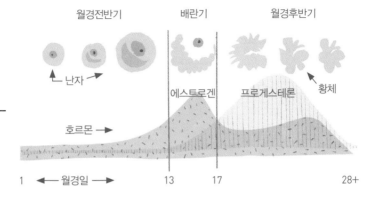

폐경전기의 월경

성숙한 난자가 난소에서 배출되는 현상인 배란이 일어나지 않으면 난포도 생기지 않고 난포가 없으면 황체도 형성되지 않습니다. 황체가 만들어내는 프로게스테론이 없으면 다음번 월경도 이루어지지 않는 결과를 낳을 수 있습니다. 그러면 종종 한 차례 건너뛰면서 그다음 월경은 많은 출혈과 함께 나타나는 경우가 흔합니다. 에스트로겐이 계속 만들어져서 자궁내막이 지나치게 두터워졌기 때문입니다. 에스트로겐이 자궁벽에 미치는 효과를 프로게스테론이 멈추어주지 않으면 에스트로겐은 그저 꾸준히 자신이 맡은 일을 할 뿐이고 자궁벽은 차츰 더 두터워져가는 것입니다. 예를 들어 평소에 월경주기가 28일이었는데 월경을 한 번 건너뛴다면 두터워진 자궁점막이

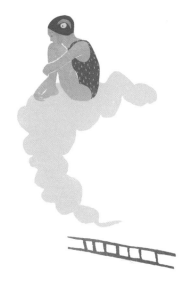

45일 만에 무너져 내리는 셈이 되어 당연히 출혈량이 훨씬 많아집니다. 아니면 평소대로 28일 만에 정상적인 월경을 하기는 하지만 점막혈의 절반만 배출되고 나머지는 14일 후에 한 번 더 이어지는 경우도 있습니다.

그러니까 40세 이전 여성에게서도 불규칙한 월경이 조금씩 나타날 수 있으며 40세 이후에는 그 빈도가 점차 커집니다. 월경이 매우 규칙적으로 진행되고 있다 하더라도 1년에 한두 번은 최적화되지 못한 배란이 일어날 수 있고 이는 충분하지 못하거나 매우 부족한 수준의 프로게스테론 생성이라는 결과와 함께 당신이 지금까지 경험해보지 못했던 낯선 증상들로 발현됩니다.

35세 이후 임신에서 주의할 점

20대 초반에 비해 30대 중반 이후 임신이 어려워지는 가장 큰 이유는 난자의 질이 점차 떨어지기 때문입니다. 20세 때는 남자와 손만 잡아도 임신이 된다고 하는 우스갯소리가 있을 정도지만 서른 중반을 넘은 여성이 임신을 계획할 때는 월경주기를 체크하고 체온을 꼼꼼히 재곤 합니다. 배란이 확실히 이루어졌다고 해도 매번 수정에 성공하는 것도 아닙니다. 하지만 아직은 걱정해야 할 때는 아니에요. 배란이 원활히 이루어지지 않는다는 말이 곧 임신이 불가능하다는 뜻은 결코 아니니까요. 다만 예전보다는 살짝 힘들어졌다는 의미일 뿐, 반드시 힘들어진다는 단정이 아닙니다. 병원에서 만난 여성들 중 30대 후반이나 40대 초반에 큰 어려움 없이 임신에 성공한 사람은 셀 수 없이 많습니다. 그리고 그 여성들 대부분은 별 합병증 없이 편안한 아홉 달을 보냅니다. 저 역시 36세와 39세에 아기를 가졌지만 아무런 위험 없이 순산할 수 있었습니다. 그렇지만 일단 아이를 가져야겠다고 마음먹었다면, 너무 시간을 끌지는 말라고 말하고 싶어요. 아기를 갖겠다는

잘못된 믿음 날리기

여성의 불임시술, 즉 난관결찰술 등의 시술을 한다고 폐경기가 앞당겨지지는 않아요!

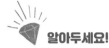
35세가 넘었는데 아이를 갖고 싶다고요? 절대 초조해하지 마세요. 당신은 늦지 않았습니다. 그래도 더 정확한 것을 알고 싶다면 병원에 가서 항뮬러관호르몬AMH 검사를 받아볼 수 있습니다. 이 검사는 난소가 호르몬에 의해서 얼마나 활발히 활성화되는지, 그리고 잠재적 난포가 얼마나 있는지 알아보는 검사입니다. 월경주기와 상관없이 언제든 받아볼 수 있는 이 검사에 대해 더 알고 싶다면 산부인과에 문의해보기 바랍니다.

결정을 내리더라도 실제로 임신이 되기까지 1년 가까운 시간이 걸리는 경우가 대부분이고, 시간이란 사람의 계획과는 다르게 자기 식대로 흘러가는 법이니 말입니다. 그렇게 시간이 지나가다 보면 점점 압박감을 느끼며 공황 상태에 빠질 수도 있습니다. 만약 제가 임신 시도를 한 지 9개월이 다 되어가도록 아무 소식이 없다면 배우자와 함께 병원에 가서 검진을 받아볼 것입니다(잠깐 부연설명을 하자면 지난 몇 년간 불임 시술과 관련된 연구 결과, 불임의 90퍼센트 가까이가 여성의 생식력이 아닌, 정자와 관련된 문제인 것으로 밝혀졌습니다!).

심술궂은 두 자매, 월경전증후군과 월경전불쾌장애

임신을 원하는 사람이 아니더라도 30대 중반이나 후반부터는 전에는 거의 없던 이상한 신호를 차차 감지하게 됩니다. 월경전증후군PMS, Premenstrual Syndrome이 생겨나는 것입니다. 30대 이전부터 이 증후군을 겪었던 사람이라면 호르몬 변화와 함께 증상이 한층 심해지는 것을 느낄 수 있습니다. 성급한 성격으로 돌변한다거나 짜증이 많아지기 때문에 배우자나 자녀들이 아내 또는 엄마에게 또 그날이 다가오고 있음을 알아차릴 지경이 됩니다. 조그마한 일에도 예민하게 반응하고 작은 일도 크게 만들며 툭하면 마음이 허물어집니다. 주변 상황뿐 아니라 자기 자신에게도 너그러울 수 없는 며칠을 매달 반복해서 보낸다는 것은 두말할 나위 없이 힘들고 고통스러운 일입니다.

원인은 프로게스테론의 부족 또는 완전한 결핍입니다. 몸과 마음은 이에 뚜렷하게 반응합니다. 월경주기마다 달라서 좀 괜찮을 때도, 심해질 때도 있습니다. 또한 이는 개인마다 다르게 나타납니다. 프로게스테론 변화에 좀 더 민감하게 반응하는 뇌가 있습니다. 증상이 아주 심한 경우, 일주일 동안 딴 사람이 되었다고 느낄 정도로 인격의 변화를 느끼거나 몽땅 다 때려치우고 멀리멀리 떠나고 싶은 충동으로 괴로워하기도 합니다. 월경을 하는 여성의 30~40퍼센트가량이 월경전증후군으로 고통을 받으며 그중 3~4퍼센트가 월경전불쾌장애PMDD, Premenstrual Dysphoric Disorder를 갖고 있다고 추측하고 있습니다. 월경전불쾌장애는 그야말로 장애를 느낄 정도의 심각한 증세이며 항우울제를 처방받아야 할 정도로 불편감이 큰 상황입니다.

월경전증후군이 심하다면 이것을 스스로 조용히 돌아보라는 신호, 즉 내 몸이 보내는 무언의 구조요청으로 이해하는 것이 좋습니다. 지난 수개월 혹은 수년 동안 적당히 타협하거나 속으로 혼자 꿀꺽 삼키면서 애써 외면해 왔던 갈등과 고민을 끄집어내보는 것입니다. 자신의 욕구를 너무 소홀히 취급해왔다면 이제 이를 똑바로 마주하고 진지하게 바라보세요. 동료의 일을 너무 자주 대신해준 것은 아닌지, 주변 사람들이 약속을 지키지 않아도 그저 한숨 한 번 내쉬고 묵묵히 참아온 것은 아닌지 생각해볼 필요도 있습니다. 아무튼 이러한 모든 것들이 모여 월경전증후군이 만들어냅니다. 따라서 월경전증후군은 비웃음의 대상이 아니며 이로 인해 고통받는 여성을 질책하는 것은 결코 옳지 않습니다. 무엇보다도 여성 자신이 이것을 자신의 탓이라고 생각해서는 안 될 것입니다.

폐경전기의 징후라고도 할 수 있는 월경전증후군의 신체적 증상 가운데에는 월경 기간도 아닌데 피가 비치거나 관절 부종이 생기는 등의 증상이 있습니다. 유방이 딱딱해져 아프기도 하고, 특히 수면의 질이 현저하게 떨어지는 경우가 많습니다. 영화 〈미녀 삼총사〉에서 캐머런 디아즈가 빠진다면 수많은 허점이 생기고 말겠지요. 우리 몸도 이와 똑같습니다.

일반적으로 월경이 시작되면 월경전증후군도 사라지기 시

작하며 날짜가 지날수록 증세가 호전됩니다. 병원에서 만난 많은 여성들이 입을 모아 이야기하길, 월경이 끝난 후 일주일은 정서적으로 가장 안정되고 가뿐한 기분이다가 월경주기 한 가운데를 지나 후반부로 가면서 기분이 다시 내리막길을 타기 시작한다고 합니다.

‘내 나이가 곧 마흔이구나’ 하고 느끼게 되는 순간은 단순히 정서 변화나 가임력의 저하만이 아닌, 몸의 전반적인 상태 변화를 통해서입니다. 예전보다 쉽게 살이 찌고 얼굴에 주름이 생깁니다. 물론 이는 일차적으로 미용상의 문제일 뿐이기에 그 자체로 그렇게 걱정할 일은 아닙니다. 언제까지나 변치 않는 젊음을 누릴 수는 없으니까요. 건강한 라이프스타일을 꾸려가는 사람에게 마흔이라는 나이는 숫자에 불과합니다. 그러나 간간이 나타나거나 이제 막 시작되는 프로게스테론 결핍은 견디기 힘든 스트레스를 일으킬 때가 많습니다. 이로 인해 우울감이 현저하게 커지면 주변 사람들과 다툼이 생긴다든지, 칭얼대는 아이에게 화를 쏟아내는 식으로 표출되기도 합니다. 프로게스테론의 결핍은 코르티솔 수치를 끌어올리는 것으로 이어집니다. 코르티솔이 체내에 미치는 영향에 대해서는 나중에 자세히 설명하겠지만 우선은 다음의 몇 가지 사항을 알아두면 도움이 됩니다. 우선, 적당한 양의 코르티솔은 꼭 필요하지만 너무 많아지면 신체 조화를 엉망으로 망가뜨리는 도깨비처럼 작용해 다른 호르몬들의 효과를 방해하는 부정적 작용을 한다는 사실입니다.

이 괴물이 왜 그리고 어떻게 몸을 망치는지에 대해서는 3장에서 더 자세히 알아보겠습니다. 그리고 또 하나 기억해야 할 것은 이 코르티솔이라는 도깨비를 내 맘대로 부리기 위해서는 이제라도 건강에 신경을 쏟아야 한다는 점입니다. 고쳐야 할 식습관이 있는지, 운동은 충분히 하고 있는지 등을 돌아보는 것은 정말 중요합니다. 폐경전기가 온 줄도 모르고 있다가 어느 날 문득 자신도 모르는 사이에 폐경이행기로 쑥 넘어가버리게 됩니다. 그렇게 급작스럽게 폐경이행기를 맞은 당신은 본격적으로 '뜨거운 여자'가 되어버릴 수밖에 없습니다.

핵심 요약

대략 30대 중반부터 불완전한 배란이 일어나곤 합니다. 유효기간이 얼마 남지 않은 난자들이 슬슬 생겨나기 때문이지요. 이로 인해 경미한 프로게스테론 부족 현상으로 말미암아 단계적으로 다음과 같은 증상이 동반됩니다.

- 불안정하거나 저조한 기분, 월경전증후군, 부정출혈, 관절 부종, 유방 통증, 불규칙한 월경
- 30대 중반부터 임신이 상대적으로 어려워짐
- 체중 증가
- 수면의 질이 떨어짐

폐경전기는 공백 기간 없이 바로 폐경이행기로 넘어갑니다.

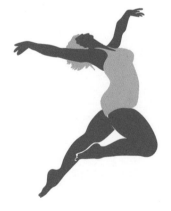

3

폐경이행기: 불 위의 여자

서서히 찾아온 몸의 변화

48세가 되던 해, 오프라 윈프리는 심장이 불규칙적으로 뛰는 증상을 느꼈습니다. 전에 없던 증상이었죠. 미국 토크쇼의 여왕 자리에 올라 있던 그녀였기에 미국 전역에서 권위 있는 의사들이 총출동해 그녀에게 나타난 건강 이상의 원인을 밝히고자 노력했습니다. 그러나 심장 전문의 중 그 누구도 이에 대해 속 시원히 이야기해주지 못했습니다. 여러 차례 검사가 반복적으로 시행되었고 시간과 돈도 많이 들었습니다. 그렇지만 아무리 해도 왜 그런 증상이 나타나는지 알 수 없었습니다. 그러던 중 그녀는 피트니스 트레이너에게 자신의 증상을 털어놓았습니다. 그러자 트레이너는 혹시 갱년기 증상인 것이 아니냐고 물었습니다. 오프라 윈프리는 이렇게 대꾸했습니다. "갱년기요? 내가요? 그럴 리가요. 아직 월경을 정상적으로 하고 있는 걸요."

　말은 그렇게 했지만 혹시나 하는 생각이 들었습니다. 그리고 그녀는 자신을 담당하고 있는 심장전문의에게 이 이야기를 해 보았지요. 그러자 의사는 만일 그것이 사실이라면 자신과 같은 심장전문의가 아닌 다른 과 전문의에게 가야 하는 것 아니냐 며 농담했습니다. 그러던 중 오프라 윈프리는 크리스티안 노스 럽 박사가 쓴 책을 접했습니다. 노스럽 박사는 1990년대에 그 전까지는 아무도 관심을 가지지 않았던 여성의 몸과 갱년기에 대한 깊고 바른 지식을 알리기 위해 선구적 역할을 한 사람이 지요. 오프라 윈프리는 박사를 찾아가 상담과 치료를 받았고, 그녀를 괴롭히던 증상은 닷새 후 사라졌습니다.

　여기서 우리는 2가지를 알 수 있습니다. 첫째, 대부분의 의 사는 갱년기에 대해 별로 지식이 없고, 설사 오프라 윈프리가 하는 말이라 하더라도, 환자가 하는 말은 진지하게 들어주지 않는다는 사실입니다. 둘째, 40대 중반부터 호르몬 변화로 인 해 다른 신체 부위에 이상이 생기는 시기에 접어들었음에도 불구하고 월경은 여전히 규칙적일 수 있다는 점입니다. 폐경이 행기란 우리가 일반적으로 갱년기라고 부르는 시기를 의학적 으로 이르는 말입니다. 폐경전기가 점점 진행되던 중 폐경이행 기로 접어드는데, 폐경이행기는 약 3년에서 길게는 10년(!)까 지도 지속됩니다. 이 시기에는 여성호르몬 수치가 심하게 흔들립니다. 다시 말해 과거에 생각했던 것처럼 50세까지 평탄하게 살다가 어느 날 갑자기 월경이 딱 끊기고 그 시점부터 호르몬 수치가 낭떠러지처럼 뚝 떨어지는 것이 아니라는 말입니다. 폐경전기는 장기간에 걸쳐 서서히 진행됩니다. 어떤 때는 난소가 잘 작동하다가 또 어떤 때는 그렇지 않은 식으로 월경이 들쭉날쭉해집니다. 이러기를 반복하다가 서서히 활동이 잦아드는 것이지요. 마찬가지로 호르몬 분비도 한꺼번에 저하되는 것이 아니고 하나가 낮아지기 시작하면 그다음에 다른 하나도 낮아지는 식으로 이어집니다. 수치가 완전히 0이 되는 일은 없을 테지만 시간이 지남에 따라 최소 수치에 극단적으로 가까워지는 경향을 보입니다.

의학계는 오랫동안 폐경이행기에 관심을 두지 않았고, 사회적으로도 침묵하는 분위기가 지배적이었습니다. 아마도 여성의 역할과 여성의 기대수명이 지금과는 현저히 달랐기 때문일 것입니다. 하지만 그로 인해 이 시기에 관한 전문용어가 부재하게 되었고, 표준 명명법에도 혼란이 생겼습니다. 갱년기란 마지막 월경 전을 일컫는 말인지 아니면 그 후를 가리키는 말인지, 증상의 대부분은 마지막 월경을 마친 후에 비로소 시작되는 것인지 아닌지, 만약 그렇다면 왜 그토록 많은 사람들이 마지막 월경을 마치기도 전에 불편함을 호소하는 것인지 등 의학계뿐 아니라 사회 전반에 만연한 무지는 매년 독일을 포

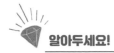

알아두세요!

폐경이행기 중이라 하더라도 월경은 완전히 정상적으로 진행되고 있을 수 있습니다! 당신이 40세를 넘겼고 월경은 예전과 별 다름 없이 하고 있는데도 원인을 알 수 없는 몸과 마음의 불편함이 생겼다면 폐경이행기의 징조로 봐야 할 가능성이 큽니다. 다시 말해 월경을 주기적으로 한다고 해서 갱년기가 오지 않은 것은 아닙니다!

함한 전 세계의 수많은 여성들을 아무런 준비 없이 폐경이행기로 뛰어들게 하는 결과를 낳았습니다. 앞서 말했듯이 저는 중년 이후 여성의 건강이 이렇듯 무시되고 있는 현실이 굉장히 불공정하다고 느낍니다. 여성들에게 건강에 대한 올바른 지식을 보급하는 일은 학교에서 이루어지는 성교육 못지않게 중요하게 다루어져야 합니다. 그런데 현실은 대체 왜 이 지경일까요? 세상의 모든 여성은 인생 후반기에도 건강하게 살 권리가 있습니다. 이 권리는 본인이 어디서 도움을 받을 수 있는가에 대한 충분한 정보와 지식에서 시작합니다.

이것이야말로 갱년기가 당신에게 어떠한 의미를 지니는가에 대해 알고 있어야 하는 이유입니다. 갱년기에 접하는 갖가지 불편한 증상들 중 몇 가지만 느끼는 사람도 있고 혹은 이를 일시적으로 또는 장기적으로 겪는 사람도 있습니다. 100명이 있다면 그 100명이 겪는 갱년기는 다 다릅니다! 어쨌든 중요한 것은 각자 체감하는 증상들이 무엇인지, 또 불필요한 고생을 하지 않고 이 시기를 진정으로 편안하게 보내기 위해서는 어떻게 대처해야 하는지 알고 있어야 한다는 점입니다.

폐경이행기와 폐경 이후에 일어날 수 있는 증상들은 아래와 같습니다.

인생 후반기로 넘어갈 때 여자의 몸에 나타나는 증상

- 월경혈이 줄어들거나 과다해짐, 불규칙한 월경(정상적 월경도 가능!)
- 상반신 열감 또는 안면 홍조, 야간 발한
- 우울증
- 불안감이 생기거나 기존의 불안감이 커짐
- 분노장애
- 수면장애
- 기억력과 사고력 저하(머리가 흐리멍덩해진 느낌)
- 탈모
- 피부 가려움증, 아토피, 두드러기, 원인을 알 수 없는 피부병
- 관절통
- 편두통, 두통
- 부정맥
- 빈번한 방광염
- 자주 요의를 느낌

- 이명, 귀울림, 청각 저하
- 체중 증가, 특히 뱃살
- 성교통
- 스킨십에 대한 욕구가 없어짐
- 질염, 따가움
- 질 가려움증, 분비물 증가
- 매우 심한 월경전증후군
- 갑작스러운 어지럼증

이밖에도 나열할 수 있는 증상들은 이론적으로 얼마든지 더 있습니다. 제 경우를 예로 들면, 어느 날 갑자기 유당불내증이 생겼고 시중에 나와 있는 대부분의 마스카라를 더 이상 바를 수 없게 되었습니다. 한편 두드러기가 올라오거나 갑상선 질환을 얻게 된 사람도 있습니다. 폐경이행기와 폐경이후기에 대해 설명된 장에서 일반적으로 흔하게 나타나는 증상들을 살펴보겠지만 폐경전기가 폐경이행기로, 또는 폐경이행기가 폐경이후기로 변화되는 각 시기별로 특징적인 증상들이 겹쳐서 나타날 수 있으며 전혀 나타나지 않다가 폐경이후기 끄트머리에 이르러 비로소 모습을 드러내는 증상도 있다는 것을 꼭 기억하면 좋겠습니다.

알아두세요!

갱년기를 겪는 모습은 각자 다 다릅니다. 내 갱년기는 당신의 갱년기와는 다르고 당신의 갱년기는 당신 어머니의 갱년기와 다릅니다. 전형적인 갱년기 증상을 두루 경험하는 사람이 있는가 하면 전형적이지 않은 특이한 증상 1~2가지만을 겪고 지나가는 사람도 있습니다. 예를 들면 갱년기인데도 편두통이나 관절통 같은 것 말고는 별다른 불편함을 느끼지 못하는 사람도 있는 것이지요.

불규칙한 월경이 의미하는 것

전반적으로 폐경전기 동안은 월경이 규칙적으로 있지만 폐경이행기에 접어들면 배란 횟수가 점차 줄어들게 됩니다. 이는 호르몬의 변화를 야기하고 월경의 기간과 출혈의 양에도 영향을 미칩니다.

1. 예전과 변함없는 월경주기를 보이는 경우
2. 월경주기가 짧아진 경우
3. 월경주기가 길어진 경우
4. 월경이 시작되어 멈추지 않는 경우

한동안 정상적인 월경주기를 유지하다가 또 그다음 얼마간은 월경주기에서 벗어나기도 합니다. 갱년기의 월경 출혈량은 불안정하다가 다시 안정적으로 돌아오기를 반복합니다. 그야 말로 당장 다음 달에 어떻게 될지 예측이 불가능한 것이지요! 물론 이것도 사람마다 다 다릅니다.

이는 배란의 빈도가 줄어들거나 배란의 질이 저하되는 현상과 관련이 있습니다. 이렇게 되면 우리가 앞서 살펴본 바와 같이 프로게스테론 분비가 현저히 줄어들거나 없어지게 되고, 따라서 에스트로겐이 프로게스테론의 제어를 전혀 받지 않는 상태로 계속 자궁점막이 두터워지는 결과로 이어집니다. 여기서 나타날 수 있는 4가지 경우의 수를 보겠습니다.

1. 월경주기가 예전과 변함없는 경우

40세 이후에도 정상적 월경주기를 갖고 있다면 당신의 몸에서는 아직 배란이 일어나고 있을 가능성이 큽니다. 하지만 뒤집어 말하면 그렇지 않을 수도 있다는 뜻이기도 합니다. 배란이 없으면 에스트로겐으로 인해 자궁내막이 지속적으로 자극되어 증식을 계속합니다. 월경주기는 에스트로겐 단계에서 더 진행되지 못한 채 멈추어버리지요. 건전지 광고에 나오는 북치는 토끼 인형이 벽에 부딪혀 앞으로 나아가지 못하는 것처럼, 또 프로그램들이 뒤엉켜버려 꿈쩍 않는 컴퓨터처럼 말입니다. 그러다가 결국 내막에 모인 혈액의 양이 너무 많아져버려 가장 바깥에 있는 점막층부터 떨어져 나가며 출혈이 시작됩니다. 이 시점이 대략 28일이 될 수도 있기 때문에 월경이 정상적으로 이루어졌다고 생각하게 됩니다. 그러나 여기에 숨은 사실이 있습니다. 이것은 부분적인 출혈에 불과하기 때문에 나머지는 아직 몸 안에 있다가 몇 주 지나 마저 떨어져 나올 수 있다는 점입니다. 이는 다음의 경우로 이어집니다.

2. 월경주기가 짧아진 경우

28일이 주기였던 사람이 불과 14일이나 21일 후에 월경을 한다면 그 전 월경주기 동안 배란이 일어나지 않았고 자궁점막이 매우 두터워져 있었다는 사실을 의미합니다. 앞당겨진 월경은 사실 그 전의 월경 2탄에 해당되는 것 혹은 그 일부분이라고 생각하면 됩니다.

3. 월경주기가 길어진 경우

반대로 월경주기가 뒤로 미뤄져 예정일보다 상당히 늦게 시작하는 예도 있습니다. 이럴 때는 보통 출혈량이 많거나 월경일이 늘어나는 일이 흔합니다. 당연한 결과입니다. 에스트로겐이 더 오래 작용할수록 자궁내막은 겹겹이 더 두텁게 쌓여갈 계속 피임을 할 필요가 있는지 없는지 어떻게 알 수 있을까요? 40대 중반에 뜻밖의 늦둥이를 임신한 사람을 본 적 있을 것입니다. 피임의 필요성 유무를 알아보는 가장 좋은 방법은 산부인과에서 혈액검사를 받아보는 것입니다. 혈액 속 특수 성분을 분석하면 답을 얻을 수 있습니다.

테고 언젠가는 몸 밖으로 배출돼야 하니 말입니다.

4. 월경이 시작되어 멈추지 않는 경우

무배란이라는 점에서 1번과 같지만 출혈이 너무 오래 지속되는 경우를 말합니다. 찰리와 존 보슬리가 자궁내막을 두껍게 하라는 명령을 계속 내리지만 이것이 배란에 따르는 프로게스테론 생산으로 이어지지 않으니 지속적으로 내막이 두터워지기만 하는 것입니다. 그러다 일정 두께에 도달하면 출혈이 시작됩니다. 그런데 내막 증식이 멈추지 않으니 출혈도 멈추지 않습니다. 물이 넘치지 않도록 작은 구멍이 뚫린 세면대에 수돗물을 계속 틀어놓으면 구멍을 통해 끊이지 않고 조금씩 새어나가는 것과 비슷합니다. 세면대는 넘치지 않지만 물이 공급되는 한 완전히 비워지지도 않습니다. 떨어져 나간 자궁내막층이 보충되는 양 만큼 출혈이 계속되는 것입니다. 이런 경우 호르몬제를 투여해서 출혈을 억제해야 합니다. 스스로 피가 멈출 때까지 한 달이고 몇 달이고 하염없이 기다리는 일은 없어야 합니다!

핵심 요약

- 폐경이행기에는 갖가지 다양한 증상들이 나타날 수 있습니다. 피부 발진이나 심장 두근거림처럼 언뜻 보기에 호르몬과 전혀 관련이 없어 보이는 증상들도 많습니다.
- 폐경이행기 동안에도 별 문제 없이 주기적 월경이 계속되기도 합니다.
- 주기가 너무 짧거나 너무 길거나 월경의 양이 심하게 많아지는 현상은 프로게스테론 분비가 적절히 일어나지 않는 것과 깊은 연관이 있으며 이는 다시금 무배란 또는 배란의 질적인 저하에서 원인을 찾을 수 있습니다.

화장실의 유혈 사태, 월경 과다

폐경이행기에 접어들면서 전쟁터라는 말이 어울릴 정도로 월경의 양이 급격히 많아졌다고 이야기하는 여성들이 있습니다. 한 시간에 몇 번씩 생리대를 갈아야 하거나 화장실에 들락날락하다가 하루가 다 갈 정도로 출혈이 심해지는 것입니다. 게다가 마치 간처럼 시뻘건 색깔을 띤 덩어리까지 튀어나올 때에는 혹시 뭐가 잘못된 건 아닌가 하고 덜컥 겁이 나기도 합니다. 몸의 어느 부분이 떨어져 나오기라도 한 걸까 하고 말입니다. 하지만 크게 걱정할 필요는 없습니다. 이는 너무 많은 출혈을 몸에서 어떻게든 저지하려는 과정에서 나온 현상으로, 비대하고 두꺼워진 점막혈이 몸에서 떨어져 나갈 때부터 응고되다 보니 생겨나는 덩어리일 뿐입니다. 그렇지만 출혈이 너무 오래 계속되거나 어지럽고 기운이 빠지는 것을 느낀다면 그냥 지켜보지 말고 병원에 가보기를 권합니다.

이때 효과가 강력한 인공 게스타겐(말하자면 헐크처럼 강력한 힘을 가진 프로게스테론)과 같은 약제를 써서 증세를 완화시키기도 합니다. 그러나 수일 안에 진정되지 않을 것으로 예상되는 심한 출혈이 지속된다면 과다하게 비후肥厚해진 자궁내막혈을 긁어내는 수술을 실시하는 방법도 있습니다. 어쨌든 월경과다가 매번 반복되다 보면 혈중 철분 수치가 점차 떨어집니다. 월경과다로 인해 병원에서 정기적으로 철분제 복용을 권고받았다면 이제 근본적이고 장기적인 해결책을 찾아야 할 때입니다.

자궁내막과 관련한 수술적 치료법도 효과가 있지만 새로운 노바슈어NovaSure 치료법도 효과가 좋다고 알려져 있습니다. 독일에서는 아직 덜 알려져 있는 치료법인 노바슈어는 전신마취하에서 실시되며 자궁내막에 그물망(전극층에 의한 전기적 지짐-옮긴이)을 덮어 내막을 진정시킵니다. 이 수술은 월경과다의 고통을 덜어주지만 폐경을 앞당기지는 않습니다(출혈이 멈추기 때문에 이런 질문을 하는 사람이 많습니다).

그런가 하면 제게 자궁을 들어내달라고 부탁하는 여성들도 있습니다. 월경이 너무나 큰 일상의 고통과 불편함으로 다가와 삶의 질이 떨어진다고 느끼는 사람들입니다. 더 이상 아이를 가질 계획이 없고 어떤 이유에서든 자궁적출에 대해 결심이 확고한 경우라면 안 될 이유가 없습니다. 이런 경우 난소는 그대로 놔두고 복강경을 통해 자궁을 절제합니다. 이렇게 스스로 원해서 수술한 경우, 삶의 질은 크게 좋아집니다.

자궁적출수술 혹은 전신마취 상태에서의 자궁내막소작술을 대체할 수 있는 치료법으로는 자궁 안에 호르몬 장치를 삽입하는 방법이 있습니다. 이를 통해 과다월경을 진정시키거나 아예 월경을 중지시킬 수도 있습니다. 흔히 실시하는 약물요법의 단점으로 혈전증이 생길 수 있고 특히 40세 이상 복용자에게서 뇌졸중 위험이 커진다는 보고가 있습니다. 하지만 증상이 같다고 해서 치료법이 다 같은 것은 아닙니다. 개개인이 처한 상황이 중요합니다. 믿을 만한 산부인과 전문의와 꼭 상담해서 자신에게 맞는 치료법을 찾기 바랍니다.

자궁근종과의 불편한 동거

월경과다는 월경주기 변화 때문에 야기되기도 하지만 자궁근종 때문일 수도 있습니다. 자궁근종은 근육조직으로 이루어진 양성 종양입니다. 평범했던 자궁 근육세포가 어느 날 비뚤어지기로 작정하고 근종으로 발달하기 시작합니다. 근종의 크기와 형태, 위치는 매우 다양합니다.

자궁벽에서 자라나는 것, 자궁강子宮腔에서 자라나는 것, 완두콩처럼 작은 것, 드물긴 하지만 작은 멜론만한 것 등 여러 가

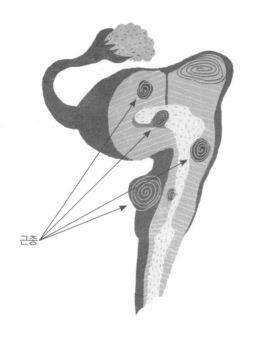

근종

지 형태가 있습니다. 근종은 난소 주위나 자궁 입구 등 자궁 밖에서도 뿌리내릴 수 있고 겨울 모자 끝에 달린 털실 방울처럼 달랑달랑 매달린 형태일 수도 있습니다. 자연은 자궁근종에게 원하는 대로 존재할 수 있는 최대한의 자유를 부여해주었습니다. 이들은 에스트로겐의 영향을 받아 성장하며, 성장속도는 대부분 아주 느립니다.

자궁근종은 여성들에게 매우 흔하게 나타나는데, 특히 30세 이상의 여성들에게서 잘 나타납니다. 여성의 절반 정도가 일생에 한 번은 하나의 자궁근종을 가지고 있다고 할 수 있을 정도입니다. 자궁근종은 그 자체로서는 별 문제가 되지 않습니다. 대부분 무해하기 때문에 자궁근종이 발견되었다고 하여 섣불리 제거할 필요도 없습니다. 아무런 증상 없이 지내다가 초음파 검사 중 우연히 발견되는 예가 많지요. 앞에서 언급했다시피 자궁근종이 과다월경의 원인이 되기도 하지만, 그 증세가 아주 심하지 않은 한 서둘러 수술을 생각할 필요는 없습니다.

　자궁근종은 여간해서는 건드리지 않는 편입니다. 너무 출혈이 많아서 불편이 극심하다든지 반드시 해결해야 할 문제가 있을 때에만 수술로 없앱니다. 크기가 작은 근종이 여러 개 있는 경우에도 수술을 한다고 해서 반드시 좋아진다고 볼 수 없어요. 수술로 근종을 제거해도 월경과다 증상은 여전히 남아 있을 가능성이 크기 때문입니다. 게다가 수술 후에도 얼마든지 새로운 근종이 생길 수 있습니다. 또한 자궁근종은 혈관이 많이 지나가는 조직이기 때문에 수술 중 과다출혈의 위험도 배제할 수 없습니다. 자궁적출수술은 여러 번 심사숙고한 후 결정해도 늦지 않습니다. 월경과다로 일상생활에 큰 불편이 있는 경우가 아니고서는 자궁근종 때문에 아예 자궁적출을 선택하는 것은 최선의 방법이라고 할 수 없습니다.

　한편 출산 계획이 있는 경우라면 자궁근종 제거수술을 긍정적으로 고려해봄직합니다. 근종의 크기가 너무 커지면 주변 장기에 압박을 주는 등의 문제를 일으킬 수 있으므로 이러한 과거에는 자궁근종을 이유로 자궁적출수술을 행하는 경우가 상당히 많았습니다. 우리 어머니나 할머니 세대만 해도 40세 이상의 여성에게는 더 이상 자궁이 필요하지 않다고 생각해 난소를 포함한 자궁 전체를 적출하는 수술을 받은 사람이 적지 않았습니다. 수술로 폐경을 앞당긴 것이지요. 그러나 정말 다행히도 요즘에는 이런 일이 잘 일어나지 않습니다.

경우 수술이 필요할 수 있습니다. 담당 산부인과 전문의와 꼼꼼하게 의논해보길 바랍니다.

다시 한 번 종합해서 말하자면, 대부분의 자궁근종은 일부러 제거할 필요가 없습니다. 또한 절대 다수의 자궁근종은 악성이 아니라는 사실을 기억해야 할 필요가 있습니다. 굉장히 드문 경우에 악성종양일 수 있겠으나 그 확률은 그리스 코르푸 섬으로 가는 비행기의 이코노미 클래스 좌석에서 도널드 트럼프 바로 옆자리에 앉을 확률과 비슷합니다. 그러니 산부인과 검진 시 자궁근종이 발견되었다는 말을 들었다고 해도 너무 염려하지는 마세요. 과다월경 말고는 별로 문제될 것이 없으니까요. 대부분의 자궁근종은 해를 끼치지 않으며 얌전합니다. 에스트로겐의 영향력이 시들해지기 시작하면 이 근종들도 노후화되기 시작하여 다리가 불편한 노파처럼 조용히 자신의 자리에 주저앉아 황혼기를 맞이할 겁니다.

핵심 요약

- 월경이 지나치게 많으면 철분이 많이 부족해져서 다른 증상을 낳을 수 있습니다.
- 월경 시 출혈이 많으면 혈액을 밖으로 배출하는 과정 중 응고가 시작되어 덩어리진 혈액이 배출될 수 있습니다.
- 약제 복용이나 자궁 내 장치 삽입이 도움이 됩니다.
- 치료법으로는 자궁점막층을 소작하는 수술이 있습니다. 또 충분히 심사숙고한 후 필요하다고 판단되면 자궁적출수술도 생각해볼 수 있습니다.
- 자궁근종은 과다월경의 원인이 될 수 있지만 대부분 아무런 증상을 동반하지 않습니다. 자궁근종이 별 다른 심각한 문제를 일으키지 않는 한 가만히 놔두는 것이 좋습니다.
- 현재는 자궁근종이 있다는 이유 하나만으로 자궁적출수술을 시행하지는 않는 것이 일반적입니다.

이유를 알 수 없는 우울감

가랑비에 옷 젖듯이 자신도 모르는 사이에 야금야금 진행될 수도 있고 어느 날 갑자기 난데없이 찾아오기도 하지만 어찌 됐든 너무도 거치적거리는 것. 그것은 바로 이유를 알 수 없는 우울감입니다. 겉으로 보기에는 크게 문제가 없는 것처럼 비춰질 수 있지만, 당사자는 우울한 기분의 원인을 찾지 못해 난감한 경우가 많습니다. 예전에는 맛있는 것을 먹으러 다니거나 네일아트를 받기만 해도 기쁘고 행복했는데 이제는 다 시들해지고, 도통 사는 낙이 없어졌기 때문입니다. 다채롭던 세상이 단조로운 회색으로 변합니다. 이처럼 갱년기의 기분장애는 만만하게 볼 것이 아닙니다. 설마 내게 그런 일이 닥치랴 하고 안심했다가 호되게 당할 수도 있습니다. 본인도 느끼지 못하는 사이에 심해진 우울감이 어느새 병적 우울증으로 발전할 수도 있기 때문입니다. 월경전증후군이 심하다거나 산후우울증을 경험해본 적 있는 사람이라면 이 시기 호르몬 분비의 기복에 유달리 더 예민하게 반응할 수 있습니다. 즉, 갱년기 호르몬 불균형에 노출되었을 때 남들보다 더 큰 우울감을 느낄 수 있는 위험군에 해당하는 것입니다.

이 시기 흔히 일어나는 비극은 많은 여성들(의사도 예외는 아닙니다)이 우울감의 원인이 호르몬 변화라는 것을 알아채지 못하고 이를 약물로만 치료하려 한다는 것입니다. 특히 환자가 과거에 우울증을 앓았던 경력이 있을 때 더욱 그렇습니다. 아주 옛날에 있었던 우울증 경력에서 핑곗거리를 찾는 것입니다. 또는 주위 사람들이 자신이 우울해하는 이유를 이해해주지 못할 때도 있습니다. 여성의 갱년기 호르몬 재적응기는 일반적으로 자녀가 성인이 되는 시기와 겹칠 때가 많은데 여기서 이른바 '빈 둥지 증후군'이라는 말이 생겨났습니다. 그런데 이 용어는 대부분의 여성들이 가정주부로 살며 자신의 역할을 엄마에만 국한시켰던 시절에 생겨난 용어입니다. 개인적으로는 빈 둥지 증후군이라는 말은 오늘날 더 이상 적절치 않다고 생각합니다. 연배가 높은 의사 선배들이 '여자가 할 수 있는 가장 보람 있는 일은 역시 어머니로서의 역할이지'라는 사고방식에 사로잡혀 이 용어를 사용하는 것을 들을 때면 불편한 감정이 불쑥 올라오곤 합니다.

많은 경우 프로게스테론 부족으로 우울증이 발생하기도 하므로 생체 동등 프로게스테론 복용을 시도해보는 것이 좋습니다(상세한 복용법 등에 대해서는 뒤에서 다시 설명하겠습니다). 산부인과에서 혈액검사를 받아볼 수도 있겠지만 필수적인 것은 아닙니다. 혈액검사라는 것은 알다시피 사진으로 치면 순간 포착된 찰나의 장면 같은 것이므로 무조건적인 지표로 삼기에 적합하지 않을 때도 많습니다. 그래서 저는 혈액검사보다는 취침 전 프로게스테론 알약을 한번 복용해보는 방법을 권하는 편입니다. 그런 다음 어떤 변화가 나타나는지 지켜보는 것입니다. 그리고 우울한 기분을 끌어올리는 데는 약간의 에스트로겐이 효과적일 때도 많습니다. 이렇게 했는데도 아무 변화가 없다면 그때 우울증 약의 도움을 받아 뇌에서 일어나는 화학작용의 균형을 회복시켜보는 것입니다. 무턱대고 우울증 약부터 찾아서는 안 됩니다.

이처럼 갱년기 우울감과 감정기복이 반복되거나 확실한 우울증이 나타난다면 호르몬 변화를 의심해볼 필요가 있습니다. 따라서 무조건 우울증 약으로 증상을 덮는 데 급급할 것이 아니라 우선적으로 호르몬 수치를 점검해보는 것이 매우 중요합니다.

신체의 변화와 부조화로 인해 우울증이 생겼든, 아니면 순전히 기분 탓으로 우울함이 지속되든 간에 상담치료를 병행하는 것은 매우 의미가 있습니다. 그동안 침전물처럼 가라앉아 있던 해묵은 마음의 짐들이 호르몬 혼돈을 계기로 수면 위로 떠오르게 되는 갱년기야말로 상담치료의 도움을 받을 수 있는 효과적인 시기라고 생각합니다. 태풍처럼 휘몰아친 감정들에 휩쓸려 부유물들이 해안으로 떠밀려왔다면 전문가와 차분히 상담함으로써 감정과 사고를 하나하나 집어 올려 정리해보는 것입니다. 그러니 용기를 내어 마음의 잡동사니들에 다가가보기 바랍니다.

분노와 감정기복의 숨은 원인

멀쩡한 사람을 순식간에 고질라로 변신시키는 분노 폭발. 겪어본 사람이라면 이게 애들 장난이 아니라는 것을 압니다. 목소리가 커지며 미친 여자가 되어버리죠. 물론 좀 화날 만한 일이기는 했지만 그렇게까지 정신을 놓고 길길이 뛸 일은 아니었는데, 왜 그렇게 되어버렸을까요. 배우자는 휴우 한숨을 쉬며 고개를 가로젓고, 사춘기 아이들은 쾅 소리를 내며 제 방문을 닫고 들어갑니다. 정작 본인은 그 화를 어찌해야 할지 몰라 씩씩대고요. 정말 상상하기도 싫은 광경이지요. 대부분의 경우 이는 호르몬 변화가 서서히 시작되고 있다는 신호라고 보아야 합니다. 하지만 아직 월경주기에 이상이 없으면 이런 분노 폭발이 설마 호르몬 변화와 관계가 있을 것이라고는 생각하지 못하는 경우가 대부분입니다.

이런 증상은 배란을 건너뛰고 있는 경우 혹은 아직 배란 중이라 하더라도 프로게스테론이 충분히 분비될 만큼 충실히 진행되지 못하고 있을 때 일어납니다. 우리 안에서 캘리포니아 결과 같은 쿨한 감성을 담당하는 프로게스테론이 없어지면 여유로움이나 느긋함 같은 것을 가질 수가 없습니다. 한편 테스토스테론은 아직 충분히 나오는 데 반해 에스트로겐이 불안정한 상황일 수도 있습니다(물론 별 이상이 없을 수도 있습니다). 아무튼 이처럼 호르몬이 불안정한 경우 상황은 더 나빠집니다.

더 이상은 못 참겠다며 이혼 전문 변호사를 찾아가기 전에 제발 산부인과에 먼저 들러보기를 권합니다. 산부인과 전문의에게 취침 전 복용할 프로게스테론을 처방해달라고 부탁해보세요(혈액검사 결과상으로는 프로게스테론 수치가 괜찮을 수 있습니다. 하지만 몸으로 느끼는 불편함이 숫자로 표시되는 순간의 검사 결과보다 우선한다는 것을 기억하세요). 부족한 프로게스테론 호르몬 복용은 월경주기 후반기를 무사히 넘기는 데 도움을 줍니다. 다음 월경 시작일에서 14일을 뺀 날짜부터 밤에 잠자리에 들기 전 프로게스테론을 복용합니다. 주의할 점은, 경구 피임약을 복용하고 있을 경우 프로게스테론의 약효가 충분히 발현되지 않을 수도 있다는 사실입니다. 이때는 피임약 복용을 중단하고 경과를 살펴보는 것이 낫습니다. 또는 과연 계속 피임을 할 필요가 있는지 그것부터 검사해볼 필요가 있기도 하고요. 정기적인 월경이 이루어지고 있다 해도 경구용 피임약을 복용하는 경우 단순히 호르몬 중단으로 인한 출혈일 수 있으므로 현재의 호르몬 상황에 대한 답을 구하기에는 어려움이 있습니다. 순전히 이론적으로만 말하자면 피임약을 끊지 않고 계속 복용할 경우 100살이 넘을 때까지도 이 같은 출혈이 계속될 수 있는 것입니다.

다시 원래 주제로 돌아가보겠습니다. 당신은 정신병동에 들어갈 필요도, 미쳤다는 소리를 들을 필요도 없습니다. 필요한 것은 지원과 도움입니다. 호르몬의 도움, 주위 사람들의 도움 그리고 당신 자신으로부터의 도움 말입니다. 폭발성 분노를 겪으며 우리는 하나의 사실을 깨달을 수 있습니다. 자신을 보호해줄 수 있는 사람은 결국 당신 자신이라는 사실 말입니다. 자기 자신을 사랑하라는 말, 자신을 돌보라는 말이 젊었을 때에는 그저 어렴풋하게만 다가옵니다. 그러다 40대가 되고 50대가 되면서 결핍을 경험하고 나면 비로소 정확히 보이기 시작합니다. 충분히 자고 쉴 때 쉬는 것 그리고 건강한 식사, 술은 줄이고 물은 많이 마시는 습관이 꼭 필요하다는 것을 비로소 알게 되는 것입니다. 쉴 기회가 있으면 놓치지 말고 짬짬이 쉬어두고 주위 사람들에게 양해를 구할 줄 알아야 합니다. 몸과 마음이 어두운 터널에 빠져 허공에 접시를 투척하던 어두운 시간 속의 당신 자신을 용서해야 합니다. 자신을 돌보는 일에는 어떤 것들이 있는지, 이것이 왜 팔자 좋은 여자들이나 할 수 있는 배부른 짓이 아닌, 건강 유지를 위해 반드시 해야 할 행위인지 뒷부분에서 다시 한 번 설명하겠습니다.

잠 못 이루는 갱년기의 밤

갱년기의 가장 흔한 지표 중 하나는 수면의 질이 현저히 나빠지는 것입니다. 예전에는 잠드는 것이 전혀 어렵지 않았을 뿐더러 한번 잠들면 자명종이 울릴 때까지 깨지 않고 쭉 자던 사람도 갱년기에 접어들면 그렇지 않습니다. 이른 새벽에 잠에서 깨고(심지어는 잠든 지 한두 시간 만에 깰 때도 있습니다) 다시 잠에 들려면 갖은 애를 써야 합니다. 잠에서 깬 머릿속은 온갖 잡다한 생각들로 가득 찹니다. 평소의 문젯거리, 자신이 처한 상황, 해결하지 못한 고민들로 뒤척입니다. 낮에는 사소했던 일들이 새벽 3시가 되니 마구마구 부풀려집니다. 아, 자동차 정기점검을 해야 하는데! 여름휴가를 예약해야 하나? 미리 예약하면 할인해주는데! 저번에 수리기사 출장비 이체를 했던가, 안 했던가? 저는 이러다 '당신도 잠이 오지 않나요?'라는 이름의 오픈채팅

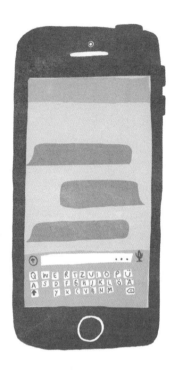

방이라도 개설해야 하는 것 아니냐며 병원 직원들과 '웃픈' 농담을 나누기도 합니다.

아직 호르몬 변화가 시작되지 않았다고 굳게 믿고 있는 여성들을 만날 때면 잠은 잘 주무시고 있냐는 질문을 콕 집어서 하곤 합니다. 그러면 대부분 최근 들어 잘 못 자게 되었다는 대답이 돌아옵니다.

잠을 잘 자는 시기와 그렇지 못한 시기를 번갈아 겪을 수도 있습니다. 열이 올라 한밤중에 땀범벅이 된 채 깨기도 하고, 밤에 잠을 잘 자지 못하니 낮에 상당히 피곤함을 느끼기도 합니다. 하룻밤, 아니 이틀 밤까지야 어찌어찌 견뎌볼 수 있겠지만 거의 매일 밤, 잠을 제대로 자지 못할 경우 극도로 예민해짐은 물론 일상생활에서도 해야 할 일을 해내지 못합니다. 매일이 힘들고 머리는 항상 띵하며 무기력과 피로감을 달고 삽니다. 이러한 악몽 같은 이야기가 실제로 많은 여성들에게 매일 일어나고 있습니다. 그러다 보니 결국 수면제 말고는 다른 방법이 없다고 생각하기에 이릅니다.

여기에서 앞서 설명한 내용을 다시 한번 복습해본다면, 우리는 불면 및 수면의 질 저하를 불러오는 것이 프로게스테론의 부족이라는 것을 알고 있습니다. 배란이 원활히 이루어지지 못하거나 아예 무배란이 되면 뇌를 이완시키고 깊은 잠을 선사하는 호르몬인 프로게스테론의 분비가 떨어집니다. 가장 효과적인 해결책은 저녁에 프로게스테론 제제를 복용하는 것입니다. 프로게스테론을 효과적으로 복용하는 방법과 유의 사항, 보조적 방법 등에 대해서는 5장에서 다시 살펴보겠습니다.

갑작스러운 열감, 적극적으로 치료하라

원래 추위를 잘 타던 사람이라 할지라도 갱년기에 찾아오는 갑작스러운 열감에는 반가움보다 당혹감을 먼저 느끼게 됩니다. 갱년기 대표 증상 중 하나인 열감은 폐경이행기는 물론 폐경 이후 최장 5년까지도 많은 여성들을 괴롭히는 증상입니다. 저는 열감으로 괴로워하는 환자를 만나면 갱년기든 갱년기가 훨씬 이전에 지났든 간에 상관없이 적극적으로 치료에 임할 것을 권합니다. 첫째, 이 증상은 겪어보지 않은 사람은 모를 정도로 힘들고 둘째, 이 증상은 이미 에스트로겐 수치가 바닥을 치고 있다는 증거이기에 방치하면 다른 건강상의 문제가 야기될 수도 있기 때문입니다.

갑자기 확 올랐다가 또 어느 순간 사라지기 때문에 흔히 '왔다 가는 열'이라고도 불리는 이 증상은 단순히 몸이 좀 더워지고 마는 현상이 아닙니다. 극심한 불편감이 동반됩니다. 보통은 가슴이나 머리 등 몸속에서 불이 훅 하고 오르며 심장이 쿵쾅거리고 얼굴이 벌게질 정도로 후끈 달아오릅니다. 두피와 뒷목, 가슴, 겨드랑이에서 땀이 삐질 납니다. 몸살에 걸렸나 할 정도로 열이 느껴지며 일부는 메스꺼움을 호소하는 경우도 있습니다. 이렇게 갑작스러운 열감이 2~3분 동안 지속되다가 사라집니다. 연배가 높은 직장동료나 어머니가 이런 증상을 겪는 모습을 직접 목격한 사람은 이게 장난이 아니구나, 하는 것을 일찍부터 알게 됩니다. 폐경이행기에 접어들자마자 열감이 뜨문뜨문 시작되었다고 호소하는 여성도 적지 않습니다. 밤에 특히 열이 오른다고 하는 사람부터 주로 낮에 오른다는 사람, 밤낮을 가리지 않는다는 사람 등 여러 가지 유형이 있습니다. 겨울에 더 심해진다는 사람이 있는가 하면 여름에 극성이라고 하는 사람도 있습니다. 이 증상을 한 주에 두세 번 겪는 사람이 있는가 하면 하루에 몇 번씩 겪으며 괴로워하는 경우가 있을 정도로 빈도도 다양합니다.

열감은 어째서 생기는 걸까요? 학자들도 아직 정확한 건 모릅니다. 내 정신건강의학과 전문의가 말하길, 그 분야에서는 여성의 열감 증상을 일종의 패닉 현상으로 설명한다고 합니다('어떡해! 아직 애도 안 낳았는데 몸은 벌써 늙어가네!'). 그 말을 듣고 내 머릿속은 남근 선망(남성 성기에 대한 부러움 및 남성 성기가

더 알고 싶다면

열감에도 여러 종류가 있다는 걸 알고 있나요? '고전적인 예'로는 갑작스레 얼굴에 열이 오르며 벌겋게 달아오르며 머리와 뒷목에 식은땀이 나는 것입니다. 그런가 하면 영어권에서 앰버ember, 즉 잉걸불(벌건 숯덩이의 불씨-옮긴이)이라고 부르는 현상도 있습니다. 불현듯 찾아오긴 하지만 고전적인 열감처럼 강력하지 않은 대신 30분 정도나 지속됩니다. 많은 여성들이 폐경 후 최장 몇십 년까지 이 '앰버 플래시Ember Flashes' 현상을 겪습니다.

그런가 하면 밤에만 열이 오르는 여성들도 있습니다. 이는 야간에 에스트로겐이 급속도로 저하되는 현상과 연관이 있습니다. 비록 나중에 수치가 정상화된다 하더라도 주야간 낙차의 폭이 너무 크기 때문에 야간 열감이 생기는 것입니다.

없는 자신에 대한 열등감-옮긴이)'이나 '여성의 클리토리스 오르가슴은 미성숙의 징후' 따위와 같은 쓰레기 이론을 펼쳤던 심리치료의 아버지 지그문트 프로이트가 난데없이 소환된 듯한 어이없음으로 멍해졌습니다.

생리학적으로 볼 때 열감이 나타나는 이유는 뇌의 국부적 반응이라고 봅니다. 최고 보스 찰리 역을 맡은 시상하부가 에스트로겐 호르몬이 낮아진 것을 보고 부하 존 보슬리를 불러대면 존 보슬리는 자기 나름대로 명령 호르몬인 FSH를 통해 난소를 깨우려고 시도합니다. 하지만 출동시킬 난자가 더 이상 없는 난자는 그 명령을 만족스럽게 수행하지 못하죠. 찰리와 존 보슬리는 포기하기는커녕 더 많은 FSH를 혈액 속으로 방출해 난소를 강하게 다그칩니다. 꿈쩍하지 않는 난소에게 1시간에도 몇 번씩 FSH를 보내면서 어서 일을 하라고 닦달하는 것입니다. 관련 이론에 따르면 체온을 담당하는 뇌 부분이 뇌하수체 주변에 위치해 있기 때문에 찰리와 존 보슬리의 활동이 증가됨에 따라 체온도 덩달아 올라가는 것으로 보고 있습니다. 이는 많은 여성들에게서 열감이 일정한 간격을 두고 일어나는 현상을 설명하는 데에도 잘 들어맞습니다.

세상 모든 여성이 각기 다 다르기 때문에 열감 현상도 다 똑같지 않습니다. 개인적으로 가장 안타깝게 여기는 것은 대부분의 여성들이 열감을 그저 아무런 도움 없이 견디고 감내하면 언젠가 지나가는 현상으로 생각하고 있다는 점입니다. 더 위험한 생각은 그렇게 몇 년 후 열감이 누그러지면 모든 것이 '정상화'되었다, 이제 '극복'했다고 여기는 것입니다. 사실은 그렇지 않습니다. 열감이 느껴지는 것은 제발 도와달라고 외치는 몸의 비명이기 때문입니다. 열감은 모든 장기에서 일어나는 호르몬 결핍을 한마디로 대표하고 있는 현상입니다. 노화로 인한 대부분의 질병이 시작되는 첫 단계는 바로 호르몬 결핍입니다. 그러니 저절로 '정상으로 되돌아오는 일'은 있을 수 없습니다.

잘못된 믿음 날리기

시도 때도 없이 찾아오던 열감이 어느 날 스르륵 사라졌다고 모든 문제가 해결된 것은 아닙니다. 건강 문제의 대부분은 이제부터가 시작입니다! 질 약화, 혈관경직도 증가, 뇌졸중, 당뇨, 기억력 감퇴, 관절염 등 일일이 열거하자면 끝이 없습니다. 각각의 질환에 대해서는 뒤에서 다시 설명하겠습니다.

나이가 들수록 장기에 있는 호르몬 수용체는 민감성을 잃어가기 때문에 몸은 안테나를 다시 길들여야겠다고 판단합니다. 그것이 바로 열감 증상이 멈춘 이유입니다. 그러나 그렇게 되기까지도 수년의 시간이 걸립니다.

열감으로 인한 불편함이 많든 적든 아니면 아예 없든, 나머지 장기들도 만성적 호르몬 부족에 시달리다가 서서히 기능이 쇠퇴합니다. 기억해야 할 것은 우리 몸 안의 모든 장기들은 거의 예외 없이 에스트로겐 수용체를 가지고 있다는 사실입니다. 관절 질환, 고혈압, 고콜레스테롤혈증 그리고 병적 우울증 같은 만성 질병들도 이제부터 시작입니다.

성장과 확장을 멈추지 않는 40대의 성

호르몬이 널을 뛰고 밤에는 온갖 잡생각들이 괴롭히니 성관계를 기피하게 되는 것도 무리는 아닙니다. 밤에 잠을 푹 자지 못하다 보니 머리에 드는 생각이라고는 뭔가 잘못 살아온 것만 같은 자괴감뿐입니다. 이것도 싫고 저것도 싫고 심드렁하기만 한데 배우자(또는 파트너)마저 내가 싫어하는 짓을 골라 한다면 성생활 자체가 사치로 느껴집니다. 이러한 이유로 성생활에 흥미를 잃어버린 40대 여성은 매우 흔히 찾아볼 수 있습니다. 그런데 이와 완전히 반대인 경우도 있습니다. 프로게스테론 수치는 낮고 로맨스 담당인 에스트로겐 수치가 오르락내리락하는 가운데 난소가 아닌 부신에서도 생성되는 테스토스테론이 활활 타오르는 것입니다. 부신은 난소와는 달리 퇴화의 과정을 거의 겪지 않기 때문에 전과 다름없이 테스토스테론을 만들어냅니다. 이는 곧 부신이 평범한 상황하에서도 전보다 예민해지며, 필요하다면 원하는 바를 반드시 관철시킬 준비가 되어 있다는 뜻입니다. 샤론 스톤은 46세에 생애 최고의 섹스를 경험했다고 고백한 바 있습니다. 저는 그 말이 절대 거짓이 아닐 것이라고 확신합니다.

테스토스테론, 즉 미녀 삼총사 중 루시 리우는 정신적 폐기물과 후회를 남기지 않는 리비도를 선사합니다. 그동안 살면서 후회만 남겼던 성생활의 부담을 훨훨 벗어버릴 수 있게 해주는 것입니다. 20대 시절만 해도 관계를 가졌다가 혹시 임신하게 되면 어쩌나 하는 걱정에서 완전히 자유롭지 못했습니다. 콘돔이 찢어졌을까 봐 불안하기도 했고 피임약을 하루 건너뛰었을 때면 가슴을 졸이기도 했습니다. 그 시절 섹스는 수많은 망설임과 불안을 동반하는 행위였습니다. 세상 사람 모두가 엄청나게 황홀한 섹스를 즐기고 있는데 나 혼자만 그렇지 못한 것 같아 고민하기도 했습니다. 이 시기 여성 중 상당수가 질 오르가슴에 이르지 못하거나, 통증을 느끼거나, 질액이 너무 많거나 혹은 너무 적거나, 소리를 너무 많이 내거나 아예 내지 않거나 등의 문제들로 자신이 뭔가 정상 범위에서 벗어난 게 아닌가 하는 불안을 느낍니다. 울퉁불퉁한 허벅지 셀룰라이트와 뱃살을 보이고 싶지 않아서 어두운 곳만을 고집하는 사람도 많습니다.

그러다가 세월이 흐르면 임신과 출산에 관심이 집중되는 시기가 찾아옵니다. 이때의 섹스는 임신테스트기에 기쁜 소식을 표시해줄 것이라는 희망과 함께합니다. 체온을 재고 몸 상태를 관찰하고 날짜를 세는 행위들로 얼룩지기도 하며 화장실에서 임신테스트기를 손에 쥔 채 임신을 뜻하는 두 줄이 나타나기를 고대하는 긴장의 시간들을 동반합니다. 이렇게 해서 겨우 임신에 성공하고 나면 밤마다 엄마 아빠 침대로 기어오르는 세 살배기 아들 때문에 맘 편하게 관계를 가지지 못합니다. 이 시기의 성생활은 다리미질이나 창문 닦기처럼 귀찮은 임무로 전락합니다. 상대방에게 상처를 주지 않기 위해 한 번 정도 하고 넘어가야 하는 과제 말입니다.

40세가 넘어가면 몇 가지가 달라집니다. 애들은 커가고 이미 집에서 독립한 아이도 생기기 시작합니다. 대부분의 가족이 임신과 출산을 완료했기 때문에 임신을 둘러싼 걱정들은 사라지는 시기이기도 합니다. 일회성이 아닌 장기적 피임법, 예를 들면 루프 삽입이나 정관수술 등 자신에게 맞는 피임법을 잘 적용하고 있습니다. 셀룰라이트나 늘어진 가슴에 대한 부끄러움 없이 본격적으로 오직 섹스를 위한 섹스, 즐거움을 위한 섹스를 할 수 있게 된 것입니다.

40대 이후의 성생활과 관련해 말할 수 있는 기쁜 소식 중 하나는 나이가 들어도 우리의 성은 성장과 확장을 멈추지 않는다는 사실입니다. 하다못해 에로 영화를 보거나 항문성교 같은 것들을 시도해봄직도 하지만 여전히 많은 여성들이 침대 위에서 새로운 시도에 도전하는 것을 두려워합니다. 우리는 시도하는 과정 자체에서 무언가를 배우고 자신의 성을 기존의 영역에 한정지을 수 없다는 사실을 깨닫습니다. 우리의 성은 마치 나무와 같아서 끊임없이 새로운 가지를 뻗어내고 이파리를 싹 틔웁니다. 오르가슴에 대해 스트레스 받을 필요도, 질액이 충분한지 너무 말라있는지 아니면 관계 시 소리를 더 내야 할지 줄여야 할지와 같은 쓸데없는 고민들로 자신을 괴롭힐 필요도 없다는 사실을 20대에 일찌감치 깨달았더라면 얼마나 좋았을까요! 저는 성에 관한 고민으로 내원하는 젊은 여성들에게 이 이야기를 꼭 해주려고 노력합니다. 20세는 말할 것도 없고 30세라고 해도 여자의 성에 관한 한 그 어떤 최종판단도 내릴 수 없다는 사실을 말입니다. 그리고 성에 관한 많은 것들은 시간과 더불어 성장하기 때문에 조금만 더 여유를 가지라고도 말해주고 싶습니다. 여자의 성에는 놀라운 면이 아주 많이 숨어 있습니다. 우리 병원에 내원한 40세 넘은 여성들 중 상당수가 여성의 사정을 처음으로 경험하고는 혹시 소변을 실수한 것 아닌가 당황했다고 이야기합니다. 그것은 소변이 아닙니다(이는 이후에 자세히 설명하겠습니다). 그런가 하면 자신에게 멀티 오르가슴(극한의 절정의 순간을 여러 번 느끼는 것-옮긴이)을 느낄 수 있는 능력이 있다는 것을 처음으로 알게 되었다고 이야기하는 여성도 있습니다. 혹은 자신의 성이 마치 하나의 독립된 생명체처럼 스스로 성장한 것 같았다거나 그동안 끊어져 있던 성적 신경망이 마침내 연결된 것 같았다는 이야기도 종종 듣게 됩니다.

더 알고 싶다면

40대 초중반 여성들 중 일부는 성관계 시 액체가 흐르는 것을 생전 처음 경험하며 소변이 잘못 흘러나온 것으로 착각합니다. 이것은 그토록 무성한 '카더라' 소문에 둘러싸여 있던 여성 사정 현상이며 보통 여성의 성이 무르익었을 때 비로소 나타나는 경우가 많습니다. 여자의 요도에는 남자의 전립선과 비슷한 '스킨skene씨 관'이라는 매우 좁은 분비선들이 있는데 이는 발달학적으로 남성의 전립선에 해당합니다. 분비된 액체의 화학성분은 전립선액과 유사하지만 막상 여성에게는 아무런 생물학적 이득이 없습니다. 남자에게 아무 역할이 없는 젖꼭지가 남아 있는 것처럼 대자연은 여성의 몸에도 쓸모의 유무를 떠나 원래 있던 것을 구태여 없애지 않은 것입니다. 요도 옆에 보면 아주 작은 점들처럼 보이는 분비물들이 있습니다. 한 소규모 연구에서 재미있는 것을 발견해냈는데 그것이 '분출'되는 양이 많을수록 요도 옆의 분비액도 따라서 많이 생긴다는 것입니다! 이 해부학적 특성은 우리의 성이 고정된 것이 아니고 얼마든지 상황에 적응할 수 있음을 인상적으로 보여줍니다.

저는 연하의 남자와 관계를 가지는 40대 여성들이 꽤 있다는 것을 압니다. 이들의 관계는 큰 애착이나 감정의 투자가 없으며 단기간에 끝날 때가 많습니다. 젊은 남자들은 자신의 방식대로 섹스를 즐길 줄 알며 성관계 이상의 끈끈한 감정 같은 것은 바라지 않는 이들 여성에게 오히려 큰 매력을 느낍니다. 그런가 하면 남편 몰래 다른 남자와 바람을 피우다가 미련 없이 가정을 버리는 여자들도 몇몇 알고 있습니다. 하지만 가정을 깨뜨린 유책 배우자라는 짐을 지고 평생을 살기보다는 남편이든 아내든 자신이 원하는 바를 분명히 알고 배우자와 명확히 소통하기를 권합니다.

또 이제는 침실에서뿐만 아니라 침실 밖에서도 자신이 원하는 것이 무엇인지 스스로 자신의 마음을 바라볼 때입니다. 언제나 같은 방식과 루틴으로 돌아가던 남편과의 생활에 변화가 필요하다는 생각이 든다면 이를 생각으로만 그치지 말고 표현할 때가 온 것입니다. 분명한 어조로, 오해가 없게, 당당하게 말하세요. 갱년기가 좋은 이유는 자신의 목소리를 되찾는 나이이기 때문입니다. 이제는 다른 이가 아닌 당신의 요구가 충족되어야 할 차례가 왔습니다. 침대에서도 그래야 하지만 일상생활을 영위할 때도 그러합니다.

갑자기 목소리가 커진 아내를 대하는 남편(또는 파트너)이 황당함을 느끼는 건 당연한 일입니다. 하지만 당사자인 아내도 이런 자신이 낯설게 느껴지기는 마찬가지입니다. 안방에서 든 안방 밖의 세상에서든 이러한 변화가 언제나 지지와 감동을 얻는 건 아닙니다. 어쨌든 그동안 당신의 삶을 이럭저럭 잘 꾸려온 까닭에 주변 사람들이 '갑자기 왜 이래?' 하며 몰이해로 반응한다고 해도 어쩔 수 없습니다. 그럼에도 불구하고 이 순간은 당신이 활짝 꽃필 수 있는 세기의 기회입니다. 이 문장을 쓰는 중에 독일에서 태어나지 않은 제 머릿속에 독일어 단어 하나가 떠올랐습니다. '발전하다'라는 뜻의 'entfalten'(접혀 있던 것이 펴진다는 뜻에서 유래-옮긴이)과 반대되는 뜻을 가진 'zusammenfalten'(작게 접는다는 뜻-옮긴이)이라는 단어입니다. 우리 모두는 자신이 작게 접히는 것도, 접혀서 펴지지 않은 상태로 머물러 있는 것도 원치 않습니다. 풍성하게 뻗어나가며 꽃을 활짝 피우고 때로는 나뭇잎을 떨어뜨리기도 하는 등 자신이 가진 모든 가능성을 남김없이 발전시키며 새롭고도 본래적인 힘을 느낄 수 있어야 합니다. 처음부터 존재했지만 고이 잠들어 있다가 갱년기가 되어 비로소 얼굴을 드러내며 존재를 알리는 그 힘이 우리 안에 있습니다.

갱년기, 삶의 여정에 쉼표를 찍는 시기

지금까지 이야기한 갱년기의 수많은 불편함과 고통에 대해 이제 당신은 이렇게 물을 것입니다. "대체 갱년기의 어떤 면이 좋다는 건가요?" 이제 중요한 사실을 이야기해줄 테니 의자를 바짝 당겨 앉아 제 이야기를 잘 들어보기 바랍니다. 갱년기에 접어든 우리의 심리 세계에서는 굉장히 특별하고 오직 여성들에게만 허락된 일이 일어납니다. 이는 호르몬적인 면이나 감정적인 면에서 영원히 우리를 다른 사람으로 만들어줄 극히 흥미로운 사건입니다. 이해를 쉽게 하기 위해 자신의 월경주기와 미녀 삼총사를 다시 기억 속으로 소환해보기 바랍니다.

1단계: 앞서 살펴본 바와 같이 배란 활동이 저하되면서 우리의 몸이 생산하는 프로게스테론도 줄어들게 됩니다. 이는 감정의 이완이 힘들고 잠을 잘 못 자게 된다는 것을 의미합니다. 낮 동안 기분이 예민해지고 사고도 점점 축소됩니다.

2단계: 에스트로겐 수치가 불안정하게 흔들리다가 낮아집니다. 사춘기 이래 우리 몸을 지배하고 있었던 이 호르몬에 대해 설명하자면, 갑자기 이성에 대한 관심을 급격히 끌어올리고 전에 없이 외모나 인기도, 몸매 같은 것에 엄청난 신경을 쓰게 만들었으며, 연애를 둘러싼 수많은 밤을 울고 웃게 만들며 결혼까지도 결심하게 만들었고, 가정, 동호회, 직장 등에서 주변 사람들을 보살피며 그들의 요구를 충실히 이행하고자 하는 원동력을 주었던 호르몬입니다. 또 우리의 이성을 살짝 흐리게 만들어 진화의 측면에서 자신의 욕구보다는 남의 욕구에 더욱 충실하게 만든 호르몬이기도 합니다. 그런데 이 호르몬이 이제 서서히 노을 속으로 퇴장하려 하는 것이지요.

이러한 상황에서 당신 입에서 먼저 튀어나오는 말은 그동안 벼르고만 있던 속마음입니다. 남이 당신을 어떻게 생각하는지 더 이상 신경 안 쓴다는 말, 밤에 잠이 깨어 이런저런 생각에 잠긴다는 말, 보살핌 받는 것을 당연하게 여기던 가족과 지인들의 뒤치다꺼리는 이제 신물이 나 더 이상 못하겠다고 선언하는 말. 문득 잠에서 깬 당신은 그대로 누워 있습니다. 옆에서 드르렁 코를 골며 자는 남편은 당신 안에서 무슨 일이 일어나는지 아무것도 모를 것입니다. 한 순간에 모든 것이 분명하게 보입니다. 당신이 진정 원하는 게 뭔지.

힌두교에서는 삶에서 여러 아슈라마, 즉 인생의 단계가 있다고 믿습니다. 첫 단계인 학생기로 시작해 가주기家住期(가정과 사회생활의 단계)와 임서기林棲期(집을 떠나 산야에서 수행하는 단계)를 거쳐 유행기遊行期(소유물을 버린 구도생활의 단계)로 끝을 맺는다고 말합니다. 임서기는 시기적으로 40대에 시작됩니다. 힌두교의 오랜 가르침에 따르면 이 시기에는 가정에서의 책임을 뒤로 하고 산야로 거처를 옮겨 수행과 정진을 해야 한다고 합니다. 갱년기를 맞이한 여성들도 이런 시간을 가질 수 있다면 얼마나 좋을까마는 늦은 나이에 아이를 낳은 경우라면 아이들에게 아직 엄마의 보살핌이 필요합니다. 이런 상황에서 여성이 받는 스트레스는 상당합니다. 혼자 어디론가 떠나거나 이혼서류를 제출하거나 즉흥적으로 하와이행 비행기에 올라타는 방법으로 자신의 기를 빨아먹는 모든 에너지 흡혈귀들에게 안녕을 고하는 사람도 있습니다.

폐경이행기는 이러한 삶의 여정에서 쉼표를 찍을 수 있는 시간이기도 합니다. 잠 못 이루는 밤, 인생에서 중요한 여러 가지 결정이 이루어집니다. 그중에는 나머지 인생의 향방을 결정지을 정도로 막강한 결단도 있습니다. 위기危機라는 한자어는 위험과 기회라는 2가지 뜻이 합쳐져 만들어졌습니다. 갱년기야말로 여자가 기회를 포착할 수 있는 시기, 자신의 모든 재능과 삶의 경험을 활용해 우주 속에 한 점을 찍을 수 있는 시기입니다. 그러므로 이 시기의 여성은 여러 문화권에서 '위험한 여자'로 통합니다. 이들은 깨어나 정신을 차린 여자, 자신이 무엇을 할 수 있는지를 아는 여자, 경험을 통해 강해진 여자, 그리고 지난날의 바보 같은 기억을 다시는 되풀이하지 않을 각오가 되어 있는 여자입니다. 이 시기에 이른 여성들 중에는 그동안 드러나지 않았던 이른바 '제7의 감각'을 발견했다고 말하는 사람도 있습니다. '세 번째 눈'이 달린 것처럼 직관적 감각이 종종 정확하게 들어맞는다는 것입니다(제 아들은 이를 두고 "거미의 감각"이라고 표현했는데 그 이유에 대해서는 뒤에 다시 이야기하겠습니다).

저를 찾아온 많은 여성들에게서 자신이 세상의 커다란 무언가(그것이 대우주가 되었든 뭐가 되었든 이름 붙이기 나름이지만)와 예전보다 더 단단한 연결고리로 이어진 느낌이 생겼다는 이야기를 들을 때면 의학을 공부했음에도 불구하고 무언가 경이로운 감정이 들곤 합니다. 그러고 보니 지구 곳곳의 문화권에서 '늙은 노파'가 '지혜로운 여인'으로 존경받거나 또는 더 나아가 '마녀'로서 두려움의 대상이 되었던 것은 무리가 아닙니다.

3단계: 테스토스테론 수치의 안정성은 다른 호르몬들보다 오래 지속되는 편입니다. 그런데 변화하는 것은 성욕만이 아닙니다. 심리 전체에서 큰 변화가 일어납니다. 진짜 재미는 이제부터인 것입니다!

앞서 보아서 알고 있듯이 테스토스테론은 성욕을 관장할 뿐만 아니라 결단력, 행동력, 공격성 등을 담당하며 난소와 부신 두 곳에서 생산됩니다. 프로게스테론과 에스트로겐의 생산이 줄어든 반면 프로게스테론은 생산기지를 두 곳에 두고 있어 아직 정상범위를 유지하기 때문에 나머지 두 호르몬보다 지배적인 위치에 올라서게 됩니다. 우리의 루시 리우가 검은 가죽 재킷을 입고 휙휙 날아다닐 차례가 온 것입니다.

테스토스테론이 심리에 미치는 영향은 막대합니다. 생각과 주관이 뚜렷해지고 사물을 판단하는 눈도 예리해집니다. 지난 20년간 에스트로겐이 뇌에 드리웠던 얇은 베일이 걷히면서 더 이상 미루지 말고 무언가를 해야 한다는 당신 안의 절박함과 변화에 대한 열망이 깨어나는 것도 테스토스테론 덕분입니다. 모든 사람들의 요구에 맞추면서 살아야 한다는 압박에서 벗어나 자신에게 진짜로 중요한 것이 무엇인지 투명하게 볼 수 있게 됩니다. 많은 여성들(당신도 그 사람들 중 하나였으면 좋겠습니다)이 주변과 자신 사이에 선을 명확하게 긋는 것에 좀 더 자신감이 생깁니다. 육체적인 변화에 속수무책으로 굴복했던 지난날, 접시돌리기 곡예사처럼 그 어느 접시 하나도 떨어뜨리지 않으려 정신없이 뛰어다니는 사이 정작 자신의 소망은 맨 마지막에 놓아야 했던 당신이 이제 자신을 챙길 시기가 온 것입니다. 이처럼 갱년기는 변혁의 시기임에 틀림없습니다. 그러나 터널이 끝나는 곳에서 당신이 마주하게 되는 광경은 전혀 생각지도 못한 것일 때가 많습니다. 이것이야말로 갱년기가 지닌 압도적 장점입니다.

이 시기 동안 일어날 수 있는 가장 바람직한 일은 자신을 돌보고 챙기도록 힘을 실어주는 내면의 불꽃에 불이 붙는 것입니다. 이 불꽃은 옛것, 필요 없어진 것, 더 이상 아무런 의미도 주지 못하는 것, 더 나아가 때로는 모든 것을 파괴하는 큰불로 번지기도 합니다. 텃밭을 정성스레 일궈본 사람이라면 알 것입니다. 토양 속의 재는 새로운 생명과 성장에 있어 최상의 자양분이라는 사실을 말입니다. 주변 사람들은 이 시기의 당신을 까칠하거나 혹은 에너지가 왕성한 사람으로 인식할 수도 있습니다. 실제로 인생에서 중대한 많은 결정들이 이 폐경이행기에 내려지곤 합니다. 저는 당신이 그 결정을 올바르게 내릴 수 있도록, 그래서 다가올 인생의 절반을 두려움과 질병에 찌들지 않고 진짜 멋진 시간으로 채울 수 있도록 도와주고 싶습니다.

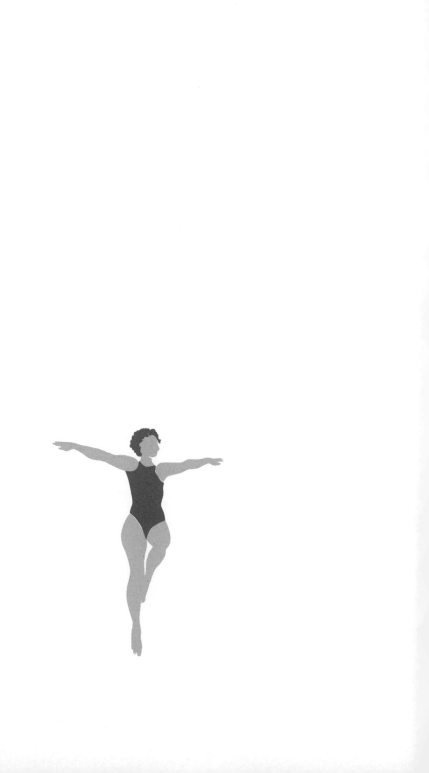

폐경기: 극복이 아닌 관리가 필요하다

노화의 주범, 호르몬 결핍

폐경이란 12개월간 월경이 일어나지 않았을 때의 마지막 월경을 뜻합니다. 그래야만 최종적으로 폐경이라는 진단을 내릴수 있습니다. 두세 달 혹은 다섯 달 동안 월경이 없다가 다시있을 수도 있고 드물게는 열한 달을 건너뛰었다가 열두 달째다시 재개되는 경우도 있는데, 이 경우는 폐경이라 말할 수 없습니다. 월경이 지속될 때까지는 아직 폐경으로 이행하는 단계에 속한다고 보는 것입니다. 몇 달째 월경이 없고 열감과 안면홍조가 나타났다고 해도 언제든지 난소가 작동해 월경이 재개될 여지는 충분히 있습니다. 다시 말하지만 열두 달 이상 그 어떤 월경혈도 나오지 않아야 폐경이라고 말할 수 있습니다.

폐경이 가까워지면 증상이 새로이 나타나거나 그동안 가지고 있던 갱년기 증상이 좀 더 심해집니다. 폐경이 임박했을 때 나타나는 몇 가지 징후들 가운데 가장 큰 특징 5가지, 빅 파이브를 짚어보면 다음과 같습니다.

1. 열감과 안면홍조
2. 질 관련 질병
3. 수면장애
4. 우울증
5. 요실금

앞에서 보았다시피 이러한 빅 파이브 증상들은 폐경 이전부터 나타날 수 있습니다. 최종적 폐경으로 가는 길은 개개인에 따라 다르며 물 흐르듯 서서히 진행되어 다음 단계로 넘어갑니다. 이 폐경이행기에 관한 앞부분에서 소개했는데요, 이제 우리는 열감이 진정되었다고 해서 갱년기를 잘 '극복'했다고 위로하며 앞으로 더 나빠질 일을 없을 거라고 속단하는 것이 얼마나 잘못된 생각인지도 잘 알게 되었습니다. 증상이 사라졌다고 해도 몸이 예전처럼 충분한 호르몬을 만들어내고 있는 것은 아니기에 몸이 정상적으로 회복되었다고 볼 수 없다는 것입니다. 증상이 사라졌다는 것은 사실 몸의 호르몬 수용체들이 둔감해졌다는 의미로 보아야 할 때가 대부분입니다. 아무리 요란하게 신호를 보내도 응답이 없으니 안테나를 아예 먹통으로 만들어버린 것입니다.

호르몬 결핍으로 몸이 보내는 경고음 중에서 열감이나 홍조, 발한 같은 증상은 그나마 나은 축에 속합니다. 진짜 괴로운 문제들이 이제 슬슬 고개를 내밀기 시작합니다. 대부분 알게 모르게 시작되었다가 해가 지날수록 점점 더 뚜렷하게 느껴지는 증상들입니다. 여기서 알아야 할 점은 상당수의 질병이 처음에는 큰 증상 없이 진행되다가 증상이 나타났을 때에는 이미 심각해진 다음이라는 것입니다. 그러므로 아무 증상이 없을 때 미리 몸을 잘 관리하는 것이 아주 중요합니다. 올바른 양치질과 똑같아요. 예방이 최선입니다! 이번 장에서는 폐경 후에 일어날 수 있는 구체적인 예들을 설명하고 질병이 심각한 단계로 넘어가지 않게 하려면 무엇을 실천해야 하는지 살펴보겠습니다. 결국 우리가 바라는 것은 살아 있는 한 최대한 건강하고 행복하며 섹시한 사람이 되는 것이니까요.

알아두세요!

반드시 기억해두세요. 호르몬 결핍 상태는 건강에 굉장히 해롭습니다. 100퍼센트라고 할 수는 없어도 정말 많은 질병이 이 호르몬 결핍에서 시작됩니다.

아무도 말하지 않는 고통, 질위축증

악마의 가장 정교한 속임수는 세상으로 하여금 이 세상에 악마가 없다고 믿게 만드는 것입니다. 이로써 악마는 얼굴을 숨긴 채 온 세상에 불행의 씨를 뿌리고 다닐 수 있습니다. 미신에 따르면 악마는 주로 다람쥐의 탈을 쓰고 다닌다고 하지요. 여성의 성 건강을 망치는 악마가 있다면 제 생각에 그것은 질위축증입니다. 민간에서는 흔히 '질건조증'이라는 표현으로 더 많이 알려져 있는 질환입니다. 폐경 후 전체 여성의 최소 70퍼센트, 과장하면 거의 모든 여성이 갖고 있는 이 질환은 수십 년간 아무도 말하지 않는 침묵 속에 묻혀 있었습니다. 산부인과 학계와 의약업계조차 질위축증을 서러운 서자 취급해왔습니다. 약국에서도 이와 관련된 치료약을 찾아보기 힘들고, 그중 일부는 알 수 없는 이유로 진열대에서 사라져버리기까지 했습니다.

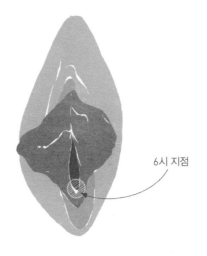

6시 지점

　거의 모든 폐경 후 질환이 그렇듯이 질위축증도 수개월 혹는 수년에 거쳐 슬금슬금 진행됩니다. 원인은 에스트로겐 결핍으로, 첫 신호는 질 입구 분비물의 농도가 옅어지는 현상입니다. 질 입구에는 호르몬 결핍에 가장 민감하게 반응하는 구역이 있습니다. 이는 위에서 아래를 내려다보았을 때 질 입구의 가장 아래 지점, 촉촉한 부위에서 마른 부위로 이어지는 경계 지점입니다. 이를 정면에서 다시 보면 6시 방향에 있는 지점에 해당합니다.

　질위축증은 왜 이 부위에서 가장 먼저 시작하는 것일까요? 이른바 6시 지점은 호르몬 반응 지점, 즉 호르몬 수용체가 가장 민감하게 밀집해서 모여 있는 부위입니다. 성행위 때에는 이 부근이 가장 민감한 느낌을 주고, 반대로 호르몬 결핍 시에는 가장 먼저 이상신호를 보내는 부위가 되는 것도 이 때문입니다. 실제로 산부인과 검진을 할 때 의사는 질의 점액상태를 일종의 '호르몬 계기판'으로 참고하며 몸 전체의 호르몬 균형 정도를 미루어 짐작하는 척도로도 사용합니다.

질위축증의 증상은 가려움, 따가움, 성교 시 통증 등입니다. 평소에도 건조함이 느껴지는 것은 물론 성교할 때 더욱 잘 나타납니다. 피부 상태를 들여다보면 '발그레한 핑크색'이 아니라 발레 슈즈의 색과 비슷한 창백한 분홍색 또는 반대로 진한 포도주색을 머금은 검붉은 분홍을 띱니다. 특히 이 6시 지점의 피부에는 아주 미세한 혈관들이 겉으로 나타나 있는 경우가 많은데 건강한 점막에서는 혈관들이 속에 숨어 있어 이렇게 표면에서 보이지 않습니다.

질위축증은 일단 상태가 진행되고 나면 시간이 지난다고 해서 다시 좋아지지 않습니다. 피부는 점점 얇아져 민감해지기만 합니다. 질은 탄력성을 잃어가고 예전처럼 잘 확장되지도 못합니다. 6시 지점에서 시작되는 질 입구 역시 유연함이 떨어져 성관계를 할 때마다 찢어질 위험에 처합니다. 그러다가 결국 위축을 시작해 남성의 삽입운동뿐 아니라 딜도(남자의 음경을 본따 만든 자위 기구-옮긴이)의 삽입도 상당히 힘들어질 정도가 됩니다. 이렇게 되면 산부인과적 검진조차 가장 작은 크기의 기구를 사용해야 겨우 가능할뿐더러 그조차도 아파서 애를 먹습니다. 수년 넘게 질을 사용하지 않은 여성의 질 입구는 종종 새끼손가락, 심하면 면봉이 겨우 들어갈 정도로 딱딱하게 좁아져 있음을 볼 수 있습니다.

또한 음경이 간신히 들어갈 수 있다고 해도 피부 표면이 화장지 한 장에 비견될 정도로 아주 얇아진 상태라 살짝 닿기만 해도 아픕니다. 심하면 소변볼 때도 아픔을 느낍니다. 몸에 붙는 청바지를 못 입게 되고 한자리에 오래 앉을 수도 없게 되어 음식점이나 영화관에 가려면 그야말로 큰 곤욕을 치를 각오를 해야 합니다. 너무 아파서 자전거도 타기 힘듭니다. 한편으로는 위축 과정의 진행으로 인해, 다른 한편으로는 질 내 산도의 변화로 인해 가려움증이 유발되는데 많은 여성들이 이를 진균성 감염으로 오해합니다. 그러나 질에 서식하는 곰팡이류는 에스트로겐 공급이 비교적 원활하게 되어 월경이 어느 정도 주기적으로 일어나는 질 내에만 서식합니다. 그러므로 어린 소녀와 폐경 이후의 여성들은 곰팡이에 의한 질염에 걸리지 않으며 혹시 걸린다고 해도 질 외부의 외음순 사이 또는 질과 항문 사이의 부위가 환부가 됩니다. 질 내 산도 변화 역시 에스트로겐 부족으로 인해 일어납니다. 산도가 나빠진다는 것은 알칼리도가 높아짐을 뜻하며 이렇게 변한 환경은 대장균 및 기타 병원균들에게 안락한 쉼터를 제공합니다. 왜 그럴까요?

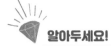

질 내 산도는 에스트로겐의 영향하에 생존하는 일명 '되더라인 박테리아Doderlein-Bacteria'에 의해 결정됩니다(국내에서는 '질유산균'으로 더 잘 알려져 있습니다-감수자). 에스트로겐이 풍부하면 이 박테리아균이 번성해 부산물로 젖산과 과산화수소를 만들어내 산도가 ph4~4.7 사이로 맞춰집니다. 산성 환경은 항문으로부터 옮겨오는 잡균이 과도하게 번식하지 못하도록 억제합니다. 그러나 되더라인 박테리아만 질에 서식할 수 있는 건 아닙니다. 몇몇 대장균류와 곰팡이, 여타 잡균들이 같이 서식하지만 문제를 일으키지 않습니다. 질 내 세균 환경이 건강하고 균형 잡혀 있으며 되더라인 박테리아가 우위를 점하고 있다면 여타의 다른 균들도 어울려 살 수 있습니다. 건강한 질이 배출하는 분비물은 밝은 흰색에서 연한 황색 사이의 빛깔을 띠며 특정한 냄새가 나거나 가렵지 않고 속옷에 심하게 묻어나지 않는 정도의 양입니다. 그러나 에스트로겐 결핍이 장기간 지속되어 되더라인 박테리아가 사라지면 그에 따라 산도가 떨어져 질 내 환경은 뒤죽박죽이 됩니다. 가려움증이나 따가움이 시작되며 분비물의 색도 짙은 황색 또는 녹색을 띤 황색으로 변합니다.

질위축증은 무시하거나 가볍게 넘어갈 만한 사소한 증상이 아니라는 것을 이제 우리는 알게 되었습니다. 이는 질 점막의 위축이 상당히 많이 진행되었다는 것을 의미하며 따라서 성적 기관으로서의 질의 역할도 점차 퇴색하고 있다는 뜻입니다. 여기서 시간이 더 지나면 여간해선 여성호르몬 결핍과 연관 짓기 힘든 요도 질환과 빈번한 방광염, 요실금이 더해집니다. 이들은 하나로 묶어 다음 장에서 설명하겠습니다.

여자라면 누구나 이런 증상을 조금씩 갖고 있을 거라고 생각하며 마치 갱년기의 열감을 참아내듯이 언젠가 좋아지겠지 하고 안일하게 생각하는 사람들이 많습니다. 외음부 크림 광고를 보면 단순히 질이 건조해서, 보습과 관리가 제대로 되지 않

더 알고 싶다면

성기 부위의 가려움증이 끈질기게 계속된다면 자가면역 질환인 경피성 태선Lichen sclerosus을 의심해볼 수 있습니다. 전체 여성의 9퍼센트가 일생 중 한 번은 경험하는, 드물지 않은 질환이기 때문에 알아둘 필요가 있습니다. 대부분의 경우 에스트로겐 결핍 시점에 증상이 확 번졌다가 시간이 지나면 다소 가라앉곤 합니다. 알수 없는 원인으로 인해 신체가 자신의 질과 외음부의 점막 및 피부를 공격하여 딱딱하게 만듭니다. 외음부가 백색으로 변하며 피부가 뭉쳐지는 것처럼 위축되며 참을 수 없을 정도의 심한 가려움증을 동반합니다. 이 증상으로 내원한 한 환자는 이 가려움증을 빗대 '마약을 들이마신 질 곰팡이가 미쳐 날뛴다면 바로 이런 모습일 것'이라고 호소하기도 했습니다. 소음순은 점점 쪼그라들어 대음순과 차이점이 없어집니다. 클리토리스도 피부와의 경계가 불분명해질 정도로 커지고 경화되는데 이를 '파묻힌 클리토리스'라고 부릅니다. 가려움증, 작열감 그리고 위축 때문에 결국 성교가 불가능하게 됩니다. 그러므로 조기진단이 매우 중요합니다! 혹시 이에 해당하는 증상이 있다는 판단이 든다면 조직검사를 통해 정확한 것을 알 수 있습니다.

아서 이런 증상이 나타나는 것처럼 선전하기 때문에 그런가 보다 하고 오해하기 십상입니다. 그러나 이런 제품들은 아무리 발라봐도 아무 소용이 없습니다. 성교 시 말 못할 통증도 그대로입니다.

여기서 꼭 짚고 넘어가고 싶은 것이 하나 있습니다. 그것은 50대 초중반 여성들도 파트너와의 섹스에 여전히 큰 관심을 느낀다는 사실입니다. 이를 강조하는 이유는 우리 병원에 오는 여성들이 말하기를 다른 병원에서는 모두 "이제 나이도 있으니 성생활은 슬슬 접을 때도 되지 않았느냐"고 되묻는다는 것입니다. "망가진 성생활을 되돌리려면 어떻게 해야 할까요?" 하고 질문하는 60세 여성에게 돌아오는 대답은 대부분 의사의 궁색한 미소뿐입니다. "50세가 넘었으면 구강성교는 하지 마세요. 아직도 20세인 줄 아세요?"라며 훈계 투의 말을 들었다는 여성에서부터 "나이가 60세인데 섹스가 웬말인가요?" 등의 말을 들었다는 여성에 이르기까지 열거하자면 오늘 밤을 다 새도 모자랄 지경입니다. 아프지 않으려면 섹스 전에 포도주 한두 잔을 꼭 마시라는 석기시대급 조언을 아직도 듣고 있는 여성이 온 세계를 통틀어 얼마나 많을지 감히 상상도 하기 싫습니다. 지금이야 고개를 절레절레하지만 불과 1990년대까지만 하더라도 이런 요령 같지도 않은 요령들이 마치 지혜로운 조언인 양 받아들여졌으며 오늘날까지도 종종 아무런 자각 없이 이런 잘못된 조언을 서로 주고받는 것이 현실입니다.

질위축증에 가장 효과적인 치료법

질위축증으로 매우 많은 여성이 고통을 받고 있다는 사실을 알게 되었으니 이제 어떻게 대처해야 할지 알아볼 차례입니다. 비뇨생식기의 건강과 더불어 앞으로의 충만한 성생활과 위생을 생각한다면 치료와 예방은 '나쁠 것이 없다'가 아니라 '꼭 해야만 한다'로 인식이 바뀌어야 합니다.

가장 중요하고도 좋은 치료법은 주기적으로 질 입구에 호르몬 연고를 발라주는 것입니다. 이 호르몬 연고는 에스트리올, 즉 농도를 아주 순하게 만든 에스트로겐으로 만들어졌으며 점막에만 작용할 뿐 몸의 다른 부분에는 영향을 미치지 않습니다. 에스트리올은 질에 다시 생기를 부여해 적당한 수분과 탄력, 저항력을 회복할 수 있도록 도와줍니다. 질은 적당한 산도를 되찾고 박테리아 균형도 점차 건강함을 되찾을 것입니다. 소음순 피부는 다시 부드러워져 작열감이 사라집니다. 성교 시 통증이 아주 없어지지는 않겠지만 확실히 체감할 수 있을 만큼 진정됩니다(이에 관해서는 '결코 끝나지 않은, 폐경 이후의 성생활' 편에서 다시 다루겠습니다). 에스트로겐 연고는 이미 다른 형태로 에스트로겐을 복용하고 있거나 젤 형태로 피부에 도포하고 있는 사람도 사용할 수 있다는 장점이 있습니다. 몸 전체의 호르몬 균형을 정상화시키는 치료법을 받고 있다고 해도 질을 둘러싼 점막과 피부는 워낙 민감하기 때문에 추가적 요법이 필요할 때가 많습니다. 에스트리올 계열 연고는 과거 유방암처럼 호르몬과 관련된 병력이 있는 여성에게도 무리 없이 처방할 수 있다는 쪽으로 학계의 의견이 모아지고 있는 추세입니다. 실제로 호르몬 연고를 통해 몸에 흡수되는 에스트리올은 극소량입니다! 이는 체지방에서 만들어지는 에스트로겐이나 육류 섭취를 통해 외부에서 들어오는 에스트로겐의 양 보다도 적습니다.

또 하나 생각해볼 수 있는 치료법으로는 CO_2 레이저 시술이 있습니다. 미국에서 개발된 이 시술은 통증이 미미하며, 레이저를 통해 질 표면의 점막세포에 자극을 주어 세포재생을 촉발시키고 수분을 되찾게 하는 원리입니다. 점막이 회복되기 시작되면서 혈행이 원활해지기 시작합니다. 시술방법은 질 안에 탐촉자와 같은 기구를 삽입한 후 전체적으로 레이저를 쏘는 것이며 질 입구는 별도로 시술합니다.

총 4주에서 6주에 걸쳐 세 번의 시술을 진행합니다. 첫 번째 시술 후 바로 효과를 느낄 수 있습니다. 우리 병원에서도 2016년부터 시행하고 있는 시술인데 결과가 정말로 좋습니다. CO_2 레

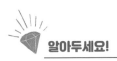

1장의 내용을 정리하자면 다음과 같습니다. 에스트로겐이란 에스트리올, 에스트라디올, 에스트론이라는 세 종류의 호르몬을 포괄하는 상위 개념입니다. 에스트리올은 질 건강과 튼튼한 요도에 가장 중요한 호르몬이고 몸 전체에 영향을 더 많이 주는 호르몬은 에스트라디올과 에스트론입니다(상세 설명은 조금 뒤에 하겠습니다).

에스트리올은 가장 약한 에스트로겐으로, 여성호르몬 결핍에 시달리는 사람이라면 과거 유방암 경력이 있는 사람을 포함해 누구에게나 적용할 수 있으며 더 나아가 필요하다고 판단되면 적용을 주저하지 말아야 합니다!

에스트리올 치료는 이미 경구 호르몬제 처방을 받고 있는 사람들도 추가적으로 받을 수 있습니다. 경구 호르몬제 만으로는 국소 부위인 질까지 도달하는 양이 충분하지 않을 때가 많기 때문입니다.

이저 요법에 관한 최초의 대규모 연구에 따르면 에스트리올 연고와 CO_2 레이저 요법 둘 다 효과가 있는데 이 2가지를 병행할 때 특히 놀랄 만한 성공률을 보인다고 합니다.

저는 질위축증 때문에 내원하는 환자를 만나면 우선적으로 에스트리올 연고 사용을 신신당부합니다. 아무리 귀찮고 바쁘더라도 3주 동안 하루도 거르지 말고 매일 저녁 연고를 바르는 것입니다. 필요한 에스트리올 수치가 채워지면 약해져 있었던 피부세포는 회복을 시작합니다. 이렇게 3주를 실시한 후에 더 필요하다고 생각되면 일주일에 서너 번 바르는 것만으로 충분합니다. 약국에서 판매하는 에스트리올 연고에는 대부분 쓸데 없는 플라스틱 애플리케이터가 끼워져 있는데 전혀 쓸모가 없 기 때문에 버리는 것이 낫습니다. 에스트로겐 수용체가 질 입 구에 집중적으로 모여 있다는 사실을 환기해본다면 대부분 질 입구나 입구 가까운 부위가 주요 환부이기 때문에 기구를 사 용해서 에스트로겐 연고를 질 깊숙한 곳에 바를 일은 거의 없 습니다. 질의 깊은 안쪽에서까지 호르몬 결핍증상이 나타나려 면 최소 몇 년 이상 에스트로겐 결핍이 진행되었어야 하는데 이럴 경우에는 에스트로겐 연고보다는 질정이 더 효과적입니 다(현재 국내에서는 에스트리올 연고는 시판되지 않고 질정만 판매되고 있습니다. 질정은 질 내부에 삽입하기 때문에 애플리케이터를 필요로 하 기도, 필요로 하지 않기도 합니다-감수자). 게다가 애플리케이터는 사용하기 번거롭고 부담스럽습니다. 매일 규칙적으로 사용하 는 것이 성공의 관건인데 매번 사용 후 깨끗이 닦아야 한다면 아무래도 귀찮아서 중도에 포기할 가능성이 높아지지 않을까 요? 애플리케이터도 결국 하나의 기구인지라 자칫 치질연고를 연상시킬 수 있고 자연스레 질병이나 고령질환 같은 부정적인 이미지를 떠올리게 할 수도 있어 득보다는 실이 훨씬 큽니다. 그래서 저는 매일 저녁 연고를 포도알 만큼의 양을 짜서 손가 락에 올려놓은 다음 요도, 질, 항문 입구와 소음순에 꼼꼼히 바 르는 것을 권합니다. 혹시 양이 남는다면 클리토리스와 대음순에 나머지를 발라주어도 아주 좋습니다(환자 중에 주름 예방 차원에서 이 연고를 눈 밑에 바르는 사람도 있는데 그래서 그런지 그런 환자들의 눈 아래 부위는 훨씬 밝아 보입니다. 하지만 과학적 근거를 바탕으로 일해야 하는 의사로서 이 방법을 권장하지는 못합니다. 주름 완화 효능으로 의약품 승인을 받은 게 아니며 그 목적으로 처방할 수 없지만 비공식적으로 우리끼리 하는 말이니 그냥 그런 효과가 있을 수도 있겠구나 하고 참고하면 좋겠습니다).

에스트리올 연고를 저녁에 바르라고 하는 이유는 밤사이 효력을 나타나기 때문입니다. 바른 후 섹스를 할 수는 있지만 윤활제 역할을 하는 것은 아니므로 사전에 젖은 수건으로 닦아내는 것이 좋습니다. 본인 때문에 상대 남성에게 여성호르몬이 묻어가 장기적으로 그에게 좋지 않은 영향을 주는 것이 아닌가 염려하는 여성도 있을 수 있습니다. 하지만 걱정하지 않아도 됩니다. 질에 남아 있는 에스트리올의 양은 예를 들어 구강성교 시 상대방에게 흡수될 것을 걱정할 필요가 없을 정도로 미미합니다.

간혹 심각한 호르몬 결핍으로 질 표면이 너무나 황폐화된 나머지 작열감 때문에 그 어떤 연고나 크림도 바를 수가 없는 경우도 봅니다. 이럴 때는 우선 CO_2 레이저로 망가진 점막을 회복시킨 다음에 에스트리올 연고로 꾸준히 치료합니다. 현재 독일의 의무 건강보험은 CO_2 레이저 비용을 부담하지 않아 전액 자기부담인데 회당 400유로(약 54만 원)를 웃도는 비용이라 만만치 않습니다. 그러므로 비용적 측면에서도 적절한 시기에 에스트리올 연고로 치료를 시작하는 것이 옳습니다. 의사의 처방이 있는 한 에스트리올 연고를 비롯한 모든 생체동등호르몬 제제는 건강보험에서 비용을 전액 부담합니다.

제가 환자들께 항상 강조하는 것은 적절한 치료시기를 놓치지 말고 에스트리올 연고를 사용하라는 것입니다. 아예 증상이 느껴지기 전에 시작하는 것이 가장 좋습니다! 저는 산부인과 진찰 시 여성의 몸에서 에스트로겐 부족 현상이 시작되었는지를 육안으로 관찰할 수 있는데 미미한 변화라도 보일 때는 환자에게 주저 없이 에스트리올 연고의 사용을 저녁 일과 속에 규칙적으로 포함시키기를 권합니다. 이럴 때는 예방을 강조하는 치과의사가 된 것 같은 사명감을 느낍니다. 환자가 느끼기 전에 잘못된 곳을 발견하고 이러한 문제점이 있다고 이야기해준 후 질 건강을 회복하고 유지하려면 어떻게 해야 하는지 알려주는 것입니다. 너무 당연한 것 같지만 독일 병원에서 예방적 차원에서 환자들을 계몽하는 일은 아주 예외적인 일이라고 할 수 있을 정도로 지금까지도 거의 이루어지지 않고 있습니다. 질위축증이 시작된 증후가 보이는데도 대부분의 산부인과에서는 질위축증이 무엇인지, 그리고 적절한 치료시기와 예방을 위한 행동지침에는 어떤 것들이 있는지 설명해주지 않습니다. 대신 1950년대의 치과와 비슷한 풍경만이 아직도 진료실을 지배할 뿐입니다. 그때는 어땠을까요? 당시 '이가 아프지 않는데 그냥, 혹시 이상이 있을지 모르니까' 치과에 가는 사람은 아무도 없었습니다. 이가 아파서 견딜 수 없을 정도가 되어야 겨우 치과를 찾았습니다. 하지만 요즘은 예방 차원에서 치과를 찾습니다. 산부인과 역시 그러해야 합니다. 산부인과를 어떻게 하면 효율적으로 활용할 수 있는지는 3부에서 상세히 알아봅니다.

핵심 요약

- 에스트로겐 결핍은 질 상피세포가 얇아지고 약해지는 주원인입니다.
- 시간이 지날수록 증상은 악화되고 성교통, 작열감, 분비물, 가려움증이 나타납니다.
- 방치하면 질이 수축되고 성교 시 질 표면이 찢어질 수 있습니다.
- 여성의 70~80퍼센트에서 언젠가 한 번은 질위축증이 나타나는 것으로 추측됩니다!
- 산부인과 전문의는 질위축증으로 인한 변화를 당사자가 느끼기 전에 발견할 수 있습니다.
- 에스트리올 연고를 통한 장기적이고 꾸준한 치료로 예방과 치료가 가능합니다. 이에 반해 일반적인 외음부용 수분연고는 도움이 되지 않습니다.

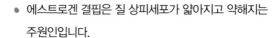

요실금의 2가지 원인

기침, 웃음, 재채기, 운동, 성교 등의 활동을 하던 중 소변이 새는 현상은 정말 흔합니다. 폐경 이후 여성의 50퍼센트 가까이가 요실금을 호소합니다.[1]

재채기나 점프 등 물리적 압박이 직접적으로 방광에 작용하는 이러한 종류의 요실금을 '복압성 요실금' 또는 '스트레스성 요실금'이라고 부릅니다. 그에 비해 '절박성 요실금'은 일단 소변이 마렵다고 느끼면 즉시 해결해야 하며 그러지 못하면 그냥 소변이 나올 수도 있습니다. 심한 방광염에 걸렸을 때도 비슷한 증상이 나타납니다. 요실금이 오래 방치되면 이 두 종류의 증상이 함께 나타날 수 있는데 이렇게 되면 치료가 매우 까다로워집니다.

폐경 후 문제가 되는 증상들 가운데 가장 빨리 나타나는 것

은 복압성 요실금입니다.[2]

복압성 요실금을 이해하려면 소변을 새게 만드는 2가지 원인이 무엇인지 알아야 합니다. 바로 골반기저근의 약화 그리고 호르몬 이상으로 인한 요도괄약근의 기능저하입니다. 사람에 따라 2가지 원인이 동시에 작용할 수도 있고 하나의 원인 때문일 수도 있습니다.

우선 가장 흔한 원인, 즉 골반저부 다시 말해 골반기저근이 약화되어 나타나는 경우의 진행과정을 살펴보겠습니다. 골반기저근은 이름에서 알 수 있듯이 골반의 밑바닥에 위치한 근육들이 결합되어 있는 조직입니다. 방광은 근육층 위에 위치하고 요도는 질 입구 위와 클리토리스 아래 사이의 지점에서 소변을 배출할 수 있도록 이 근육을 가로지르며 나 있습니다.

소변이 나오는 것을 참거나 월경혈을 가득 흡수해 무거워진 탐폰 등을 잡아두는 데에(서서 일하는 직종이나 화장실에 수시로 다녀오기 힘든 직종에 종사하는 사람들은 이것이 얼마나 힘든지 잘 알 것입니다) 쓰이는 근육이 케겔근육이라고도 지칭되는 바로 이 근육들입니다. 방광이 비어 있을 때는 피라미드 모양이지만 꽉 차면 푹 익은 무화과를 옆으로 뉘어놓은 것처럼 한쪽은 비교적 납작하고 다른 한쪽은 불룩한 형태를 띱니다.

출산 등으로 골반기저근이 손상을 입거나 무리하게 늘어나면 방광이 아래로 처지며 질 내로 내려오게 됩니다. 오랫동안

더 알고 싶다면

요실금의 정도는 아래와 같이 3단계로 나뉩니다.

1단계: 기침, 재채기, 웃음, 물건 들어올리기 등을 할 때 소량의 소변을 찔끔 흘립니다.
2단계: 앉았다 일어설 때나 걸을 때 소변이 나옵니다.
3단계: 누워 있어도 소변이 흐릅니다.

1단계일 때 치료를 시작해야 합니다!

사용한 캠핑 의자의 엉덩이 부분이 아래로 축 늘어진 모양을 상상하면 쉬울 것입니다. 골반기저근의 극심한 약화로 인해 생긴 이 질환을 '방광류(방광탈출)'라고 부릅니다. 원래 튼튼한 방광에 딸린 요도는 주변 근육이 튼튼하게 받쳐주어 정상적인 각도를 이룹니다. 소변을 참거나 반대로 필요에 따라 의식적으로 배출하는 행위는 방광 주변 근육과 요도괄약근, 신경의 섬세한 조화가 이루어졌을 때 가능합니다. 이것을 방해하는 요소가 없을 때 요도는 새지 않습니다. 그렇지만 골반기저근과 요도괄약근이 여러 가지 요인들로 인해 손상되면 요도는 안정성과 정상적 각도를 잃습니다. 다시 말해 배에 힘을 줄 때 아래로 처지면서 원래의 각도에서 이탈하는 것입니다. 그렇게 되면 전체 배뇨 시스템이 달라져 정상적인 작동이 어려워집니다. 주변에 자신을 받쳐줄 지지근육이 없는 곳으로 밀려난 요도는 제대로 닫히지 않습니다.

골반기저근의 약화와 배뇨조절기관의 손상은 왜 일어나는 것일까요? 대표적인 예로는 출산이 있습니다. 태아의 무게와 함께 분만 시 계속적으로 가해진 복압, 진공분만흡입기 등 보조기구의 사용 등이 골반기저근에 부담을 주고 과신전(정상적인 범위를 넘어선 펼쳐짐-옮긴이)을 유발할 수 있습니다. 근육 간 결합조직이 원래 약한 편인 경우에도 태아가 비교적 작고 분만과정이 쉽게 끝났다고 하더라도 이후 요실금이 나타날 수 있습니다. 또한 제왕절개에 의해 출산한 임신부도 훗날 얼마든지 요실금을 겪을 수 있습니다! 임신 중 체중이 얼마나 증가했는지 그리고 결합조직의 약화가 어느 정도로 요실금에 영향을 주는지는 개인별로 모두 다릅니다.

좀 더 높은 연령대로 가면 비만이 골반기저근 약화와 요실금을 부르기도 합니다. 장기간 무거운 짐을 들어야 하는 직종에 종사하는 것도 요실금을 불러일으키거나 악화시키는 하나의 원인이 됩니다. 그래서 저는 방광류를 종종 '일하는 여자의 병'이라 부르곤 합니다. 무거운 것을 혼자 이고 지고 끌면서 누구한테 도와달라는 말도 하지 못했던 여자의 병이 바로 방광류인 것입니다.

골반기저근 약화의 원인으로 꼽히는 것은 에스트로겐 결핍이 있습니다. 콜라겐 합성에 에스트로겐이 깊숙이 관여하므로

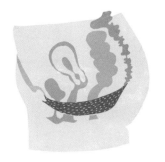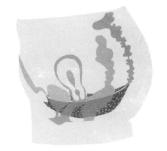

피부조직이나 결합조직 등 콜라겐이 중요한 역할을 하는 모든 조직의 결합력에 에스트로겐을 빼놓을 수 없습니다. 모든 근육은 결합조직에 둘러싸여 있고 이로 인해 상당 부분 지지되고 받쳐지므로 골반기저근 또한 장기적인 에스트로겐 결핍이 지속되면 탄력을 잃을 수밖에 없습니다.

그런데 골반기저근이 아무리 탄탄해도 요도에 공급되는 에스트로겐 부족이 요실금으로 이어질 수 있다는 사실은 잘 알려져 있지 않습니다. 질 하부와 요도에 아주 많은 호르몬 수용체, 즉 에스트로겐 수용체가 몰려 있다는 사실을 알면 이해가 갈 것입니다. 방광벽에도 역시 다수의 에스트로겐 수용체가 포진해 있습니다. 호르몬 수치가 저하되면 이들 조직도 약화되고 따라서 소변이 새는 현상이 일어날 수 있습니다.

요도를 둘러싸고 있는 둥그런 모양의 근육조직 덕분에 요도는 매일 하루 24시간 동안 단단히 닫혀 있다가 소변을 배출하고자 할 때에만 이완할 수 있습니다. 그런데 호르몬 결핍으로 몸의 다른 기관들이 작동에 장애를 겪는 것과 마찬가지로 요도도 둔해지고 느슨해지는 것입니다. 이런 현상이 오랜 기간 지속되다 보면 요도는 기침이나 재채기, 무거운 짐의 운반처럼 복강 내의 압력이 높아지는 상황을 더 이상 견디지 못하고 방광에 고여 있던 소변을 흘려보내 속옷을 적시게 됩니다.

요실금의 또 다른 형태로는 절박성 요실금이 있습니다. 이때 방광은 스타워즈에 나오는 쉬브 팰퍼틴처럼 폭군으로 변합니다. 방광이 조금이라도 차면 단 1초도 참거나 봐주지 않고 이렇게 명령합니다. "즉시 화장실로 이동해! 셋을 세겠다. 셋, 둘, 하나!" 속옷은 금세 소변으로 적셔집니다.

알아두세요!

스트레스성 요실금, 즉 배에 힘이 들어가는 행동을 하면 오줌이 새어 나오는 현상은 골반기저근의 약화 때문일 수도 있지만 질의 호르몬 결핍이 원인이 되는 경우도 이에 못지않게 많습니다! 질도 그렇지만 요도 역시 기능을 충실히 해내기 위해서는 에스트로겐의 공급을 원활하게 받아야 하기 때문입니다. 단순히 근육조직의 약화보다는 호르몬 저하에 의한 요도 괄약근의 약화가 요실금의 주요 원인이 될 때가 많다는 것을 기억해두기 바랍니다!

이 증상을 가진 여성들은 일상생활이 매우 피곤해집니다. 어딜 가든지 화장실 위치부터 알아보고 물을 마실 때도 극도로 조심합니다. 쇼핑을 가거나 산책을 나가는 등 집 밖에서 머물 일이 있을 때 특히 신경이 예민해집니다. 온종일 야외에 있거나 여행을 가려면 문제가 더욱 커집니다. 화장실을 찾기 힘든 곳도 많으니까요. 이처럼 절박성 요실금은 사회생활을 단절시키기 때문에 당사자에게 어마어마하게 큰 고민으로 다가옵니다.

지난 수년간 의학의 발전으로 절박성 요실금에 대해 많은 것이 알려졌습니다. 그동안 방광이 왜 제멋대로 소변 배출을 결정하는지 그 이유를 정확히 알지 못했습니다. 그래서 신경 전달 과정의 이상이나 방광 근육의 과도한 활성화를 원인으로 꼽았는데, 근래에 밝혀진 바로는 요로상피라 불리는 방광 내벽이 단순히 보통의 세포층이 아닌 뉴런과 연결되어 있는, 일종의 그물망을 형성하고 있기 때문임을 알게 되었습니다.[3, 4]

요로상피는 똑똑한 조직입니다! 물리적인 자극('알림! 방광이 가득 찼음!')이나 화학적 촉발 및 경고 신호('잡균이 침범했음!')가 생길 때 방광의 신경체계와 소통하여 배뇨근의 수축을 유발합니다. 의학의 역사에서 소변은 매우 오랜 기간 무균성, 즉 박테리아가 거의 없다시피 한 액체로 취급되어 왔습니다. 그러다가 새로운 유전자 염기서열 분석을 통해 통상적 소변검사에서 검출되지 못하는 생명체의 존재를 알아내게 되었습니다. 만화

〈스폰지밥〉에 나오는 플랑크톤과 비슷한 모습을 가진 각종 박테리아가 방광 내에서 모여 살 수 있는 환경이 가능하며[5] 병원균 감염이나 방광의 자극이 있을 때 이 미생물 군락이 독자적 행동을 하는 집단으로 발전할 수 있다는 것이 밝혀졌습니다.[6, 7]

만성염증이 있거나 방광으로 미생물이 침입해 요로상피가 오랫동안 지속적으로 자극되면 절박성 요실금으로 발전할 수 있습니다.

지금까지 알려진 바에 따르면 방광의 미생물 환경은 질의 미생물 환경으로부터 영향을 받는다고 합니다. 이로운 미생물인 바실러스 균이 수적으로 월등하지 못해 질 내에서 기를 펴지 못하면 방광에도 영향이 가는 것입니다. 바실러스 균은 자연스러운 생태환경에서는 방광에서도 서식하는 것으로 알려

더 알고 싶다면

과민성방광 증후군OBD, Overactive Bladder Syndrom(최근에는 '과민성방광OAB, Overactive Bladder'이라는 의학용어를 더 흔히 사용합니다-감수자)으로 고통받는 여성의 수는 결코 적지 않습니다. 하루에 최대 일곱 번까지의 소변은 정상으로 간주합니다. 그러나 OBD 환자들은 한 시간에 한 번, 심하게는 몇 번씩 화장실에 들락거립니다. OBD는 요실금을 동반할 수도 있고 그렇지 않을 수도 있습니다. 요로상피세포의 과도한 활성화가 OBD의 원인이라고 알려져 있습니다.

져 있습니다.[8] 이제 우리는 에스트로겐이 원활하게 공급되면 질의 미생물 환경도 건강하다는 것을 알게 되었습니다. 앞으로 의학적 연구가 진척되면 절박성 요실금에 결정적 역할을 하는 것으로 추측되는 방광 미생물에 대한 것도 더 많이 밝혀지리라고 봅니다.[9]

많은 여성들이 복압성 요실금으로 시작해 수년이 경과하면 절박성 요실금도 더불어 겪게 되는데 이렇게 2가지 이상의 원인이 혼합된 요실금을 '복합성 요실금'이라고 합니다. 다른 질병들과 마찬가지로 증상이 이 단계까지 발전하면 치료에 다각적인 노력과 수고가 듭니다.

요실금의 가장 큰 문제는 다름 아닌 요실금 환자라는 딱지, 그리고 당사자의 수치심입니다. 주변 사람들에게 하소연해봤

알아두세요!

자리에서 일어나거나 허리를 굽힐 때 소변이 새어나오는 증상의, 또다른 요실금이 있습니다. 그런가 하면 야간이나 성교 때만 소변이 흐르는 증상을 보이는 사람도 있습니다. 많은 연구에서도 이것과 여성의 사정 사이에 명확한 경계를 긋지 못하고 있습니다. 많은 여성들이 중년에 이르러서 생애 첫 여성 사정을 경험하며 이를 소변으로 착각하곤 합니다. 정말 소변이 맞을까요? 일괄적으로 말할 수는 없지만 한 가지는 확실합니다. 좋은 섹스는 흔적을 남긴다는 것!

자 어차피 뾰족한 치료법이 없다는 생각에 대부분의 환자들은 이를 혼자만의 비밀로 묻어둡니다. 늙었으니까 요실금은 어쩌면 당연한 거라고 체념합니다. 그렇지만 찾아보면 요실금에 대응할 수 있는 방법은 얼마든지 있습니다!

원인이 무엇인가에 따라 치료법은 달라집니다. 근육을 강화하는 훈련은 골반기저근 약화가 유일한 원인인 경우에만 진정한 해결책이 됩니다. 여러 환자들을 만나면서 많은 이들이 큰 착각에 빠져 있다는 것을 알게 되었습니다. 자신도 모르게 소변이 새어나왔을 때 무조건 출산 후 케겔운동을 게을리 해서 그렇게 되었다고 자신을 자책한다는 것입니다. 하여간 여자는 자책하는 데는 일등입니다! 일반적인 산부인과 전문의들이 모두 다양한 요실금 장애에 대해 정통한 건 아니라는 것을 우리 환자들은 염두에 두어야 할 것 같습니다. 전문의 교육과정에서 요실금에 대해 배우는 건 사실이지만 제대로 된 치료법을 제시하기 위해서는 지금보다 더 강화된 교육과 연구 작업이 이루어져야 합니다. 피부관리사가 영구문신을 자유자재로 시술하려면 수박 겉 핥기처럼 배워선 안 되는 것처럼 말입니다.

그래서 요실금 문제에 적극적으로 대처하고 싶다면 비뇨부인과 전문의나 비뇨기과 전문의를 찾아가길 권합니다. 이들은 소변 문제에 관한 한 프로페셔널한 사람들이며 문제의 근본적 원인을 찾아 올바른 진단을 내리고 적절한 약물이나 골반기저근 운동과 같은 치료를 처방합니다. 여기서 하나 더, 물리치료사를 선택할 수 있을 경우 이왕이면 골반기저근을 잘 아는 사람에게 가기 바랍니다. 물리치료사를 잘 만나면 골반기저근의 회복과정을 잘 지도받을 수 있습니다. 영어권에서는 'Pelvic Floor Specialist'라 부르는데 이들은 물리치료사 중에서도 특히 골반근과 관련된 심화된 지식을 가지고 있습니다. 골반을 둘러싼 장기와 근육의 상호작용에 대한 풍부한 이해는 독일 산모들이 흔히 접하는 골반회복운동과는 차원이 다릅니다. 요즘에는 온라인 강좌도 많으니 인터넷 검색을 해보는 것도 나쁘지 않습니다(국내에는 특별히 골반기저근에 특화된 물리치료사가 없습니다. 다만 국내 산부인과 의사들 중 비뇨부인과를 하위 전공한 비뇨부인과의사urogynecologist가 골반근 및 비뇨기 증상에 대한 질환을 다루고 있습니다-감수자).

비뇨부인과나 비뇨기과에서 제시하는 치료법은 세분화되어 있습니다. 예를 들어 에스트리올 부족으로 생긴 요실금이라면 에스트리올 연고를 꾸준히 발라주는 것이 정말 좋습니다. 일반적으로 질위축증이 생기고 나서 수년 후에 요실금이 나타나기 때문에 에스트리올 연고는 일석이조인 셈입니다. 늦기 전에 담당 산부인과 의사와 의논하여 처방을 받기 바랍니다.

복압성 요실금의 치료법으로 수술도 생각해볼 수 있습니다. 요도 주변을 묶는 처치법이 그 예입니다. 이를 본인에게 적용할 수 있는지는 앞서 말한 바와 같이 비뇨부인과 전문의와 상담하면 됩니다. 그러나 늘어진 골반기저근을 단단하게 만드는 것을 목표로 하는 수술은 신중하게 선택하는 것이 좋습니다. 왜냐하면 이는 방광이나 직장의 탈출을 제거하기 위해 주로 시행되는 것이지 요실금 수술이 아니기 때문입니다!

독일에서 아직 잘 알려지지 않은 수술로는 BTL 엠셀라 수술이라는 것이 있습니다. 환자를 의자에 앉힌 후 EMS Electro-Myo-Stimulation(전기근육자극. 요즘은 EMS 트레이닝센터를 심심치 않게 볼 수 있습니다) 주파를 쏘는 치료법입니다. 전자기를 이용해 근육 수축작용을 일으켜 혼자 힘으로는 도달할 수 없을 정도의 횟수, 즉 최대 분당 1만 1,000회의 수축운동을 가능하게 해줍니다. 마블 영화의 제시카 존스는 명함을 내밀지 못할 정도의 파워입니다.

한편 스스로 노력해서 요실금이 좋아졌다는 느낌을 받고 싶다면 케겔추를 사용해보는 것도 하나의 방법입니다. 케겔추란 질 안으로 집어넣는 표면이 아주 매끈하고 어느 정도 무게가 있는 원추 모양의 기구를 의미합니다. 추가 미끄러져 나오지 않게 하려면 아랫배에 힘을 주어야 하며 익숙해지면 그보다 조금 더 무거운 추를 사용합니다. 시중에서 손쉽게 구매할 수 있고 골반기저근에서 느껴지는 추의 무게나 미끄러짐 정도를 통해 실제로 근육이 튼튼해지는지의 여부를 본인이 즉시 알 수 있다는 점에서 상당한 장점이 있습니다. 덧붙여 제 개인

잘못된 믿음 날리기

러브볼은 요실금과 골반기저근 쇠약을 개선하는 데 아무런 도움을 주지 않습니다. 사용하지 않는 것이 좋습니다!

적인 생각을 보태자면, 케겔추와는 반대로 쓸모없다고 생각하는 것이 이른바 '러브볼'이라고도 불리는 동그란 공 모양의 추입니다. 이것 역시 질 안으로 삽입하는 골프공 크기의 기구인데 공 모양의 생김새 때문에 어차피 질이 감싸게 되어 굳이 힘을 주지 않아도 잘 빠지지 않습니다. 따라서 이 러브볼을 통해 골반기저근이 단련될 리 없습니다.

체중이 많이 나가는 사람이라면 살을 빼는 것이 증상 개선에 틀림없이 도움이 됩니다. 연구에 의하면 체중의 3~5퍼센트를 감량했을 때 복압성 요실금이 최대 50퍼센트까지 개선되었다고 합니다.[10]

절박성 요실금에는 에스트리올 치료법이 효과적일 수 있으나 치료법이 이것 하나만 있는 것은 아닙니다. 과민성 방광을 진정시키기 위해 필요할 경우 약을 복용하거나 방광에 서식하는 잡균을 없애는 치료법이 병행되기도 합니다. 보톡스 시술이 시행되기도 합니다. 보톡스는 미용적 측면을 넘어 비뇨부인과에서도 당당히 치료 방법의 하나로 자리 잡았으며 그 효과를 인정받고 있습니다. 보툴리눔 독소보다 효과적이면서 동시에 부작용이 없는 것은 찾아보기 힘듭니다. '신경독'이라는 말이 주는 무시무시한 이미지에 호도되지 않고 의학기술의 눈부신 발전을 열린 마음으로 받아들이는 사람은 분명 혜택을 얻을 수 있을 것입니다.

복합성 요실금의 치료는 여러 단계로 이루어지며 환자 각자에 맞게 개별적으로 진행됩니다. 횟수와 양을 소변일기에 기록하며 물을 언제 얼마나 마셨는지도 꼼꼼하게 적습니다. 아니면 완전히 다른 측면으로 접근할 수도 있는데, 체중을 조절하거나 골반기저근의 느낌을 습득하고 근육을 올바르게 쓰는 방법을 새로 배우는 방법도 있습니다. 요약하자면 절박성 요실금과 복합성 요실금은 복합적인 측면을 고려해 치료해야 합니다. 비뇨부인과나 비뇨기과, 물리치료를 병행해도 좋습니다.

어떤 치료가 필요하든 요실금의 고삐를 잡기 위해서는 목표의식을 가지고 무조건 꾸준히 계속해야 합니다! 많은 여성들이 흔히 치료 도중에 이미 마음속으로 포기하고 요실금을 피치 못할 운명이라고 여기며 성인용 기저귀 소비자로서의 삶을 받아들입니다. 하지만 분명히 말하고 싶습니다. 절대로 그러면 안 됩니다! 당신의 건강처럼 소중한 것은 없습니다. 그러니 마지막 순간이 올 때까지 한 치도 굽히지 말고 세상의 모든 가능성을 다 시도해보길 바랍니다. 요실금이 있는 많은 여성들이 스스로 늙었다고 느낍니다. 실제로 요실금은 치매와 더불어 노년기에 요양병원에 들어가게 되는 주요한 이유입니다. 요양병원은 요실금을 제때 치료할 형편이 되지 못했거나 아무에게도 말하지 못한 채 외부에 도움의 손길을 한 번도 요구하지 않은 나이 든 여성들로 가득합니다. 하지만 당신은 오늘을 사는, 알 만큼 아는 현대 여성입니다. 그러니까 예방합시다. 우리 인생 후반기는 분명 멋진 일들로 가득할 텐데 요실금으로 세월을 속절없이 잃어버릴 수는 없지 않나요! 모든 것을 다 떠나서 성인용 기저귀보다 예쁜 속옷을 입은 모습이 더 보기 좋다는 것은 말할 필요도 없으니까요!

핵심 요약

- 폐경 이후 여성의 약 절반이 호르몬 부족으로 인한 복압성 요실금을 갖고 있는 것으로 추정됩니다. 복압성 요실금이란 기침이나 웃음, 재채기로 배에 힘이 들어갈 때 소변이 흐르는 증상을 뜻합니다.
- 골반기저근의 약화가 요인 중 하나입니다.
- 절박성 요실금은 복압성 요실금과는 다릅니다. 절박성 요실금은 요의를 느끼고 나서 화장실을 채 찾기도 전에 소변이 나와버리는 증상입니다. 이는 박테리아에 의한 만성적 과민성방광이 주요 원인인 경우가 많습니다.
- 복압성 요실금과 절박성 요실금이 혼합된 형태를 복합성 요실금이라고 합니다.
- 어떤 형태의 요실금이든 참거나 받아들일 일이 아닙니다. 가능한 한 초기에 대응하는 것이 중요합니다!

결코 끝나지 않은, 폐경 이후의 성생활

몇몇 사람들이 전혀 믿고 있지 않은 주제에 대해 이야기해볼 차례가 왔습니다. 바로 노년의 성생활입니다. 우리 사회에서 섹스란 젊고 건강한 사람들의 전유물로 여겨지는 것 같습니다. 병원을 찾아오는 10대 여성들은 우리 늙은이(?)들도 섹스를 좋아한다는 사실에 충격을 받곤 하지요. 마치 50세가 넘고 흰머리가 솟아나면 섹스도 뚝 그치는 것처럼 생각들을 합니다. 하지만 과연 그들은 알고 있을까요? 80년대에 카섹스를 창시하고 학생파티 후 둘씩 짝을 지어 어디론가 사라지던 사람들이 바로 우리 세대라는 사실을 말이지요. 젊은 피는 사라지지 않았습니다. 세월과 함께 농익으며 더욱 완벽해졌습니다. 이 소중한 것을 이제 와서 굳이 버릴 필요는 없으니까요.

월경에 최종 마침표를 찍고 이제 더 이상 생리대를 살 필요가 없어져버린 날, 당신을 기다리는 건 무엇일까요? 성욕이 널을 뛰듯 오르락내리락한다더라, 아예 잠자리 생각 자체가 없어져버린다더라, 아니 반대로 불같이 타오른다더라, 남자는 발기부전이 되거나 혹은 전혀 성관계를 갖지 않는 부부도 많다더라 등등 많은 이야기들이 떠돌아다닙니다. 대체 누구 말을 믿어야 할까요? 전 세계적으로 노년의 성생활에 대한 연구가 꽤 많이 이루어졌지만 결과의 편차가 상당합니다. 45세에서 55세까지(이보다 나이가 더 많으면 섹스를 할 수 없다는 낡은 고정관념이 학계에 남아 있음을 증명해주는 듯합니다)의 사람들을 대상으로 한 연구가 있는가 하면 58세에서 80세까지의 실험군을 대상으로 설문을 실시한 연구도 있습니다. 심지어 양로원 거주자들을 대상으로 한 연구도 있습니다! 이들을 쭉 살펴본 결과 이 주제에 관한 한 연구결과는 물론 대상자들한테 주어진 설문의 내용 자체에도 커다란 문화적 차이가 존재한다는 점을 알 수 있었습니다. 그러므로 각 나라에서 실시한 연구의 결과들을 단순히 일대일로 비교하는 것은 무리가 있습니다. 특히 성에 대해 수치심이 큰 문화권에서 이루어진 연구는 더욱 더 그런 점을 염두에 두어야 합니다. 인도에서 진행된 연구는 방법적인 면에서 프랑스에서 진행된 연구와 당연히 다를 것입니다. 그래서 대상자들의 답변은 각 나라의 다양성만큼이나 모두 다 달랐습니다. 중국에서 행해진 연구를 보면 중국 여성은 성욕 상실을 폐경과 함께 찾아오는 불가피한 부산물로 보기 때문에 그 이유로 말미암아 이혼을 할 수 있다는 가정을 큰 문제없이 받아들이는 경향을 보인다고 합니다.[11]

앞서 질문했던, 폐경 후 당신을 기다리는 것이 무엇일까에 대한 대답은 무엇일까요? 바로 '정해져 있지 않다'입니다. 대체 무슨 말인지 이제부터 상세히 살펴봅시다.

인생 후반기에 우리의 성생활에 지대한 영향을 주는 것은 다음 3가지로 봅니다.

1. 자신의 건강상태, 그리고(또는) 파트너의 건강상태
2. 인생 전반기에 갖고 있던 성에 대한 인식
3. 폐경 이후의 호르몬 상태

첫 번째 요인은 사실 예상 가능합니다. 만성적 질병 즉 관절염, 당뇨병, 고혈압과 같은 병을 가지고 있는 사람은 그렇지 않은 이들보다 섹스의 횟수가 적을 수밖에 없음을 큰 무리 없이 추측할 수 있습니다. 만성적 질환에는 앞서 설명한 질병 외에도 우울증, 요실금, 만성 통증뿐 아니라 장기간 지속되는 정신적 스트레스 등도 해당됩니다. 또 다른 연구에 의하면 경제적인 문제로 걱정이 있고 상대적으로 빈곤한 사람들은 윤택한

연금생활자 혹은 재산을 모아둔 사람들에 비해 섹스에 대한 관심이 적다고 합니다.

폐경 후 성생활을 결정짓는 두 번째 요인은 폐경 전부터 성에 대해 가지고 있던 생각입니다. 언제나 섹스가 의무 또는 숙제였던 사람은 본인이나 파트너의 건강이 예전 같지 않다고 느끼는 즉시 가장 먼저 섹스를 뒤로 미루게 됩니다.[12]

또 공감할 수 있는 한 가지가 있습니다. 50세 이후 성생활은 남녀를 불문하고 이전에 비해 덜 활발해지는데 이 현상은 남성보다 여성에게서 더욱 도드라지게 나타납니다. 오늘날까지도 남성의 평균수명이 여성보다 짧아서 특정 연령대가 되면 배우자가 먼저 사망해 혼자가 되는 여성이 많기 때문인 것으로 풀이됩니다. 또 다른 이유로는 질 점막이 얇아지고 예민해져서 성생활이 고통스러워지기 때문이라는 점을 들 수 있습니다.

폐경기에 대한 연구에서는 교육수준이 높은 여성들이 대개 성생활에 긍정적이라는 점을 알 수 있었고[13] 또 여성의 직업 유무와 섹스에 대한 적극성 사이에 긍정적 연관성이 있다는 사실도 밝혀졌습니다.[14]

거짓말 1: 50세 넘은 여자는 성생활을 싫어한다

성에 관한 주제로 폐경이행기를 겪고 있는 여성과 폐경기의 여성을 대상으로 시행된 프랑스의 연구 중 재미있는 것이 있습니다. 연구 결과 50세 이후의 여성의 경우 섹스 횟수는 이전과 거의 변화가 없었으며 삽입 위주의 섹스 이외에도 다양한 형태의 스킨십을 즐기고 있었습니다. 또한 '3개월간 성생활이 없을 경우 파트너와의 관계가 나빠질 거라는 예상을 하는가' 라는 질문에 50세 이하의 여성들과 호르몬 요법을 받고 있는 여성들은 그렇다고 대답한 반면 호르몬 요법을 받지 않는 50세 이후의 여성들은 3개월간 성생활이 없다고 해도 파트너와의 관계를 걱정할 정도는 아니라고 대답했습니다.[15] 이를 통해 여성의 성생활 만족도와 호르몬 수치 간에 유의미한 상관관계가 있다는 것을 알 수 있습니다. 이미 여러 연구에서 호르몬 요법이 폐경 이후의 여성의 성생활과 성의식에 좋은 영향을 미칠 수 있다는 것이 밝혀진 바 있습니다.[16]

거짓말 2: 나이가 들면 스킨십을 안 한다

오스트레일리아에서 이루어진 한 연구는 폐경 이후에도 여성의 성은 계속해서 변화하며 판에 박힌 패턴에 따르지 않는다는 것을 명확히 보여줍니다. 여성의 성은 흑백논리를 거부하는 것입니다! 무성無性이거나 혹은 그와 정반대로 밝히는 늙은이거나 하는 식의 양극단만 존재한다는 생각은 분명한 착각입니다. 여러 요소와 환경, 상황에 따라 여성의 성도 다양하게 진화해갑니다. 파트너와 사이는 좋은지, 평소 어떤 기분으로 지내는지, 파트너와 이별(사별)한 지 얼마나 되었는지, 새로 좋아하는 사람이 생겼는지 등등의 사항들이 종합적으로 작용합니다. 또한 섹스란 무엇인가에 대해 개개인이 생각하는 바가 다 다릅니다. 많은 사람들이 삽입 위주의 성관계만이 제대로 된 섹스라고 생각합니다. 남자가 발기를 지속하지 못해서, 또는 여자가 많이 아파서 관계에 이르지 못하면 완전히 망했다고 생각하기도 합니다. 하지만 절대 그렇지 않습니다! 여러 설문 연구에서 나이가 있는 여성들도 자위를 즐기거나 구강성교를 좋아하는 것으로 나타났으며 그것은 70대 이상의 여성이라고 해서 예외는 아니었습니다.[17] 문제는 구세대가 받은 낡아빠진 성교육입니다. 이 때문에 나이 든 여성들은 자기네들끼리 있을 때조차 성에 대해 이야기하는 것을 민망해합니다. 병원을 찾아온 환자들에게서도 느끼는 바이지만, 많은 여성들이 이 주제에 대해 터놓고 이야기할 대상이 없습니다. 주위 사람들의 이야기를 들어보면 성생활에 아무 문제도 없다고 말하거나 아니면 정반대로 성생활에서 벗어나게 되어 이보다 시원할 수 없다며 앓던 이 빠진 사람처럼 말하든가 둘 중 하나입니다. 하지만 사실 나이 든 여성이라고 성숙한 여성의 섹스에 대해 아무런 궁금증이 없는 건 아닙니다. 그런데도 사회와 의료인들은 이런 고민에 대해 내 알 바 아니라는 식으로 외면하고 있습니다.

생식기의 건강을 유지하는 데 성생활이 큰 역할을 한다는 사실은 이미 알려져 있습니다. 성관계 횟수가 많을수록 모든 것이 부드럽고 촉촉하며 혈행도 원활합니다. 질에 관해서 분명한 사실이 하나 있습니다. '쓰지 않으면 없어진다Use it or lose it!' 성생활을 지속적으로 해나가는 여성은 그렇지 않은 여성보다 질에 관련한 질환들이 확실히 적으며 자기 몸에 대한 소유감과 자신감을 더 많이 느낍니다. 한 53~54세쯤 된 여성에게서 이제 자기네 부부 사이에서 성생활은 그리 큰 의미를 차지하지 않는다는 이야기를 들으면 참 안타깝고 슬픕니다. 이런 여성들 중 생기 넘치는 여성을 거의 본 적이 없어요. 대부분 맥이 없고 의욕이 떨어져 있는 분위기를 풍기거든요. 이런 분들에게는 식스 팩 근육을 장착한 램프의 요정이나 귀여운 팅커벨이라도 보내서 그들 마음 깊숙한 곳에 있는 진짜 소원을 이루어주고 싶은 마음이 너무도 간절합니다. 그들이 다시 환하게 피어오를 수 있게 하는 그 무엇을 주고 싶습니다.

거짓말 3: 섹스는 한번 배우면 절대 잊어버리지 않는다

그렇다면 성생활을 생기 있게 유지하기 위해 해야 할 일은 무엇일까요? 건강한 생활습관과 적절한 호르몬 요법 못지않게 중요한 것은 바로 성생활에서 현역의 자리를 유지하는 것입니다. 상대가 남편이든 남자친구든 상관없습니다. 혼자라도 좋습니다. 중년 이후의 여성 환자들과 상담하면서 제가 많은 정성과 시간을 들여 이야기하는 주제가 바로 성인용품에 관한 이야기입니다! 저는 여성용 바이브레이터야말로 모든 가정에 하나쯤 갖춰놓아야 할 필수품이라고 생각합니다. 성인용품의 세계는 당신들이 알던 80년대 모습이 아닙니다! 거대한 핏줄이 툭툭 튀어나와 있는 불그스레한 색의 고무 음경과 거기 달린 거대 고환(이런 걸 보고 욕구가 동하는 사람이 과연 있기나 할까요?)은 이제 옛날이야기입니다. 요즘 제품은 표면이 곱고 부드러우며 가벼운 진동 기능은 기본이고 클리토리스를 자극하는 기능을 옵션으로 갖추고 있습니다. 이런 제품들은 아주 강력히 추천할 만합니다!

직경이 좀 더 작은 소형 버전도 있습니다. 저는 이런 소형 제품들을 오랫동안 성생활을 멈췄다가 다시 시작하려 하는 폐경 이후의 여성들에게 권하고 있습니다. 새로이 관계를 재개하기 전에 일단 시험 삼아 혼자 연습을 통해 익숙해지는 용도로 쓰기 좋습니다. 아주 오랜 시간 공백기를 가진 후에 다시 데뷔전을 치르는 여성들의 경우, 자전거처럼 한번 배우면 절대 잊어버리지 않는다는 옛말만 믿고 섹스 그까짓 것 자전거 타기와 똑같으려니 하는 생각으로 연습 없이 곧바로 실전에 뛰어들었다가는 너무 큰 통증을 느껴 좌절하고 충격에 빠지는 사례가 적지 않습니다.

특히 질에 장기간 호르몬이 충분히 공급되지 않았을 경우 이러한 일은 더 흔하게 일어납니다. 수년에 걸쳐 서서히 진행된 질위축증으로 인해 질 입구가 쪼그라들어 매우 좁아진 것입니다. 몇 년 동안 휠체어에 앉아 있다가 다시 처음부터 걸음 걷는 법을 배우게 된 사람에게 쇼핑 목록이 잔뜩 적힌 종이를 손에 쥐어주며 당장 이번 토요일에 이케아에 다녀오라고 하면 안 되겠지요. 마찬가지로 당신도 한참을 쉬었던 신체기관에게 최상의 퍼포먼스를 강요하면 안 됩니다. 요행히 문제없이 잘 작동하는 경우도 있을 수 있지만 아픔과 실망이라는 안타까운 결과를 내놓을 확률이 더 크니까요.

 알아두세요!

폐경 후 장기간 성관계가 없다가 오랜만에 다시 시도하는 여성은 생각지도 못한 아픔에 당황합니다. 얇을 대로 얇아져버린 질 표면이 얼마나 아픈지는 겪어본 사람만 알 것입니다!

매일 부지런히 에스트리올 연고를 바르면 약 3주 정도 지나서 그 효력을 느끼기 시작할 것입니다. 그러니 적절한 시기에 산부인과를 방문하세요! 담당 산부인과 병원에서 당신의 성공적인 컴백 무대를 위해 모든 준비를 도와줄 것입니다.

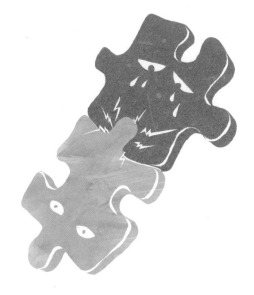

　알아두어야 할 것들을 습득하고 제대로 준비하는 자세는 새로운 성생활의 출발을 위한 열쇠입니다. 성관계를 하기 전 부담 갖지 말고 산부인과에 찾아가 사정을 설명한 후 질 건강에 관한 도움을 받으면 좋습니다. 아마도 담당의는 당신이 새로운 시도를 시작하기 2~3주 전부터 에스트리올 크림으로 질을 잘 달래라고 이야기해줄 것입니다.

　또 하나 강력히 권하고 싶은 것은 앞에서 한번 소개했던 CO_2 레이저 치료법입니다. 이 치료법은 질 점막층을 재생시켜 다시 촉촉하고 부드럽게 만드는 것을 목적으로 합니다. 최근 연구에 따르면 국소적으로 바르는 에스트리올 연고는 질위축증 개선에 도움을 주고, 레이저 치료법은 피부의 수분과 유연함을 되찾아줍니다. 산부인과 전문의로서의 제 경험을 이야기하자면 레이저 치료 이후의 침실에 예전 같은 쓸쓸함은 다시 찾아오지 않는다고 보면 됩니다. 중요한 것을 되찾은 여성 파트너와의 스킨십에 남성이 더욱 욕심을 부리는 것은 자연스러운 일입니다.

그런데 문제가 질 점막의 건조에 있지 않고 질이 탄력을 잃고 늘어져 음경을 꽉 감싸 안지 못해 예전과 같이 강하게 느끼지 못하는 데에 있다고 한다면 어떻게 해야 할까요? 질의 늘어짐은 예나 지금이나 의학계에서 거의 제대로 된 문제 취급조차 받지 못하고 있는 실정입니다. 나이에 따른 노화와 에스트리올 결핍이라는 이중고로 인해 여성의 질은 30대의 탄력을 잃어버리고 그 결과 음경을 잘 느끼지 못하는 결과를 낳습니다. 상대방이 그것을 느끼기도 합니다. 이 때문에 시중에는 갖가지 검증되지 않은 요법과 제품 들이 난무합니다. 모두가 질의 탄력을 되찾아준다고 유혹하지요. 옥구슬, 벌침 요법 심지어 질에 치약을 바르라는 조언까지 들어보았습니다.

골반기저근 강화운동이나 골반운동에 중점을 둔 요가나 필라테스 등은 약간의 도움이 될 수 있습니다. CO_2 레이저 요법이나 방사선주파 요법 등도 도움을 줍니다. 그런데 이보다 좀 더 쉬운 방법이 있는데 그것은 바로 음경에 끼우는 링입니다. 여성과 마찬가지로 남성도 발기의 질이 나이와 함께 저하되기 마련이므로 이럴 때 음경 링을 사용하고 잠시 기다리면 지름이 커지는 것을 볼 수 있습니다. 남성의 소중한 것을 잘 느끼고 싶다면 이런 간단한 방법을 동원해보는 것도 나쁘지 않습니다!

이 글을 쓰다 보니 생각난 것이 있습니다. 50대 이후 원만한 성생활을 위해 필요한 것은 바로 물리치료, 약국 그리고 성인용품점이라는 점이라는 사실입니다. 만족스러운 성생활이 얼마나 소중하고 가치 있는 것인지 알아야 합니다. 우리의 정신을 위해, 사랑하는 사람과의 관계를 위해 그리고 살아 있다는 느낌을 위해서 성을 가치 있게 여겨야 합니다. 우리가 호르몬 크림을 열심히 바르고 골반 강화 운동을 하며 성인용품을 시험해보는 동안 우리의 파트너는 나름대로 간단한 음경 링에 도전함으로써 서로 노력하는 것입니다. 섹스와 스킨십은 중요합니다. 비욘세 노래 가사 중에 이런 것이 있습니다. '당신이 원한다면 링을 끼우세요! If you like it, put a ring on it!' 서로 마음을 맞춰가는 게 섹스입니다!

핵심 요약

- 섹스는 젊은 사람들만의 전유물이 아닙니다. 섹스는 삶에 활기를 부여하며 섹스는 건강한 것입니다.
- 세간에서 생각하는 것보다 나이 든 사람들도 섹스를 많이 합니다.
- 장기간 성생활을 하지 않았다가 다시 시도하려 할 때는 그에 맞는 준비가 필요합니다. 적절한 준비의 유무에 따라 좋은 섹스와 그렇지 못한 섹스로 나뉠 수 있습니다. 여성은 에스트리올 크림을 바르고 성인용품으로 약간의 워밍업을 하면 좋고 남성은 음경 링을 착용하면 도움이 됩니다.

관절통을 산부인과에서 치료해야 하는 이유

늙어 보이는 것에는 어떻게든 대응을 하거나 방비를 할 수 있습니다. 하지만 **늙었다고 느끼는 것**은 전혀 다른 문제입니다. 자신의 늙음을 가장 잘 느끼는 사람은 아무래도 밤낮으로 쉬지 않고 온몸이 쑤시고 아픈 사람일 것입니다. 마디마디가 녹이 슬고 계단을 오를 때마다 마치 바닥에 흘린 콘플레이크가 밟혀 부서지는 것처럼 관절이 빠지직 소리를 내기 시작하면 한숨이 절로 나오며 자괴감에 빠지게 됩니다.

근육과 관절에서 느껴지는 불편함과 통증이 유발하는 문제는 폐경이행기 전후 여성 중 거의 절반 가까이가 호소할 정도로 심각하지만 그에 비해 문제의식은 낮은 듯합니다.[18]

관절통이 느껴질 때 대부분의 여성들은 산부인과에 갈 생각조차 하지 못합니다. 그저 '이제 나도 나이가 들었나 보다'

하고 생각할 뿐이지요. 즉 갱년기가 되면 으레 나타나는 증상 쯤으로 치부해버리는 것입니다. 근육과 관절의 통증은 폐경기 증후군 중 하나로 전체 폐경기 여성의 21퍼센트에서 열감을 앞지르는 주요 증상으로 꼽힙니다.[19] 수면 부족, 감정기복, 열 감과 발한이 합세해 이 증상을 더욱 악화시킵니다.

그밖에 에스트로겐은 염증을 낮추는 성질을 가지고 있고 미 약하게나마 면역체계의 활성화를 억제하는 기능을 합니다. 태 아라는 '타 생명체'를 몸에 지니고 있어야 하므로 임신 시 몸 안에 에스트로겐이 매우 많아지는 것입니다. 에스트로겐 수용 체는 온몸의 신경체계에도 존재합니다. 에스트로겐 덕분에 여 성은 통증에 대해 덜 민감하게 반응할 수 있다는 사실도 밝혀 진 바 있습니다(남자들의 엄살을 설명해주는 대목이랄까요).

에스트로겐 생산을 억제하기 위해 특수한 약, 이른바 아로마 타제 억제제를 복용해야 하는 여성 유방암 환자들의 경우 뼈마 디와 관련된 고통을 많이 호소하며, 심할 때는 몸 전체가 너무 아파서 유방암 재발 위험에도 불구하고 약물 복용을 임의로 중 단하는 사례를 종종 볼 수 있습니다. 암을 앓아보았던 사람이라 면 마음대로 약을 끊을 정도의 결단을 내리기까지 얼마나 많은 고민을 하게 되는지 잘 알 것입니다. 하지만 삶의 질이라는 것 또한 중요한 문제이지요. 저 역시 이 점을 잘 알기 때문에 의사 로서 환자의 이러한 행동을 마냥 비난하지만은 못합니다.

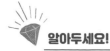

열감보다 근육과 관절의 통증을 더 큰 갱년기 증상으로 꼽는 여성들이 상당히 많습니다! 갱년기와 관절통의 상관관계는 다음과 같이 풀이할 수 있습니다. 앞서 이야기한 바와 같이 에스트로겐 수용체는 우리 몸의 모든 곳에 골고루 퍼져 있으며 관절, 인대, 연골, 뼈도 예외는 아닙니다. 특히 에스트로겐이 활발하게 공급된 연골은 그렇지 않은 연골보다 좀 더 튼튼합니다.

흔하게 나타나는 폐경이행기 증상 가운데 또 하나는 섬유근육통입니다. 뒷목, 어깨, 등, 복부 부위가 아픈 병인데요. 섬유근육통이 있는 여성 환자의 특징은 잠을 잘 못 자거나 본인은 특별히 수면 부족을 느끼지 못하지만 자고 나도 계속 피곤한 증상이 이어집니다. 또 편두통, 심한 월경통, 기억력 감퇴 같은 증상이 종종 동반됩니다. 이 병은 임상 양상을 살펴보며 진단하는 병입니다. 다시 말해 엑스레이 촬영 같은 검사나 테스트로 진단하지 못한다는 뜻입니다. 관절통은 생각보다 심각하게 받아들여야 할 질환이므로 섬유근육통 진단을 받은 사람은 꼭 전문가에게 치료를 받아야 합니다.

그밖에도 진단이 빠르면 빠를수록 좋은 관절질환이 있으니, 바로 퇴행성관절염과 류마티스 관절염입니다. 둘은 언뜻 이름이 비슷해 헷갈리기 쉽습니다.

우선 퇴행성관절염은 전체 여성 중 약 25~49퍼센트가 일생에 한 번은 걸린다고 보고될 정도로 매우 흔하게 나타나는 관절질환입니다.[20] 퇴행성관절염이란 관절을 보호하고 있는 연골의 점진적인 손상이나 퇴행적 변화로 인해 관절을 이루는 뼈와 인대 등에 손상과 마찰이 일어나 염증과 통증이 생기는 질환을 말합니다. 여성의 연골은 남성에 비해 4배 빠르게 소실되는 것으로 알려져 있습니다.[21] 무릎관절이 가장 흔한 부위지만 고관절과 손가락관절 질환도 매우 많습니다. 원인은 명확히 밝혀져 있지 않으나 알려진 사실 하나는 에스트로겐이 관절 보호 작용을 하며 특히 연골에도 많은 에스트로겐 수용체가 분포되어 있다는 것입니다. 동물실험에서 암컷 쥐에게서 난소를 떼어내자 무릎의 퇴행성관절염이 새로 생기거나 기존의 증상이 심해지는 결과가 나타났습니다.[22] 환자는 일상생활에서 조심해야 할 부분이 많습니다. 특히 운동을 할 때 과거에는 환부를 사용하지 말고 가만히 놔둘 것을 권했지만 오늘날에는 부지런히 움직여 운동성을 유지하는 것을 제일가는 방법으로 이야기합니다. 아직은 이를 능가할 만한 근본적인 치료약도, 식물치료제도 없습니다. 여성 건강 이니셔티브 기구 WHI가 실시한 대규모 호르몬 연구에서 에스트로겐과 퇴행성관절염 사이의 연관성이 밝혀져 있을 뿐입니다.[23]

두 번째 관절질환은 류마티스 관절염 또는 간단하게 류마티즘이라고 불리는 병입니다. 염증성 관절질환의 전형적 형태로서 자가면역 현상이 주요 원인으로 알려져 있습니다. 남성보다 여성에게서 3배 많이 나타납니다. 보통 35세에서 55세에 처음 발병하며 폐경이행기의 초기 증상들과 함께 등장하는 경우가 매우 흔합니다.[24, 25]

유전적 요인이 발병의 기전 중 하나라고 알려져 있지만 다른 류마티즘성 질환들과 마찬가지로 아직 많은 것들이 정확하게 밝혀져 있지 않습니다. 증상을 악화시키지 않으려면 전문의에 의한 조기 진단이 굉장히 중요합니다.

이렇듯 우리는 근골격계 통증질환들이 여성에게서, 특히 폐경이행기에 많이 발생하고 진행된다는 것을 알 수 있습니다. 관련 학회에서 갱년기 여성에게 따로 권하고 있는 구체적인 호르몬 대체요법은 없지만 저는 환자들에게 제가 할 수 있는 영역 안에서 권하는 방법이 있습니다. 통증만큼 삶의 질을 크게 떨어뜨리는 것은 없으므로 한번 적극적으로 고려해볼 만하다고 생각합니다. 저는 통증이 최초로 나타난 환자에게 호르몬 요법을 실시하되 처음에는 용량을 낮춰서 시작하고 계속해서 유심히 몸의 상태를 지켜보게 합니다. 복용 방법은 얼마든지 필요에 따라 수정할 수 있습니다. 무엇보다도 결과가 어떻게 나오는지를 가장 우선시해야 합니다. 병이 있다면 낫는 게 최고이기 때문입니다.

핵심 요약

- 관절통 및 근골격계 통증이 호르몬 결핍에서 올 수 있다는 사실을 매우 많은 사람들이 모르고 있습니다.

- 폐경이행기 여성의 21퍼센트가 본인이 겪는 가장 큰 갱년기 증상으로 관절통을 꼽습니다.

- 섬유근육통, 퇴행성관절염, 류마티스 관절염은 흔히 폐경이행기나 폐경기에 처음으로 나타납니다.

- 운동과 병원치료는 통증 개선에 있어 주축이 되는 중요한 두 기둥입니다.

머릿속이 뿌옇고 건망증이 심해지는 이유

과학이 아직 숨기고 있는 비밀스러운 사실 하나가 더 있습니다. 그것은 에스트로겐이 뇌에 미치는 영향입니다. 에스트로겐이 신경계 내에서 적지 않은 역할을 하며 분자 차원에서 뇌의 기능에 상당히 큰 영향을 행사한다는 것은 이미 수십 년 전부터 알려져 있습니다. 특히 '학습'과 '기억'에 관한 부분에서 그러합니다. 압도될 정도로 많은 양의 연구 자료와 논문들을 찾아볼 수 있습니다. 이 자료들로 창고 하나를 가득 채울 정도로 풍부한 연구가 이미 진행되었다고 해도 과언이 아닙니다. 그런데 그 결과는 왜 널리 알려지지 않았을까요. 그 이유는 생각보다 간단합니다. 상당히 많은 연구들이 암컷 쥐를 이용한 연구였기 때문입니다. 괄목할 만한 연구결과도 많았고 여러 차례 반복해도 언제나 동일한 결과가 도출되었지만 이를 사람에게 일대일로 대입할 수 있는지를 증명할 만한 과학적이고 구체적인 근거는 아직 부족합니다. 그럼에도 불구하고 이들 동물 연구는 여성의 호르몬 생성과 인지적 능력, 즉 브레인 파워 사이의 연관성에 대한 많은 연구가 이루어지도록 자극한 좋은 촉매제가 되었습니다. 구체적인 예를 들자면 여성의 뇌 회백질이 호르몬의 균형 또는 결핍 상태에서 각각 어떻게 기능하는지, 특히 이를 학습과 기억력 측면을 중심으로 연구한 논문이 있습니다. 쥐와 인간을 대상으로 한 두 갈래의 연구결과를 모두 소개해보고자 합니다. 이제 흰 실험실 가운을 입고 학문의 세계로 잠시 들어가보는 거예요. 기억력 감퇴와 지력의 손실은 모든 이가 겪어야 하는 자연스러운 노화 현상이므로 이를 피하거나 거스를 수 없다는 지금까지의 상식을 깨부수는, 아주 좋은 기회가 될 것입니다.

잘못된 믿음 날리기

나이가 들었다고 해서 반드시 기억력 쇠퇴와 사고기능의 저하를 겪어야 할까요? 그렇지 않습니다. 베타 에스트라디올, 다시 말해 자연적 에스트로겐 중 가장 활동성이 높은 형태의 에스트로겐은 동물실험뿐 아니라 인간을 대상으로 한 실험에서도 뇌기능을 개선시키며 치매를 예방하는 기능을 하는 것으로 밝혀졌습니다.

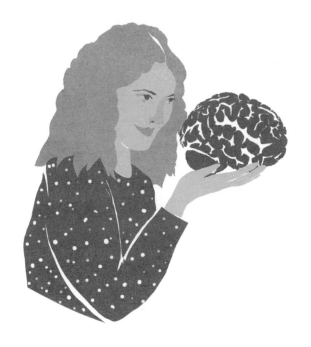

실험 쥐를 대상으로 한 연구들은 주로 쥐로 하여금 문제를 해결해야 하는 상황에 처하도록 만들거나 혹은 미로에서 길을 찾으면 먹이보상을 주는 방법을 사용합니다. 쥐는 일반화된 미로 속에서 헤엄을 치거나 미로의 특정 지점을 기억해야 하는 과제를 풀어야 하는데 완수하면 쌀과자나 콘플레이크를 보상으로 받습니다.

우선 우리가 알아야 할 점은 암컷 쥐들도 인간과 다름없이 월경주기를 갖는다는 것입니다. 이들의 주기는 발정기 직전,

발정기, 발정후기, 휴지기의 네 부분으로 나뉩니다. 발정기는 배란이 일어나는 번식기이며 이때 에스트로겐 수치는 최고조에 달합니다. 이를 토대로 많은 과학자들이 쥐의 학습능력과 기억력을 알아보는 다양한 실험을 실시했습니다. 월경주기별로 쥐의 문제 해결능력에 어떠한 차이가 나는지 비교했습니다. 그 결과 학습태도와 혈중 에스트라디올 수치가 날짜에 따라 다르게 나온다는 것을 알아낼 수 있었습니다. 이어서 난소가 제거되어 인위적으로 폐경을 시킨 쥐를 통한 실험을 진행했는데 뇌기능이 확연히 떨어지는 결과를 보였습니다. 그러나 이들에게 에스트라디올을 주입하자 미로 찾기 능력이 개선되었고 쥐는 무사히 맛있는 간식을 얻어먹을 수 있었습니다.

더 알고 싶다면

신경계에서 에스트로겐이 하는 역할에 대한 연구가 진척되어온 결과 이제는 에스트로겐이 매우 강력한 물질이라는 의견에 학계 모두 동의하고 있습니다. 에스트로겐은 스테로이드 호르몬의 일종으로, 뚫기 쉬운 세포벽을 넘어 세포와 세포핵 안으로 침투해 들어가는 능력을 갖고 있습니다. 커피가루가 필터를 통과하는 모습을 상상하면 쉽습니다. 에스트로겐은 세포 안으로 들어가 일련의 과정을 거치며 각종 단백질을 만들어냅니다. 이 물질들은 세포에서 일어나는 미세 작용들을 유발하고 신경세포에서는 서로 더 원활하게 정보를 교환할 수 있도록 하는 역할을 합니다. 쥐를 이용한 실험에서 시냅스(신

경접합부)의 수와 밀집도가 에스트로겐의 영향하에서 유의미하게 상승하는 현상을 알아낼 수 있었습니다.[26]

더욱 재미있는 것은 정보를 새로 습득하고 저장할 때 신경세포에게서 작은 시냅스들이 형성되는 현상이 목격되었다는 것입니다. 이 작은 시냅스들은 가지돌기 또는 수상돌기라고도 불리는데요, 지금까지 여러 논문들에서 기억력과 시냅스 사이의 명백한 연관성이 확인되었습니다. 난소를 떼어낸 암컷 쥐를 대상으로 한 실험을 예로 들면 에스트로겐 주입 후 쥐의 기억력이 개선되었고 전자현미경 관찰 시 시냅스가 더욱 조밀해진 모습을 볼 수 있었습니다.[27]

그밖에도 뇌에서 신속하게 사용할 수 있도록 에스트로겐을 그 자리에서 직접 생성한다는 사실도 밝혀졌습니다. 이를 통해 에스트로겐이 성호르몬으로서의 역할을 할 뿐만 아니라 뇌에서 신경조절을 담당하는 호르몬으로서 작용할 가능성이 매우 높다는 것, 다시 말해 신경 차원에서 이루어지는 과정에 참여하는 호르몬으로서의 가능성이 새로이 제기되었습니다.[28] 동물실험에서는 뇌에서 기억을 담당하는 해마 내 에스트로겐 수치가 부분적으로 40배(!)나 증가하는 결과가 나오기도 했기 때문입니다. 이는 에스트로겐이 신경체계 안, 특히 '기억과 학습'을 주관하는 영역에서 특수한 임무를 수행하고 있음을 보여줍니다.[29] 또 다른 연구는 에스트로겐이 만성 스트레스로부터 뇌를 보호하며 결핍 시 기억력 손실이 초래될 수 있음을 보여주었습니다.[30]

한편 성별에 따른 인지적 능력의 차이를 밝혀내려는 연구들도 있었습니다. 결과적으로 남성은 공간지각 테스트에서 점수를 더 많이 받았고 여성은 언어, 문법, 문자와 같은 구두 능력에 관한 테스트에서 남성보다 나은 점수를 받았습니다.[31] 몇몇 연구는 선천적인 유전자 이상으로 높은 테스토스테론 수치를 가진 여성들을 대상으로 했는데, 이들은 공간기억력 등 남성적 특성이 비교적 큰 부분에서 높은 학습능력을 보였습니다. 남자가 주차를 잘하는 대신 소통에는 서투르다는 편견이 아주 근거가 없는 말은 아닐지도 모르겠습니다.

뇌기능의 측면에서 바라본 성별 논란은 치매 종류의 분포를 살펴보면 깔끔하게 종결됩니다. 즉 여성에게는 알츠하이머병이, 남성에게는 파킨슨씨병이 더 많이 발생합니다.[32] 그러나 지금까지 이에 관해 진행된 대부분의 연구가 두 성을 동시에 연구하지 않았다는 점은 아쉬운 면으로 남습니다. 학문적 기준으로 판단했을 때 표면적 연구에 머물렀다는 지적을 피하기 힘듭니다.

호르몬과 관련된 뇌 연구 발전에 제동을 거는 또 하나의 요인은 호르몬과 기억력이라는 주제에 관해 서로 모순되는 결과들이 나온다는 것입니다. 호르몬 결핍 시 호르몬을 보충하면 여성의 기억력이 올라간다는 결과를 주장하는 연구가 있는가 하면, 호르몬이 기억력 향상에 오히려 해가 된다는 결과를 내놓은 연구도 있습니다. 그런데 이들을 상세히 살펴보면 무엇이 문제인지 뚜렷하게 알 수 있습니다. 그것은 '호르몬' 또는 '에스트로겐'이 언급된 논문들 대부분에서 등장하는 호르몬이 자연적으로 만들어지는 17베타 에스트라디올이 아니라는 점입니다. 17베타 에스트라디올은 앞에서 소개한 암컷 쥐 실험에서 쥐의 기억력을 끌어올려 간식 쟁취를 성공하게 했던 바로 그 호르몬입니다. 그러나 여성을 대상으로 한 많은 연구들에서 일관되게 사용한 호르몬으로서 '에스트로겐'이라는 용어는 실은 CEE라는 다른 성분입니다. CEE는 'Conjugated Equine Estrogen(합성 말 에스트로겐)'의 약자로, 임신한 암말의 오줌에서 추출한 성호르몬을 재료로 인공적으로 만들어낸 합성 에스트로겐입니다. 호르몬이 인체에 도움이 되었다고 판단되는 사례는 오직 17베타 에스트라디올(줄여서 에스트라디올)을 단독으로 투여했을 때였습니다. 호르몬 투여가 기억력에 영향을 미치지 않았다는 결론을 낸 대규모 연구들은 예외 없이 천연 에스트라디올이 아닌 CEE를 사용한 연구였습니다. 이 연구에서 노령 여성(젊은 여성은 연구대상에 포함되지 않았습니다)의 치매 위험도는 호르몬 요법 그룹에서 오히려 약간 상승했습니다. 대상 여성의 평균 연령은 62세였으며 호르몬 요법을 받은 그룹에게 투여된 호르몬은 CEE였습니다. 2002년, WHI는 이것이 대규모로 진행된 연구의 성과라며 발표했지요. 이 연구에 대해서는 뒤에서 한 번 더 다룰 테지만 여기서 우리가 잊지 말아야 할 것이 하나 있습니다. 권위 있다고 알려진 이 연구에서 대상 여성들이 에스트라디올이라는 이름하에 투여받은 것은 인간의 성

알아두세요!

호르몬이 아닌 합성된 성분의 호르몬이었다는 사실입니다. 게다가 여성들의 연령도 호르몬 요법을 시작할 적절한 연령이 아니었기 때문에 노화로 인해 생기는 다른 잡다한 질병들로 인해 결과에 대한 해석을 흐리게 만드는 요인으로 작용했습니다.

최근 연구에 의하면 폐경이행기에 호르몬 요법을 시작한 여성은 언어기억력과 작업기억력이 그렇지 않은 사람보다 높은 것으로 나타났습니다.[33] 그밖에 에스트로겐을 이용한 조기 치료가 알츠하이머병을 예방하거나 늦추어준다는 여러 좋은 연구들이 다수 존재합니다.[34] 현재는 호르몬 요법을 위한 최적의 시기, 다시 말해 '기회의 창'이 있다는 이론에 다수가 찬성하는 쪽인데요, 결핍된 호르몬을 필요한 양만큼 적절히 보충해주는 요법을 이 기간 안에 시작하면 아웃풋, 즉 지력이 개입되는 모든 기능의 산출이 여성에게 유리하게 작용한다는 것입니다. 이들 여성에게서는 활발한 뇌 활동이 남들보다 더 오래 지속되고 인지능력 면에서 원칙적으로 거의 변화가 없으며 알츠하이머병이나 기타 퇴행성 뇌병변이 나타날 가능성이 줄어듭니다.

기회의 창에 대해 강조하고 싶은 이유는 여성들이 소 잃고 외양간 고치는 격이 되기 전에 지적 퇴행에 대비하는 일이 얼마나 중요한지 꼭 알리고 싶어서입니다. 예방이 최우선입니다. 후에 다시 한 번 설명하겠지만, 손 놓고 있다가는 어느 날 호르몬 결핍으로 인해 뛰어넘기 힘든 높은 장애물과 마주해야 할 것입니다. 혈관은 노화되고 심근경색 위험은 치솟으며 혈압은 자꾸만 올라갑니다. 그뿐만이 아닙니다. 인지기능을 비롯한 뇌 기능도 언젠가는 저하되고 맙니다. 일단 기억력과 정보의 처리 속도가 한 번 저하되고 나면 의학적으로 이를 복구할 수 있는 방법은 그리 많지 않습니다. 한술 더 떠서, 나이 든 사람 특유의 고집까지 더해지면 의사의 권유를 곧이곧대로 실천하기가 더욱 힘듭니다. 제 경험을 예로 들자면 이런 환자들은 의사의 지침을 제대로 기억하지 못하며 조금의 변화도 없이 매년 똑같은 증상을 가지고 병원에 찾아와 똑같은 이야기를 되풀이합니다. '여든이 넘으신 꼬부랑 할머니들이니까 그렇지 뭐' 하고 쉽게 생각하고 있나요? 아닙니다. 지금 제가 이야기하는 것은 60대 중반의 여성들입니다.

너무 나이가 들면 호르몬 요법을 시작하기에 늦어버립니다. 첫째, 이미 그 전에 상당한 정도로 진행되어버린 증상에 대해서 별 효과를 발휘하지 못하고 둘째, 장기간에 걸친 호르몬 결핍으로 인해 촉진된 고혈압과 죽상경화증(동맥경화)을 앓고 있는 경우 혈전증이나 뇌졸중이 증가할 위험요소가 커집니다. 기회의 창과 그 이용방법에 대해서는 뒷장에서 자세히 이야기하겠지만 어떤 말이 나올지는 이미 짐작하고 있을 것입니다. 호르몬 결핍은 아주 천천히, 부드러운 발걸음으로 소리 내지 않고 살금살금 다가오지만 그저 맘 편하게 '자연스러운 노화 현상'이라고 치부할 수만은 없는, 실로 엄청난 피해를 입히는 녀석입니다.

핵심 요약

- 에스트로겐이 뇌와 기억력 유지에 미치는 장점에 대해서는 의학적 증명이 완료되었습니다.
- 이를 위해서 호르몬 요법의 시기를 놓치지 않는 것이 중요합니다.
- 고혈압 환자는 심근경색의 위험 때문에 호르몬 요법을 시작하지 않습니다.
- 합성 호르몬을 복용하는 폐경 이후의 여성을 대상으로 한 연구에서 62세 이상의 실험참가자들은 그보다 젊은 여성들에 비해 높은 치매 위험도를 보였습니다.

뱃살을 중심으로 한 체중 증가

40세를 넘어가면서 시작되는 현상이 있습니다. 먹는 것은 예전과 달라진 게 없고 운동도 일주일에 두 번씩 꼭꼭 하는데도 점점 살이 찌는 것입니다. 그러다가 40대 후반쯤 되면 거의 모든 여자들이 입을 모아 이야기합니다. 보기 좋게 맞았던 청바지가 꽉 끼게 되었고 누군가가 밤사이에 블라우스 시접을 꿰매놓은 것 같다고 말이지요. 대체 무슨 일이 생긴 걸까요?

한 가지 분명한 것은, 우리가 갑자기 무슨 잘못을 저질러서 그런 일이 생기는 것이 아니라는 사실입니다. 호르몬 변화로 인해 신진대사를 위한 칼로리 요구량이 점점 줄어들고 반대로 옷 치수는 점점 올라가는 것입니다. 한편 우리는 이에 대비해 꼭 해야 할 일들을 제때 하지 않는 경향이 있지요. 성호르몬은 식욕과 밀접한 관계가 있는 한편 신진대사에도 막대한 영향을 미칩니다. 체중 증가에 슬기롭게 대처할 수 있도록 몸무게와 호르몬과의 관계를 알아둘 필요가 있습니다.

프로게스테론 수치의 저하

앞서 이미 이야기했듯이, 호리호리한 몸매의 여유로운 캘리포니아 걸로 대표되는 프로게스테론은 질적으로 충분히 성숙한 배란이 선행되어야만 적절한 양이 생산되는 호르몬인데 40세가 넘어가면 성숙한 난자의 배란이 점점 줄어듭니다. 이렇게 프로게스테론 부족이 일어나면 몸의 수분이 빠져나가지 못하고 아랫배가 빵빵해진 느낌과 함께 전에 없던 불면증이 시작됩니다. 잠을 잘 자지 못하면 코르티솔 수치가 올라가고 이는 인슐린에도 영향을 줍니다. 인슐린 안정성이 떨어지면 금방 허기가 느껴지는데 이는 쉽게 체중 증가로 이어집니다. 수면 부족은 또 그렐린이라는 식욕촉진 호르몬을 유발해 야밤에 자꾸 냉장고 문을 열었다 닫았다 하게 만듭니다.

에스트로겐 수치의 저하

많은 사람들이 에스트로겐을 뚱뚱하게 만드는 호르몬이라고 알고 있는데 그렇지 않습니다. 사실은 오히려 반대입니다.

복수의 연구에 따르면 높은 에스트로겐 수치는 식욕을 낮추는 것으로 알려져 있습니다.[35] 수많은 실험들에서 인위적으로 난소가 제거된 실험쥐에게서 체중이 증가했다가 에스트라디올을 주입받은 후 다시 정상으로 돌아오는 현상이 보고되었습니다.[36] 몸이 에스트로겐 부족을 인식하고 이를 상쇄하기 위해 지방층을 더욱 많이 생산해내기 때문이라고 풀이됩니다. 왜 지방을 만들어낼까요? 적은 양이기는 하나 에스트론이라는 에스트로겐의 한 종류가 지방층에서 만들어지기 때문입니다. 폐경 이후에 매우 낮은 에스트로겐 수치를 보이는 여성들이 식욕이 늘어나면서 먹는 양과 횟수가 증가하는 경향을 보이는 이유입니다. 게다가 불안정하거나 저조한 에스트로겐 수치는 사람을 예민하고 스트레스에 취약하게 만듭니다. 그에 더해 열감과 발한으로 전혀 잠을 못 자거나 자다 깨다 하는 날이 오래 반복되면 전반적인 몸의 대사가 스트레스를 받게 됩니다. 높아진 스트레스는 코르티솔을 분비하고 코르티솔은 뱃살을 한 겹 한 겹 두툼하게 쌓아갑니다.

테스토스테론 수치의 불안정

테스토스테론은 근육을 유지합니다. 그러나 나이가 들면 이 호르몬이 떨어지면서 근육 손실 속도는 점점 빨라집니다. 운동량을 대폭 줄이거나 전혀 하지 못하는 사정에 놓이게 되어 그동안 힘들게 만들어놓은 근육이 손실되는 경험을 해본 사람이 있을 것입니다. 근육은 칼로리 연소에 큰 역할을 하기 때문에 근육량이 많은 사람은 기초대사량이 높고 대사도 빠릅니다. 따라서 근육량이 적다는 것은 칼로리를 적게 연소하고 대사가 느리다는 말과 같은데요, 이런 경우, 같은 조건에서 더 빨리 살이 찝니다.

그럼에도 불구하고 여성호르몬은 뚱뚱이 호르몬이라는 오명을 아직 벗지 못하고 있습니다. 이는 과거 흔히 볼 수 있었던 알약 형태의 합성 호르몬 제제 때문인데 이 합성 호르몬 제제를 생체동등호르몬과 동일한 것으로 오인해서는 안 됩니다. 저는 모든 종류의 합성 호르몬은 결코 복용해서는 안 된다고 말

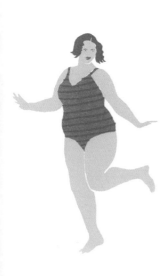

합니다! 이 합성 호르몬은 사람의 몸에서 만들어지는 호르몬의 분자와 다르기 때문에 우리 몸의 호르몬 수용체에 완벽히 들어맞지 않습니다. 결과적으로 우리 몸이 필요로 하는 에스트라디올 요구량이 충족되지 않고 이러한 방식의 호르몬 요법을 받는 많은 여성들은 체중 증가 현상을 겪게 되는 것입니다. 그래서 저는 대체호르몬으로 에스트로겐 중 가장 활동적인 형

잘못된 믿음 날리기

천연 여성호르몬은 살찌는 호르몬이 아닙니다. 오히려 체중 증가를 억제합니다. 이 호르몬이 부족하게 되면 체중이 증가하게 됩니다.

태인 천연 베타 에스트라디올을 권합니다. 이 호르몬은 우리 몸 안에서 모든 것과 조화를 이루며 작용하기 때문입니다. 베타 에스트라디올은 그 성질 자체가 식욕을 억제하며 백해무익한 뱃살의 분해를 촉진합니다. 또 뇌가 허기짐을 느끼는 것을 완화해주고 식욕을 폭발시키는 그렐린 호르몬의 작용을 억누릅니다. 포만감을 담당하는 우리의 아군 렙틴 호르몬 또한 베타 에스트라디올의 지원을 받아 더욱 강력하고 효과적으로 일합니다. 뇌에 있는 렙틴 수용체의 민감도가 에스트로겐에 의해 올라가기 때문입니다.[37]

폐경 이후의 체중 증가 현상에는 좀 더 많은 요인들이 함께 작용하면서 서로 강화하는 효과를 낼 수 있습니다. 우울증을 앓는 사람은 대부분 운동을 하지 않고 과자, 와플, 아이스크림, 단 초콜릿, 술과 같은 몸에 좋지 않은 음식들을 선호하게 됩니다. 운동을 하지 않으면 피로가 쉽게 오고 몸이 피로하니 운동이 더욱 귀찮아집니다. 이러한 악순환의 고리에 빠져든 몸은 소파와 과자의 쳇바퀴 안에서 꼼짝없이 머물게 됩니다.

　체중 증가로 인한 해악 중 미용상의 단점은 어쩌면 몸 전체에 가해지는 위험에 비하면 아무것도 아닐지 모릅니다. 폐경 이후에는 주로 배에 살이 붙는데, 이는 원래 서양배와 같은 체형에 가까운 몸을 가졌던 여성에게서 더욱 도드라지게 나타납니다. 예전보다 먹는 양이 많아진 것도 아닌데 뱃살이 두툼해지는 것을 느끼고는 혹시 배에 물이 찼나, 아니면 가스나 숙변 때문인가 하는 의심을 품고 병원에 갑니다. 하지만 폐경 이후의 뱃살은 이전의 뱃살과 다릅니다. 엉덩이 주변을 덮은 피하지방은 더 이상 두꺼워지지 않고, 대신 복부의 내장 사이사이에 지방이 차곡차곡 들어차는 것입니다. 이 지방은 피하지방과 달리 두 손가락으로 집어보아도 잘 집히지 않습니다.

　'내장지방'이라는 용어는 한번쯤 들어본 적이 있을 것입니다. '중년의 치명적인 뱃살'이라고 할 때 바로 이 내장지방을 가리킵니다. 내장지방은 심근경색 위험의 척도로 해석할 수 있습니다. 게다가 이것은 마치 독립적인 내장기관처럼 호르몬을 생산해냅니다. 내장지방은 오랫동안 그저 보기에 좋지 않은 비활동적인 지방 덩어리로 취급되어 왔지만 그 정체를 밝혀보고 나니 뱃살로 위장한 호르몬 분비샘이었던 것입니다. 내장지방은 공복감을 촉진하여 먹는 양을 늘리고 식사 후에도 금방 허기가 찾아오게 하는 호르몬을 스스로 합성합니다. 심하면 포만감을 전혀 느끼지 못하게 하는 상태로까지 몰고 갑니다.

알아두세요!

분비샘으로서의 이면을 가진 내장지방은 공복감을 촉진하는 호르몬을 생산합니다!

내장지방의 두 번째 해악은 이른바 비박테리아성 염증신호물질을 생산한다는 것입니다. 이름에는 염증이라는 말이 들어갔지만 편도선염 같이 몸에서 일어나는 일반적인 염증과는 다릅니다. 내장지방의 염증물질은 체내의 문제 유발자와도 같아서 당뇨병, 동맥경화 그리고 동반질병을 발생시키고 암세포의 생성을 유리하게 만드는 물질입니다. 즉 내장지방은 그저 단순한 비활동성 지방조직이 아닌, 아주 활발하게 여타 대사과정에 참여하는 조직이라는 것입니다. 그러므로 최근에는 비만을 낮은 수준의 전신성 염증으로 규정하고 있습니다.

여성의 몸에 너무 많은 지방이 쌓이면 일어나는 문제는 이뿐만이 아닙니다. 앞서 본 것처럼 지방조직은 쉬지 않고 임의로 소량의 에스트로겐 호르몬을 생산하는데 이 과정은 찰리와 존 보슬리라는 중앙통제시스템의 영역 밖에서 일어납니다. 즉 프로게스테론의 개입이 없이 자궁벽을 마음대로 자극할 수 있다는 뜻입니다. 이렇게 되면 자궁 내 폴립(양성용종), 심하면 자궁내막암으로 발전할 수 있습니다. 이들이 가진 문제점은 예방적 차원의 통상적 진찰에서는 발견되지 않고 있다가 후기로 진행된 다음에야 진단된다는 점입니다. 용종이 작을 때는 초음파 검사를 통해야만 조기 발견이 가능하니 다음번 산부인과 방문 때 꼭 물어보기 바랍니다!

폐경 이후의 과체중 또는 비만은 유방암 위험요소로도 작용합니다. 체질량지수 35가 넘으면 유방암 위험이 거의 60퍼센트 증가합니다. 그렇지만 정상체중을 가진 사람이라 하더라도 체중 증가폭이 체중의 5퍼센트만큼 증가하면 유방암 발병 위험이 30퍼센트나 올라간다고 보고되어 있습니다.[38]

그러므로 어떤 측면에서 보더라도 건강한 라이프스타일을 목표로 노력하는 태도가 매우 중요합니다. 이는 주방에서부터 시작됩니다. 먹는 낙이라곤 없이 죽을 때까지 당근과 물만 먹으며 살라는 말은 아닙니다. 좋은 식생활이란 어떤 것인지 3부에서 자세히 이야기해보겠지만, 미리 겁먹지는 않았으면 좋겠습니다. 먹을거리와 즐길 거리를 포기한 인생의 한여름은 진정한 한여름이 아닐 테니 말입니다.

핵심 요약

- 프로게스테론 생산이 뚝 떨어지면 우리는 스트레스에 취약한 상태가 됩니다. 이는 코르티솔 수치를 높여 지방 형성으로 이어집니다.

- 에스트로겐은 체중 조절의 기능을 수행합니다. 그러다가 갱년기에 에스트라디올 결핍이 나타나면 이전보다 더 많은 지방이 쌓이게 됩니다.

- 테스토스테론 결핍은 근육 손실을 유발하며 대사가 느려지는 원인 중 하나입니다.

- 내장 주변과 사이에 끼는 내장지방은 몸을 병들게 하는 내분비기관과도 같은 기능을 하므로 위험성에 대해 경각심을 가져야 합니다.

폐경 후 증가하는 심혈관질환

폐경기에 도사린 위험 중 본모습을 아주 잘 감추고 숨어 있는 녀석으로는 폐경 후 증가하는 심혈관질환의 위험성을 꼽을 수 있습니다. 수많은 논문들이 이를 명료하게 뒷받침하고 있습니다. 보통 고혈압이나 심근경색이 발병할 위험은 여성보다 남성에게서 높습니다. 하지만 여성이 폐경을 맞게 되면 이야기는 달라집니다. 폐경 이후 두 성의 심근경색 발병 위험도가 동일해지는 것입니다. 여성호르몬의 생산이 매우 낮은 수준으로 떨어진 후 영구적으로 저조한 상태에 머무르게 되면 심혈관질환이 발병할 위험도가 높아지는 이유는 대체 무엇일까요?

혈관은 생사를 판가름하는 매우 중요한 기관입니다. 몸속 맨 끝 구석에 있는 세포 하나하나에게 산소와 영양분을 공급하는 것이 바로 혈관입니다. 건강한 신체는 끊임없이 미세혈관을 새로 만들어나가는 데 총력을 기울입니다. 피가 바로 생명이라는 것을 알기 때문입니다. 피가 없는 곳에는 생명도 없습니다. 주지의 사실이지만 혈관은 맥박이 뛰는 손목 등 보이는 곳에만 퍼져 있는 것이 아닙니다. 핏줄은 현미경으로 확인할 수 있는 미시 영역 차원에서도 극도로 중요하며, 인체 구석구석 미세혈관망이 퍼져 있는 덕분에 세포가 필요로 하는 물질들을 조달할 수 있습니다. 뇌, 심장, 눈, 콩팥, 손가락, 발가락 등 기능의 경중을 막론한 모든 신체기관들이 바로 이 혈액에 사활이 달려 있다고 해도 과언이 아닙니다. 이는 이들 기관들에게 발생하는 많은 질병들은 결국 그 부위의 혈관에서 발생하는 질병과 다름없다는 뜻입니다.

혈관 질환계의 메인 빌런, 즉 제일 못된 악당 중 하나는 동맥경화, 다시 말해 혈관 내피에 노폐물이 쌓여 동맥 등의 혈관이 좁아지고 딱딱해지는 질병입니다. 동맥경화는 혈관을 떠돌아다니는 각종 찌꺼기들, 이른바 플라크라고 불리는 물질들이 동맥 내벽에 차곡차곡 붙어 쌓여가면서 발생합니다. 플라크는 주로 콜레스테롤 부산물로 구성되며 이후에 발생할 심각한 비상사태의 시발점이 됩니다. 작은 미세혈관들이 침전물이 잔뜩 들러붙은 고무호스처럼 딱딱해지기 때문에 영양분을 전달받아야 할 주변 세포들에게 필요한 것을 원활히 공급하지 못합니다. 뿐만 아니라 정맥류나 혈관폐색 같은 국소적 염증반응이 발생하기 쉬운 조건이 됩니다. 어느 장기가 타격을 받는가에 따라 발전되는 양상은 달라집니다. 플라크가 심장을 조준하면 대동맥에 폐색이 발생합니다. 염증 발생지점이 뇌가 되면 뇌혈관의 막힘, 즉 뇌졸중이 초래됩니다. 플라크는 큰 혈관뿐 아니라 미세한 혈관에서도 말썽을 일으킵니다. 다리를 지나는 큰 혈관에 플라크가 끼면 발에 있는 혈관에 산소공급이 막히고 방치할 경우 다리절단으로까지 이어질 수 있습니다. 플라크는 정말 소름끼치고 무서운 녀석입니다. 의대 시절, 바이패스수술(우회술)을 참관하던 중 내게 플라크가 낀 혈관을 손에 쥐고 자세히 볼 기회가 있었습니다. 덩어리진 혈관은 수정처럼 아주 딱딱했고 단면은 칼날처럼 날카로웠습니다. 어쩌면 '플라크'라는 말만으로는 그 해악과 무서움이 좀처럼 피부에 와 닿지 않을지도 모르겠습니다. 오래된 수도관에 낀 물때나 석회질은 약간의 불쾌함을 유발할 뿐이지만 우리 몸의 혈관에 쌓인 플라크는 살인면허를 부여받은 살인자와도 같습니다.

혈관 플라크의 또 다른 문제는 이것이 작은 혈관들의 이완 능력을 없애버린다는 점입니다. 무슨 말인가 하면, 혈압은 주로 혈관의 확장 능력에 의존하고 있는 바(혈관이 수축하면 혈압이 높아지고 확장하면 혈압이 내려가기 때문입니다), 플라크가 낀 혈관은 이 능력을 상실해 혈압 조절이 아주 어려워진다는 뜻입니다. 그 결과 고혈압이 나타납니다. 이는 심장에게 치명적인 영향을

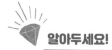

여성은 동년배 남성보다 심근경색이 발생할 가능성이 낮지만 갱년기를 맞이해 호르몬 결핍이 발생하기 시작하면 남녀 차이는 없어집니다. 여성도 남성과 같은 위험에 노출되는 것입니다!

미칩니다. 가뜩이나 심장동맥으로부터 영양공급이 제대로 이루어지지 않고 있는데 좁아진 혈관에 하루 24시간 더 높은 강도로 펌프질을 해대야 하니 말입니다. 이런 상태에서 심장이 고장 나는 건 시간문제나 다름없습니다.

여기까지 알게 된 이상 우리는 아예 애초부터 플라크가 쌓이지 않게 해서 플라크로 인한 만성적이고도 치명적인 질병 자체를 막아야겠다고 마음먹지 않을 수 없습니다. 플라크 형성을 촉진시키는 요소로는 높은 혈중 콜레스테롤 농도를 꼽을 수 있습니다. 이를 높이는 요인으로는 식습관도 있지만 유전적인 요인이나 대사증후군로 인한 다른 질병들도 있습니다. 대사증후군 중 가장 흔한 대표주자는 단연 당뇨병입니다. 흡연은 손상된 혈관을 더욱 파괴하며 혈관세포의 염증작용을 부채질합니다. 혈관질환을 가지고 있다는 것은 거의 예외 없이 장기에도 이상이 있다는 뜻입니다. 그러므로 당뇨병과 동맥경화증을 가진 사람은 대부분 여러 곳이 고장 나 있습니다. 서서히 치매로 이어지는 크고 작은 뇌경색, 실명, 심장동맥 이상으로 심장이 혈액을 제대로 공급받지 못해 생기는 심부전증, 심장질환으로 인해 발병되는 폐수종 등등 일부만 열거한 것일 뿐인데도 이렇게 많습니다.

　제 아버지는 악화된 당뇨병과 그에 따른 합병증으로 돌아가셨습니다. 가족이 느끼기에는 아주 서서히 진행된 병이었습니다. 당신 자신이 의사였고 의학자로서 능력도 출중했지만 '중이 제 머리 못 깎는다'는 속담처럼 환자로서는 아주 빵점이었습니다. 오랜 시간 전혀 관리되지 못한 당뇨병은 그 병이 만들어낼 수 있는 모든 합병증을 선사했고 결국 아버지는 돌아가시기에는 너무 이른 나이에 결코 복되다고 할 수 없는 그런 죽음을 맞이해야만 했습니다.

　그 시대 많은 분들이 그렇게 살다 가셨을 것입니다. 아버지 또한 옛날 사람이었습니다. 식생활과 생활방식은 그 이후 시대가 바뀌며 정말 많이 변화했습니다. 그럼에도 불구하고 남자는 심혈관질환에 걸릴 위험도가 여성보다 높습니다. 남자가 여자보다 사회생활에서 오는 스트레스가 더 많아서 그렇다고 흔히들 말하지만, 저는 여성의 몸에서 생산되는 에스트로겐이 동맥경화를 억제하는 작용, 즉 위험한 플라크의 형성을 막아주는 기능을 하기 때문이라고 생각합니다.[39]

　에스트로겐이 심장과 심장근육을 여러 경로를 통해 보호하는 기능을 한다는 것은 과학적으로 증명되어 있습니다. 에스트로겐은 심장과 관련해 심장혈관을 확장시키고 미세혈관들의 생성을 촉진한다는 면에서 혈류가 원활하게 돌아가도록 돕습니다(주지의 사실이지만, 혈액이 있는 곳에 생명이 있습니다). 또한 산소를 공급받지 못해 세포가 죽거나, 심할 경우 실제로 심근경색이 일어났을 때 우리의 소중한 심장근육이 쓸모없는 세포조직으로 남지 않고 다시 제 역할을 되찾을 수 있도록 심장의 재생기능을 촉진합니다.

더 알고 싶다면

산화질소의 놀라운 효능

에스트로겐은 여러 메커니즘을 거쳐 혈관 내피의 건강을 유지하는 역할을 하는데 그중에는 산화질소라는 강력한 물질의 생성을 촉진하는 기능도 있습니다. 혈관을 확장시키는 산화질소의 성질은 폐기능 이상으로 집중치료를 받아야 하는 신생아나 심장수술 시 원활한 혈류의 흐름이 긴급히 필요할 때 활용되고 있습니다. 산화질소는 혈관에서 재빨리 만들어져 혈관벽을 이완시키는데 문제는 신체가 이완되어 있을 때 더 많이 발생하고 스트레스 등으로 긴장하고 있을 때 적게 발생한다는 점입니다. 다시 말해 우리가 행복한 상태일 때, 사우나에서 기분 좋게 누워 있을 때는 많이, 울거나 교통체증에 갇혀 있을 때는 적게 만들어집니다. 또 그밖에 다른 상황을 들자면 섹스할 때는 많이, 싸울 때는 적게, 이런 식입니다.

에스트로겐은 혈관에서의 산화질소 생성을 촉진하여 혈관벽을 이완된 상태로 유지하고 이는 혈행과 혈관을 감싸고 있는 근육의 움직임에 유리하게 작용합니다.

잘못된 믿음 날리기

여성의 심근경색

앞으로도 오랫동안 건강하고 활동적이고 매력적인 사람으로 살아가고 싶은 여러분들에게 심근경색과 관련해서 꼭 알리고 싶은 몇 가지 정보가 있습니다. 우리가 알고 있는 심근경색 증상들은 미디어나 건강 관련 정보들에게서 나온 이미지가 대부분입니다. 그런데 심한 가슴통증, 왼쪽 팔과 아래턱이 저릿저릿한 현상, 옥죄는 듯한 전신압박감 등의 증상들은 주로 남성에게서 나타나는 증상이라는 점을 주의할 필요가 있습니다. 여성에게서 나타나는 증상은 다른 양상을 보이기 때문에 조기에 발견되지 못할 때가 많습니다. 심근경색에 관한 연구 다수가 남성을 대상으로 이루어졌기 때문에 심근경색의 전조증상을 판단하는 방법이 오랫동안 남성에게서 나타나는 전형적 증상 위주로 만들어져왔습니다. 심근경색에 남녀 차이가 있으리라고는 아무도 생각하지 못했던 것입니다 (지구 인구의 반은 여성인데 성별에 따른 차이가 존재할 가능성을 고려하지 못했다는 것이 선뜻 이해되지는 않습니다. 휴우…).

심근경색의 전형적 증상인 흉부의 통증, 팔이나 등, 턱으로 퍼지는 통증은 여성에게도 나타날 수 있지만 반드시 그런 것은 아닙니다. 여성에게서 더 흔히 나타나는 것은 가슴의 은근한 압박감과 옥죄임(여자가 아픔을 더 잘 참는다는 이유도 이러한 증상을 간과하는 데 한몫할지 모르겠습니다), 그리고 극심한 전신 피로감, 전반적인 컨디션 저하, 숨참, 등이 뻐근함, 아래턱과 뒷목의 통증 같은 증상들입니다.[40] 덧붙여 여성은 심전도 검사에서도 큰 변화를 보이지 않아 심근경색의 가능성을 제때 알아차리기가 어렵습니다. 그래서 진단을 위한 조치가 남성만큼 잘 이루어지지 않습니다. 여성의 심근경색 원인으로는 주로 관상동맥질환(관상동맥에 동맥경화증으로 인해 협착이 생겨 심근의 혈류공급에 장애가 생기는 병변)이 꼽힙니다. 병을 늦게 진단받기 때문이기도 하지만 여성의 혈관이 남성에 비해 전체적으로 작고 좁기 때문이기도 합니다. 그러므로 관상동맥질환을 가진 여성에게서 혈관 협착이 발생할 경우에는 약 50퍼센트의 사망률이 나타납니다.[41] 남성에 비해 여성이 심근경색으로 사망할 확률이 2배 높은 이유가 여기에 있습니다.[42]

심혈관질환은 산업화된 국가들의 여성 사망 원인 1위로 꼽히며, 그 뒤를 잇는 것은 뇌졸중 또는 치매와 같은 혈관 이상에 따른 신경과적 질병들입니다. 이러한 질병에 걸려 사망할 확률은 유방암 사망률보다 최소 3배 높은 것으로 나와 있습니다. 미국에서 실시된 연구에 의하면 유방암 여성 사망자가 연간 4만 명인데 비해 심근경색으로 인한 여성 사망자는 40만 명이라고 합니다.[43] 그런데도 내원하는 환자들에게 여성의 사망원인 1위가 무엇이라고 생각하느냐고 물으면 대부분 "유방암이요!"라고 대답합니다. 이런 잘못된 믿음이 위험한 이유는 무엇이며, 이것이 어떻게 전 세계 여성들로 하여금 잘못된 선택을 내리게 하는지, 잘못된 정보에 휘둘리지 않기 위해서는 어떻게 해야 하는지에 대해서는 3부에서 설명하겠습니다.

핵심 요약

- 에스트로겐은 질병을 억제해 심장을 보호합니다. 이는 동년배 남성에 비해 폐경 이전의 여성에게 심근경색이 덜 발생하는 이유입니다.

- 폐경 후 심장보호 기능을 하는 에스트라디올의 영향력이 사라지고 나면 동맥경화 발생이 유리해지므로 심장병이나 혈관질환에 걸릴 위험도가 올라갑니다.

- 동맥경화는 혈관질환을 일으키는 극악한 공공의 적입니다. 혈관을 막히게 하는 플라크는 거의 모든 장기를 공격합니다.

- 여성에게서 나타나는 심근경색의 징후는 남성과 다른 경우가 많기 때문에 진단이 잘 이루어지지 못하거나 별것 아닌 것으로 치부되기 쉽습니다.

- 심근경색으로 인한 사망률은 여성이 남성보다 2배 높으며 서구사회에서 가장 큰 여성 사망원인으로 꼽힙니다.

머리는 빠지고, 피부는 처지고

모발과 피부 또한 호르몬의 영향을 받습니다. 에스트로겐은 피부의 재생에 관여합니다. 피부의 '근본 초석'이며 탄력을 담당하는 콜라겐은 끊임없이 새로 만들어집니다. 에스트로겐 수치가 낮아지면서 피부도 탄성을 잃고 눈 주위에 잔주름이 지기 시작합니다. 에스트로겐 저하에다가 '콜라겐 킬러'라고 할 수 있는 흡연이 더해지면 입술에 자글자글한 세로 주름이 생겨 립스틱이 주름 사이사이로 뭉치는 현상이 나타납니다. 게다가 원래 있던 지방도 자꾸 빠져 입술이 얇아지기에 이 주름이 더 두드러져보이게 됩니다.

체중이 많이 나가는 여성들은 그래도 피부노화에 있어서는 유리한 카드를 쥐고 있습니다. 얼굴의 지방층 덕분에 주름이 펴지는 효과가 있고 몸속 지방 덕분에 여전히 상당량의 에스트로겐이 생성되기 때문입니다. 그에 반해 마른 여성은 대부분 제 나이로 보입니다. 일찍이 브리지트 바르도는 이런 말을 했다고 합니다. "여자는 얼굴이나 몸매 중 하나만을 택해야 한다." 일정 연령대 이상의 여성들에게는 얼추 들어맞는 말 같기도 합니다. 나이 들면 통통했던 얼굴 살이 빠지면서 살이 아래로 쳐지기 때문에 날렵했던 턱선이 뭉툭해집니다. 눈꺼풀 처짐과 눈가 까마귀발 주름의 원인도 에스트로겐 부족에서 찾을 수 있습니다(하지만 나이 든 여성의 눈가 주름은 보기 좋게 느껴질 때가 더 많지요).

외모 이야기가 나왔으니 말이지만 얼굴과 피부가 늙어가는 현상에 대해 제가 설명하는 것들은 모두 사실에 기반합니다. 주름이 싫고 처짐이 싫은 사람은 얼마든지 스스로 결정해 시술을 받아도 되며 그것은 누가 왈가왈부할 수 있는 것이 아닌, 개인의 선택입니다. 자신의 주름이 좋은 사람이 있을 수 있는 반면 보톡스 주사로 이를 매끈하게 펴는 사람도 있을 수 있습니다. 아무래도 좋습니다. 개인적 견해를 피력하자면, 보톡스를 맞거나 입술에다 히알루론산을 집어넣은 여자에 대한 손가락질은 이제 그만 멈출 때도 되었다고 생각합니다. 우리는 누구나 하고 싶은 것을 할 권리가 있으며 그것이 거울에 비친 자신의 모습을 더 기분 좋게 만드는 행위라면 얼마든지 해도 됩니다. 아름다움에는 여러 얼굴이 있습니다. 그 얼굴은 팽팽할 수도, 주름져 있을 수도 있습니다.

　그런데 모발은 좀 다른 문제입니다. 우리 여자들에게 탈모란 정말로 심각한 정신적 스트레스를 의미한다는 점에 모두들 동의하지 않을까 생각합니다. 여성에게 나타나는 전형적 탈모는 정수리를 중심으로 머리카락의 밀도가 낮아지면서 듬성듬성해지는 것입니다. 이마선이 점점 뒤로 물러나는 남성 탈모의 전형적 모습은 사실 여성에게서 거의 나타나지 않습니다.

　폐경이행기와 폐경기의 탈모는 에스트라디올 결핍과 함께 발생합니다. 에스트라디올은 모발에 작용하며 여러 단계를 거쳐 모발성장의 활성화에 기여합니다. 에스트라디올이 공급되지 않으면 모발에 남성호르몬이 상대적으로 초과 공급되어 탈모로 이어지는 것입니다.

　머리숱이 적어지면 우리는 자연스럽게 산부인과가 아닌 피부과에 갑니다. 더 이상 가만히 지켜볼 상태를 넘어서서 탈모가 진행되었다고 생각이 들면 즉시 피부과로 가서 상담을 받아보길 바랍니다! 뒤로 미룰수록 치료는 힘들어지며 모낭은 재생 불가 단계로 넘어가게 됩니다.

　장기적 효과를 위해 매일 두피에 도포하는, 바르는 탈모치료제도 있습니다. 이밖에 PRPPlatelet-rich Plasma라고 하는 자가 혈청 성분의 약도 있는데 효과가 좋습니다. 환자 자신의 피를 뽑아 진공채혈기에 넣고 원심분리기에서 매우 빨리 돌리면 적혈구에서 백혈구와 말간 혈장이 분리됩니다. 이들 사이에는 아주 얇은 혈소판층이 존재하는데 이는 성장물질을 풍부하게 포함하고 있습니다. 이 물질을 작은 주사기를 이용해 두피에 주입하는데 이때 두피는 마취하기가 어렵습니다. 상당한 아픔을 동반하는 데다가 시술비가 600유로(약 81만 원)에 달하는 이 시술을 선뜻 선택하기란 쉽지 않습니다. 최대의 효과를 보기 위해서는 총 세 번의 시술을 받아야 하며 결과는 3개월에서 6개월이 지나야 체감할 수 있습니다. 하지만 결과가 매우 좋게 나온 환자들을 일선에서 여럿 보았을 뿐 아니라 탈모가 너무 많이 진행되기 전에 시술을 받을 경우 더욱 만족할 만한 효과를 보이는 사례도 경험했습니다.

탈모로 피부과에 가면 우선 채혈을 합니다. 혈중 철분 농도가 정상인지, 갑상선 기능은 괜찮은지를 먼저 보기 위해서입니다. 이 두 요인 또한 탈모에 영향을 줍니다.

핵심 요약

- 에스트로겐 결핍은 콜라겐 손실을 촉진하여 주름을 만듭니다.
- 모발에 에스트로겐 공급이 결핍되면 탈모가 유발됩니다.
- 탈모가 시작되면 미루지 말고 피부과에 가는 것이 좋습니다.

뜨거웠다, 차가웠다, 갑상선이 제멋대로 날뛸 때

갑상선은 몸 전체에 영향을 주는 유일한 기관입니다. 나비모양으로 생겼으며 목 앞쪽에 위치합니다. 갑상선 호르몬은 에너지 대사, 소화 작용, 심리, 체온 등 수많은 신진대사 시스템이 기능하도록 보조합니다. 물질 대사와 에너지 대사의 조절기능은 굉장히 중요합니다. 호르몬이 너무 많이 합성되면 대사가다람쥐마냥 정신없이 빨리 돌아가고 너무 적게 합성되면 나무늘보처럼 한없이 늘어집니다.

찰리와 존 보슬리, 난소로 이루어진 삼각지대와 우리의 갑상선은 몇 가지 공통점을 가지며 서로 소통하기 위해 유사한 통로를 이용합니다. 찰리와 존 보슬리 역할을 맡은 시상하부와뇌하수체는 각각 갑상선만을 위해 존재하는 별도의 영역을 가집니다. 일종의 '숍인숍shop in shop'인 셈입니다. 난소의 경우처럼 이곳으로도 호르몬 상태가 정상인지 혹은 조절이 필요한지 끊임없이 보고가 들어옵니다.

갑상선은 나이가 들면서 납작해지기 시작하는데 그 원인은 아직 정확히 밝혀지지 않았습니다. 단순한 노화 현상인지 호르몬 생성이 줄어드는 현상과 맞물려 있는지는 아직 모릅니다. 어쨌든 통계를 보면 남성보다는 중년 이후의 여성들에게 갑상선 질환이 많이 발생합니다. 발병률이 남성의 8~10배에 달합니다! 갑상선기능저하증 또는 갑상선기능항진증과 같은 증상들은 갑작스러운 열감, 추위, 몸무게 증가, 탈모, 수면장애 등 갱년기 증상과 흡사한 모습을 보일 때가 많습니다. 40세 이상의 연령대에서 다른 호르몬 관련 질환들을 앓고 있는 경우 하시모토병 같은 자가면역성 질환도 매우 빈번히 나타납니다.

왜 그럴까요? 이는 갑상선에 세포성장을 촉진하는 에스트라디올 수용체가 있기 때문이라는 의견이 빈번히 대두되고 있습니다. 에스트라디올의 긍정적 영향이 사라지므로 갑상선의 기능이 저하된다는 주장입니다.

그래서 수면장애, 불안장애, 탈모와 같은 실로 다양한 문제들을 해결해야 할 때 갑상선의 정상작동 여부를 먼저 점검하게 됩니다. 혹시 내 갑상선은 안전한지 의심이 든다면 내분비내과를 찾아가면 됩니다.

핵심 요약

● 폐경기가 되면 갑상선기능항진증 또는 갑상선기능저
하증의 위험이 올라갑니다. 이들 질환의 증상은 갱년
기 증상과 비슷합니다!

● 자가면역성 질환의 하나인 하시모토병도 갱년기에 빈번히 나타납니다!

노년 불행의 원흉, 골감소증과 골다공증

폐경기 초반기에 이미 빈번히 나타나는 질병으로는 골다공증이 있습니다. 골다공증이란 뼈의 양이 줄어드는 질환입니다. 골다공증이 생기면 골절에 매우 취약해지고 척추와 관련된 수많은 병이 초래되기 쉽습니다.

과거에는 《백설공주》에 나오는 마녀 할머니처럼 뼈가 쪼그라들어 등이 굽어야 비로소 골다공증이라는 진단을 내렸습니다. 그래서 골다공증 발생을 아주 드문 일로 여겼습니다. 그러나 오늘날 골밀도의 소실은 이미 에스트로겐 결핍 상태에서부터 시작되며, 병이 상당히 진행되고 난 다음에야 증상으로 느껴진다는 사실이 밝혀졌습니다. 뼈의 손실은 소리 없이 진행됩니다. 통증이 느껴질 때에는 이미 조그마한 충격에도 부서질 만큼 뼈가 약해져버린 후인 것입니다. 척추가 휘지 않았다고 해도 에스트로겐 결핍으로 인한 이른바 골감소증을 앓고 있는 여성은 상당히 많습니다. 골감소증이란 골다공증에는 아직 이르지 않았으나 골밀도와 골성분의 소실이 이미 시작된 상태를 말합니다. 이는 골밀도 검사로 확인되는 T수치로 판단합니다.

60세 이상 여성의 30퍼센트가 골다공증을 가지고 있으며 폐경이후기 여성의 54퍼센트에게 골감소증이 있는 것으로 추측되고 있습니다. 이는 정말 심각하게 받아들여야 할 문제라고 생각합니다. 이 정도면 일정 연령 이상의 모든 여성들에게 무료 골다공증 검사를 실시해야 하는 것 아닌가요? 노년층에게서 자립의 기반을 빼앗아가는 원흉이 자칫 우습게 생각하기 쉬운 (무릎) 뼈 골절인 경우가 대부분이라는 사실을 절대 잊으면 안 됩니다. 저는 이러한 현실이 참으로 답답하기만 합니다. 병원에서도 일일이 챙겨주지 않으니 결국 자신의 뼈 건강은 스스로 챙기고 필요한 검사를 정기적으로 받는 것밖에는 다른 도리가 없습니다.

잘못된 믿음 날리기

골다공증은 60세 이상에서 일어나는 골절의 주원인 중 하나로, 절대 드문 질환이 아닙니다.

알아두세요!

뼈는 살아 있습니다! 뼈 속 뼈모세포를 통해 새로운 뼈 성분을 만들고 뼈파괴세포를 통해 오래된 성분을 분해해 뼈 밖으로 내보냅니다. 에스트로겐 호르몬은 뼈모세포를 통한 뼈 형성을 촉진하고 뼈파괴세포의 활동을 저지함으로써 뼈를 보호합니다!

골다공증은 왜, 어떻게 생길까요? 우선 뼈가 단순히 딱딱한 물질이 아니며 그 안에서 갖가지 대사가 쉼 없이 일어나고 있다는 점을 이해해야 합니다. 조골세포osteoblast라는 세포에서 새로운 뼈가 계속 만들어집니다. 뼈의 생성과 균형을 맞추기 위해서는 마치 옛날 전자오락기의 '팩맨' 같은 역할을 하는 파골세포osteoclast가 뼈바탕질을 파괴하여 분해된 성분들을 방출합니다.

골감소증과 골다공증은 여성들이 일상생활을 하면서 의식하지 못하거나 아예 그런 것이 있다는 것조차 알지 못하는 대표적인 질병입니다. 폐경 이후에 본격적으로 시작되지만 너무

알아두세요!

여자가 살아가는 동안 한 번이라도 대퇴부 골절을 겪을 확률은 최대 23퍼센트로 추정됩니다!

도 오랜 기간 자신의 존재를 숨기고 물밑에서 진행되기 때문에 대부분의 여성들은 증상이 없다는 평계하에 제 발로 골다공증이라는 낭떠러지를 향해 뚜벅뚜벅 걸어갑니다. 낭떠러지가 얼마나 깊은지, 그 아래 무엇이 있는지 아는 이는 드뭅니다. 몇 발자국 앞에 무엇이 입을 벌리고 있는지 모르는 채 우리는 건강하고 자유롭고 매력적이며 즐겁게 꽃놀이와 단풍구경을 즐기는 다니는 노년을 제멋대로 계획합니다. 그러다가 이 병이 와락 얼굴을 들이밉니다. 이 병과 한 번 맞닥뜨리게 되면 운동을 하고 여행을 떠나며 친구나 친지들과 만나는 따위의 일상을 아예 생각할 수 없게 됩니다. 만날 병원을 들락거려야 합니다. 얼음판에서 한 번 살짝 미끄러져서 콰당 하면 병원행입니다. 한밤중 깨어나서 화장실에 가다가(이것도 만성 방광염이나 요실금 때문에) 문지방에 걸려 넘어졌는데 다리뼈, 팔뼈가 부러져 버리는 식입니다.

따라서 치아나 질 건강 외에도 예방하는 데 최대한 신경 써야 할 것이 바로 뼈 건강입니다. 그러기 위해서는 뼈 속 성분들을 빠져나가게 만들어 약화시키는 요인들이 무엇인지 알아야 할 필요가 있습니다.

알코올과 니코틴: 주말에 와인 한 잔 정도는 괜찮습니다. 그러나 매일 마시는 알코올은 뼈를 상하게 합니다. 또한 담배가

뼈를 공격한다는 사실은 말할 것도 없습니다.

소파와 한 몸 되기: 근력운동을 반드시 해야 합니다! 걷기나 수영만으로는 부족합니다! 아령이나 자신의 몸무게를 이용한 운동과 기구 운동이 뼈 건강을 유지해줍니다.

저체중: 너무 마른 사람은 골다공증 내지 골감소증으로 발전할 소지가 매우 큽니다. 그렇다고 무리해서 살찌울 필요는 없지만 최소한 다른 위험요소들은 없애려고 노력해야 합니다.

급한 다이어트 또는 장기간의 단식: 다이어트나 단식으로 칼슘 섭취가 부족해지는 것에 주의해야 합니다. 칼슘은 비타민 D와 함께 섭취하면 좋습니다! 지금까지는 과다복용의 우려가 너무 컸던 나머지 비타민 D 섭취에 지나치게 소홀한 경향이 있었습니다. 하지만 최근 새로운 면이 조명되기 시작했습니다. 각종 비타민의 적절한 섭취방법에 대해서는 뒤에서 다시 소개하겠습니다.

호르몬 결핍: 호르몬 요법을 받지 않거나 받을 수 없는 사람은 나머지 위험요소들을 최소화하는 전략을 써야 합니다. 호르몬 없이 자연적으로 열감 등의 갱년기 증상을 완화한다고 광고하는 모든 제품들, 예를 들면 동종요법 약제, 식물 추출액, 야생 참마 캡슐, 프리뮬러(앵초) 오일, 대두 추출물 등은 골감소증과 골다공증 예방에 효과가 전혀 없다는 것을 꼭 알아두어야 합니다. 열감을 비롯해 특별히 다른 불편함이 없다고 해도,

또 수면장애에 익숙해져 그러려니 하고 살아간다고 해도, 아니면 질위축증을 낫게 하려고 일반 크림을 사용한다고 해도, 요실금을 운명으로 받아들인다고 해도, 어떤 경우에도 호르몬을 보충해주지 않는다면 장기적으로 뼈의 손상은 피할 수가 없으며, 무기력과 통증이 남은 인생을 지배하게 허락하는 셈이 됩니다.

핵심 요약

- 60세 이상 여성의 50~80퍼센트가 골다공증 또는 그 전 단계라고 할 수 있는 골감소증을 갖고 있습니다.

- 골다공증은 아주 오랫동안 증상 없이 진행되며 의사들도 위험성을 간과해 환자에게 관리의 중요성을 경고하지 않을 때가 많습니다.

- 에스트로겐은 뼈 생성을 지원하며 소실을 억제합니다. 그러므로 에스트로겐 결핍은 골감소증, 더 나아가 골다공증을 초래합니다.

- 일생동안 한 번 이상 전형적인 골다공증 골절을 겪을 확률은 거의 23퍼센트에 육박하며 이는 노령자가 쇠약해지는 주요 원인입니다.

- 건강한 생활방식을 유지하고 자신에게 맞는 종류의 운동을 현명하게 선택한다면 골다공증을 사전에 예방할 수 있습니다!

(그 누구도 알려주지 않는)

호르몬 결핍이 촉진하는 7가지 증상

1.

심장질환, 뇌졸중 및 동맥경화

2.

알츠하이머병과 같은 치매

3.

인생을 나쁜 방향으로 틀어버리는 골절

4.

지속적인 통증, 작열감, 가려움증을 동반하는 질위축증

5.

한번 사용하기 시작하면 뗄 수 없는
성인용 기저귀와의 동행, 요실금

6.

우울증

7.

성욕 상실

3부

대처법

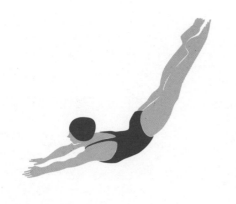

5

생체동등호르몬 요법

여자의 몸이 필요로 하는 진짜 호르몬

폐경이행기와 폐경기에 동반되는 각종 증상과 변화에 관한 이야기들이 언뜻 두렵고 공포스럽게 느껴졌을 수도 있습니다. 하지만 희망적인 해결책이 분명히 있습니다. 자신이 원하는 일을 하며 인생의 나머지 절반을 행복하게 살아나가기 위해 건강을 유지하려면 과연 어떻게 해야 할까요? 지금 당장 무엇부터 시작해야 할까요? 이 책을 덮을 때 예전에 가지고 있던 막연한 걱정이 사라지고 갱년기에 대한 확실한 지식으로 무장할 수 있다면, 그래서 자신의 건강과 행복한 삶을 위한 올바른 결정을 내릴 수 있게 된다면, 그러면 이 책은 소기의 목적을 다 이루었다고 할 수 있습니다.

이제 당신은 호르몬 분비의 갑작스러운 부족 현상이 몸에 어떤 부담을 야기하는지, 그 부담은 어떻게 만성적인 건강 문제들을, 마치 고구마 줄기처럼 줄줄이 끌어오게 되는지 알게 되었습니다. 우리 몸에 부족한 것은 호르몬입니다. 알약도, 식물성 보충제도, 동종요법에서 말하는 미량 약제도 아닙니다. 호르몬입니다.

과거 갱년기 여성들에게는 유사 호르몬 약효를 가진 합성제제가 처방되었고 이 제제는 줄곧 '호르몬제'라는 이름으로 불렸습니다. 하지만 이는 결단코 틀린 명칭입니다! 내용물이 베타 에스트라디올이라면 포장지 겉면의 표기에 정확히 베타 에스트라디올이라고 기재되어 있어야 합니다. 프로게스테론 표기의 경우 마이크로화된 프로게스테론도 허용됩니다. 마이크로 형태의 프로게스테론이란 체내 흡수율을 높이기 위해 '포장된' 형태라고 보면 됩니다. 포장지에 다른 명칭이 기재되어 있거나 '호르몬 요법용'이라고 쓰여 있으면, 다시 한번 강조해서 말하지만, 유사 호르몬 효과를 일으키는 의약품일 뿐, 호르몬이 아닙니다.

알아두세요!

일반인들이 '호르몬제'이라고 부르는 것들은 사실 사람의 호르몬이 아니라 호르몬과 유사한 효과를 내는 인공 약제입니다.

시중에서 일반적으로 판매되는 호르몬제 중 한 제품이 간호사건강연구Nurses' Health Study에서 연구·보고되었습니다. 'WHI 1'이라고도 불리는 이 연구의 목적은 호르몬제가 노년 여성들에게 미치는 효과를 알아보는 것이었습니다. 그러나 예상치 못한 몇몇 부정적 결과가 드러나 연구 기한을 채우지 못하고 조기 종료되고 말았습니다(자세한 이야기는 조금 뒤에 다시 하겠습니다). 느닷없는 소식에 놀란 의사들은 그동안 처방해왔던 모든 여성호르몬제들을 처방전에서 완전히 빼고 환자들에게도 호르몬제를 '끊으라고' 지시했습니다. 각계각층에서 똑소리나게, 여유와 웃음을 잃지 않고, 또는 억척스럽게 자신의 삶을 열심히 살고 있던 여성들이 갑자기 호르몬제를 빼앗기면서 단체지옥행을 떠나게 되었습니다. 뿐만 아니라 그 뒤를 이어 다음 세대들 그리고 지금에 이르기까지 이에 대한 해결책에 대해 갈피를 잡지 못한 채 많은 여성들이 자연치유법이나 대체요법 등에서 방법을 찾아 헤매며 효과를 보장할 수 없는 곳에 막대한 돈을 쏟아 붓고 있습니다.

저는 철저하게 자연의 힘을 신뢰합니다. 여기에 타협이란 있을 수 없지요. 그래서 제가 제시하는 해결책은 바로 '식물성 원료를 바탕으로 한 생체동등호르몬bioidentical hormone'입니다.

생체동등호르몬은 디오스게닌이라는 물질에서 추출되며 이 디오스게닌은 얌(마)의 뿌리에서 얻습니다. 그렇습니다. 이 호

르몬의 원료는 식물성인 것이지요. 또한 이 원료의 구조는 난
소에서 분비되는 호르몬과 동일하기 때문에 우리 몸은 이 성
분이 약국에서 받아온 것인지 난소에서 나온 것인지 구별하지
못합니다. 체내에 들어와 자연스럽게 제 구실을 하며 우리 몸
속 호르몬 수용체에도 꼭 들어맞기 때문에 거의 없다고 해도
무방할 정도로 부작용이 극히 적습니다. 그에 반해 유사 호르
몬 효과를 내는 제품들은 천연 원료와 같은 완벽한 효능을 보
이지 못합니다. '흉내는 낼 수 있어도 진짜가 될 수는 없다'라
는 말이 여기에 꼭 들어맞습니다.

생체동등호르몬의 목표는 체내에서 생리주기의 초기 3분의
1 기간 동안 일반적으로 분비되는 중간 내지 약간 낮은 정도로
호르몬 수치를 끌어올리는 것입니다. 월경전증후군으로 괴로
워하는 많은 여성들이 월경이 끝나고 나면 몸과 마음이 다시
정상으로 돌아오며 개운한 느낌을 받는데 이 호르몬 요법은
바로 그런 상태를 목표로 하는 것입니다.

생체동등호르몬에 관한 장기 연구는 없냐고 묻는 이들을 만
나면 저는 이렇게 답합니다. 자연 호르몬에 관한 세계 최장기
연구가 있으니 그것은 바로 진화라고 말이지요. 수천 년간 우
리 여성들을 위해 자연이 공들여 만들어낸 '미녀 삼총사' 호르
몬이 바로 장기 연구의 결과와 다름없습니다. 물론 호르몬에
관한 연구들도 많이 있습니다. 이것은 다음 장에서 상세히 알

아보겠습니다.

이 생체동등호르몬은 분자 구조부터 우리 몸에서 만들어지는 호르몬과 완전히 동일합니다. 무언가가 덧붙여지지도 않았고 그렇다고 무언가가 부족한 것도 아닙니다. 그러면 이 3가지 생체동등호르몬들을 하나씩 살펴보겠습니다.

베타 에스트라디올

이 호르몬 수치가 낮을 경우 반드시 보충해주어야 하는데, 그 이유는 우리가 앞서 살펴본 바와 같이 생체적으로 가장 활발하게 활동하는 호르몬이기 때문입니다. 에스트로겐의 가장 경미한 형태로는 에스트리올이 있고 이것은 베타 에스트라디올의 막내 여동생이라고 생각하면 됩니다. 에스트리올의 주된 활동 범위는 질 점막이며, 연고나 젤에 이 성분이 함유되어 있으면 질위축증에 맞서 싸울 수 있는 훌륭한 무기가 됩니다. 종래의 피임약에는 베타 에스트라디올이 들어 있지 않았습니다. 대신 에스트라디올의 돌연변이라고 할 수 있는 에티닐 에스트라디올이 들어 있었지요. 그 이유는 이러한 형태가 피임약 복용 시 일어날 수 있는 부정출혈을 가장 효과적으로 막아주기 때문입니다. 과거에 쓰이던 복합 호르몬 제제 중 상당수가 말에서 얻어낸 에스트로겐을 원료로 하는데 이는 사람의 에스트

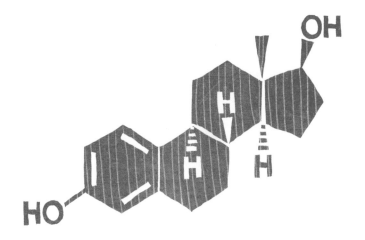

로겐과는 분자 구조가 다릅니다. 말의 호르몬을 사람에게 사용하겠다는 아이디어가 어떻게 나온 건지 지금의 상식으로는 잘 이해되지 않습니다. 말의 피를 결코 사람에게 수혈할 수 없고, 갓난아기에게 말의 젖을 먹이지 않는 것처럼 이제는 이러한 호르몬제를 더 이상 사용하지 않아야 합니다.

시중에서 판매중인 생체동등호르몬제 제품에는 예를 들어 다음과 같은 것들이 있습니다.

- 에스트레바겔
- 귀노카딘겔
- 에스트라몬 플라스터

- 렌제토 스프레이

(상기 제품은 한국에서는 구할 수 없으며 '디비겔'이라는 에스트라디올 겔이 있습니다.-감수자)

에스트리올 함유 제품은 다음과 같습니다.

- 외콜프
- 오베스틴
- 에스트리올 볼프
- 외스트로 귀네드론

(한국에서는 오베스틴 질정과 지노프로 질정 제제, 에스트리올오부롬 질정이 있으며, 오베스틴과 지노프로 질정을 가장 흔하게 사용합니다.-감수자)

독일에서는 의사의 처방전이 있을 경우 위의 제품을 의료보험에서 전액 부담해줍니다(오베스틴, 지노플로 등의 질정은 보험이 의료보험 급여가 되지만 디비겔은 현재 보험급여가 되지 않아 비급여로 처방되고 있습니다-감수자). 널리 판매되던 유명 제품이 더 이상 생산되지 않는 경우도 있고 일정 기간 구할 수 없는 경우도 종종 발생하기 때문에 대체할 수 있는 제품을 알아두는 것도 요령입니다. 그래서 목록에 여러 제품을 나열해놓은 것입니다. 이

중 어느 것이 자신에게 가장 잘 맞는지는 각자 다를 것입니다. 어차피 제품이 몇 가지 되지 않기 때문에 모두 알아두어도 나쁠 것은 없습니다. 생각해보면 호르몬제의 종류보다 마스카라의 종류가 훨씬 더 많으니까요. 대체 왜 상황이 이 지경이 되었는지에 대해서도 뒤에서 더 자세히 이야기하겠습니다.

베타 에스트라디올은 일반적인 월경주기 안에서 30~530pg/dl(데시리터당 피코그램)으로 변화의 폭이 큽니다. 폐경을 맞이하고 몸이 안 좋아져 병원을 찾아온 여성들 중 상당수에게서 베타 에스트라디올의 수치가 5pg/dl이 채 되지 않아 수치로 거의 표기할 수 없을 정도로 극심하게 낮은 경우가 많습니다. 이 호르몬 요법의 목표는 피부로 침투하는 방식의 베타 에스트라디올 수치를 월경주기 초반 수치인 35~70pg/dl정도로 끌어올리는 것입니다. 중간 내지 약간 아래의 수치에 도달하기만 해도 대부분의 여성들은 세상이 달라진 것처럼 컨디션이 한결 좋아지는 것을 느낍니다.

보통 저는 내원자에게 아침에 연고 형태의 에스트라디올을 팔 안쪽에 한두 번 바르는 걸로 시작하게 합니다. 그로부터 약 6~8주 사이에 한 번 더 병원에 와서 진행상황을 체크한 뒤, 필요할 경우 용량을 조절하는 방법을 권하고 있습니다. 상세한 방법과 질문들은 뒤에 나오는 장에서 더 다루기로 합니다.

프로게스테론

황체호르몬이라고도 불리는 프로게스테론은 호르몬적으로 프로게스테론과 유사한 작용을 일으키는 일군의 물질을 생성하는 그룹인 게스타겐 호르몬에 속합니다. 그중 전형적인 황체호르몬이 프로게스테론이며 그 외의 모든 인공 게스타겐 호르몬들은 프로게스테론을 바탕으로 만들어집니다. 오직 프로게스테론만이 자연적 구성 물질로 이루어져 있고, 그 밖의 다른 것들은 각각 특정한 기능을 수행하도록 모두 인공적으로 합성된 것들입니다. 게스타겐 호르몬 중 여러 종류는 프로게스테론의 여러 특성들 중 이뇨 기능이나 여드름을 억제하는 효과처럼 일부 기능을 특히 더 강화한 것들도 있습니다. 또는 자궁 내 점막에 영향을 끼쳐 출혈이 나타나게 하는 막강한 기능이 더욱 증강되어 가히 게스타겐계의 헐크라고 불릴만한 것들도 있습니다.

인터넷에서 주문할 수 있는 많은 건강보조식품들이 '자연 프로게스테론'이라는 수식어를 달고 있습니다. 하다못해 야생 얌 제품이나 디오스게닌(프로게스테론, 남성호르몬, 코르티손 등의 합성원료로 쓰이는 화합물이며 마과 식물에서 추출함-옮긴이) 전구체 같은 것들조차 자연산이라는 광고문구와 함께 팔립니다. 그러나 홍보문구에 나와 있는 효과는 나타나지 않으니 구입을 자제하기 바랍니다. 우리의 몸은 얌 뿌리나 전구체 단계의 물질

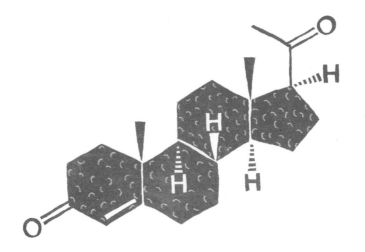

로부터 진짜 프로게스테론을 생성하지 못합니다. 또 이들 제품
은 약국에서 판매되는 프로게스테론 제제와는 달리 성분에 관
한 구체적인 기준도 없고 품질관리가 엄격하게 이루어지고 있
다는 보장도 없습니다. 제약회사는 디오스게닌에서 프로게스
테론을 생산하는데 이건 어디까지나 실험실에서의 이야기일
뿐 인간의 몸은 그렇지 못합니다! 프로게스테론이 함유되어
있다면 제품에 정식으로 프로게스테론 함유라고 정확히 표기
되어 있어야 합니다. 야생 참마(얌), 디오스게닌, 그 밖에 피임
약이나 호르몬 요법에 쓰이는 복합제제에 들어 있는 그 어떤
게스타겐 계열 성분이 아닌 프로게스테론만이 진짜입니다. 이
왕이면 마이크로화된 형태가 더 좋습니다. 마이크로화된 형태

란 뽁뽁이에 돌돌 말린 소포처럼 단단히 포장되어 소화과정에서 파괴되지 않고 필요한 곳까지 잘 배달될 수 있도록 만들어진 상태를 말합니다.

마이크로화된 형태의 프로게스테론 제품에는 다음과 같은 것들이 있습니다.

- 파메니타 100~200mg
- 유트로게스탄 100

(한국에는 유트로게스탄 경구 제제와 질정이 있습니다. 경구 제제는 급여가 되지만 질정은 비급여로만 처방됩니다.-감수자)

이들 제품 역시 모두 건강보험에서 비용을 부담해줍니다. 생리전증후군이나 수면장애, 월경주기 후반기에 나타나는 사지부종, 예민함 등 프로게스테론 부족의 전형적 증상이 느껴지면 잠들기 직전에 100mg 정도의 프로게스테론을 복용할 것을 권합니다.

저는 에스트라디올을 단독으로 처방하지 않고 프로게스테론을 함께 처방합니다. 적당히 조절해주는 프로게스테론 없이 에스트로겐 단독으로 자궁내막을 활성화시키지 않도록 하기 위해서입니다. 내원자가 심한 감정기복을 동반하지 않은 상체의 열감과 화끈거림 증상을 호소할 때도 마찬가지입니다. 프로게스테론 없는 에스트라디올은 없습니다!

처방 후 6~8주가 지나면 중간점검차 한 번 더 병원에 내원하면 됩니다.

테스토스테론

알다시피 테스토스테론은 우리 여자들에게도 중요한 호르

잘못된 믿음 날리기

프로게스테론 만병통치설과 같은 대체의학계의 주장이 있습니다. 오직 프로게스테론만이 유일하게 모든 갱년기 장애를 개선할 수 있으며 골다공증에 관해서는 에스트로겐보다 더 강력한 예방 효과를 가진다고 주장하는 소수 의견입니다. 만병의 근원을 프로게스테론 결핍으로 설명하는 이들의 신념은 거의 종교적 신념에 버금갈 정도입니다. 이는 현재의 과학지식에도 맞지 않고 의학적으로도 설명할 수 없습니다. 이러한 잘못된 믿음은 자신의 주머니를 털어서라도 피부에 도포하는 형태의 프로게스테론 크림을 구입해서 바르라는 권고에 솔깃해지도록 만듭니다. 프로게스테론은 피부에서 흡수되는 양으로는 몸이 필요로 하는 양을 채우기 충분하지 않다는 것이 알려졌음에도 그러합니다. 프로게스테론 만병통치설에 현혹되지 말길 바랍니다. 호르몬은 밸런스와 조화가 중요합니다!

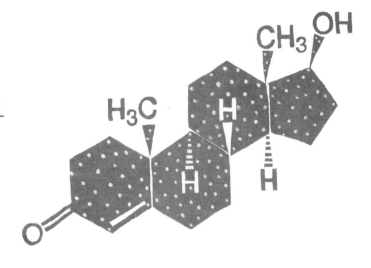

몬입니다. 결핍 시 성욕이 줄어드는 것은 물론 관절통과 근육
통, 무기력, 우울증, 사회적 단절로도 이어집니다.

  3가지 호르몬 중에서 이 테스토스테론은 가장 까다로운 녀석
으로 꼽힙니다. 왜 그럴까요? 에스트라디올, 에스트리올, 프로
게스테론과는 달리 테스토스테론의 경우 이것이 여성의 몸에
서 어떤 작용기전에 따라 작동하는지에 대한 연구가 가장 적게
이루어졌기 때문입니다. 저는 인터넷과 대규모 의학 데이터뱅
크들을 샅샅이 뒤진 후, 이해할 수 없는 점을 발견했습니다. 여
성의 테스토스테론 수치에 2가지 기준이 존재하는 것입니다.
10대와 20대에 적용되었던 높은 테스토스테론 수치 기준이 폐

경 이후 연령층에서는 갑자기 뚝 떨어집니다. 테스토스테론이 낮은 수치를 보이는데도 불구하고 나이가 많다는 이유만으로 검사결과지에는 '연령 대비 정상'이라고 찍혀 나오는 것이지요. 대체 그 이유가 무엇일까요? 아무리 노력해도 도통 이해할 수가 없습니다. 혈압을 측정할 때에도 엄연히 정상과 비정상 수치가 존재하지 않나요? 환자가 늙었다고 해서 '혈압이 매우 높지만 연세에 비해 정상입니다'라며 집으로 돌려보내는 의사는 없을 것입니다.

검색 사이트를 헤매다 발견한 미국내분비학회의 방침은 다음과 같습니다. "건강한 여성에게는 남성호르몬 결핍이라는 진단을 내리지 않을 것을 우선적으로 권고한다. 남성호르몬 결핍이 확실한 원인으로 지목되는 질병에 대한 연구가 적고 정상범위 수치와 연관된 특정한 증상이나 징후에 대한 관한 데이터를 구할 수 없기 때문이다." 다시 말해 높은 신뢰도를 자랑하는 미국내분비학회는 정확히 정의된 증상 및 정상범위에 대한 기준 수치가 아직 존재하지 않는다는 이유만으로 테스토스테론 결핍이라는 진단을 내리지 않을 것을 권한다는 뜻입니다. 믿을 만한 데이터나 연구결과가 축적되지 않아서 테스토스테론의 정상수치에 대한 개념이 정립되지 않았다는 말은 무엇을 의미할까요? 아무도 그런 연구에 돈을 투자하지 않는다는 말입니다. 그래서 현재 테스토스테론 보충에 대한 결정은 전적으로 고통을 호소하며 병원을 찾은 환자를 치료하는 일선 의사의 판단에 달려 있습니다. 참 딱한 일입니다.

한편 미국내분비학회가 긍정적으로 보는 것은 성욕이 떨어졌을 때 테스토스테론을 처방하는 치료법입니다. 테스토스테론이 환자에게 건강한 성생활을 되찾아준다는 것입니다. 그러나 환자가 요구하지 않는 이상 6개월 넘게 테스토스테론 요법을 지속하지 말 것과 매 6개월마다 수염 등 테스토스테론의 부작용 가능성에 대해 알려줄 것을 권고하고 있습니다.[44]

수염 이야기가 나왔으니 말인데, 이에 대해 반드시 바로잡아야 할 오해가 있습니다. 테스토스테론 제제의 복용설명서에는 여성이 테스토스테론 연고를 지속적으로 사용할 경우 목소리가 낮아지거나 가슴에 털이 나는 등 '남성화의 징후'를 조심하라고 명기되어 있습니다. 그러나 남성에게 권고된 용량만큼 많이 사용하지 않는다면, 그리고 에스트로겐 수치가 정상적이라면 그러한 일은 상대적으로 일어나기 힘듭니다. 출생 시 여성성을 가지고 태어난 트랜스 남성들이라면 남성성을 획득한다는 것이 얼마나 힘든 일인지 잘 알고 있을 것입니다. 이들은 부족한 남성호르몬을 채우기 위해 호르몬을 복용해야 하는데 가슴 털이란 그렇게 쉽게 얻어지는 게 아닙니다. 적어도 테스토스테론 연고를 피부에 바르는 정도로는 턱없이 부족하지요. 우선 에스트로겐 생산을 차단하고 수개월 넘게 주사 형태로

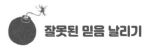

잘못된 믿음 날리기

테스토스테론 용량을 적당하게 조절하기만 하면 수염이 날 걱정은 하지 않아도 됩니다!

테스토스테론을 몸에 주입해야 가슴에 털이 솟아나는 것을 볼 수 있을 겁니다.

테스토스테론 결핍의 징후(앞서 말한 이상한 기준을 적용한 '정상' 범위라고 해도)가 보이면 저는 테스토스테론을 처방합니다. 제약 산업의 입장에서는 확실한 기준치 없이 여성용 테스토스테론 제제를 출시하기란 아무래도 어려운 일이기에 시중에는 남성용 테스토스테론 제제만 출시된 상태입니다. 그래서 저는 아쉬운 대로 남성용 제제를 처방하고 있습니다. 현재로서는 아래 제품이 거의 유일하며 따라서 가장 많이 처방되고 있습니다.

● 테스토겔

(한국에는 테스토겔, 토스트렉스겔 등이 있습니다. 하지만 테스토스테론을 여성에 사용하는 것은 한국 식품의약품안전처 및 미국 식품의약국 FDA에서 승인되지 않았기 때문에 국내에서 이를 여성에게 사용하는 일은 거의 없고, 독일에서와 마찬가지로 성기능 장애 특히 성욕이 매우 감소된 여성에게 아주 소량 사용해볼 수 있습니다. 다만 이는 승인되지 않은 오

프라벨 처방입니다. 하지만 유럽에서는 테스토스테론을 성기능 장애 여성에게 사용하는 것이 승인된 바 있습니다.-감수자)

그러나 독일의 건강보험은 위 제제의 비용을 부담하지 않습니다. 이를 흔히 '오프라벨 처방off-label use'이라고도 합니다. 원래 다른 질환의 치료를 목적으로 개발된 약제를 의사의 의학적 판단하에 그 이외의 목적으로 처방전을 써주되 비용은 환자가 부담하고 환자에게 이런 사정을 충분히 주지시키는 것을 말합니다. 독일의 공공 건강보험이 아닌 사설 건강보험은 각각의 경우에 따라 테스토스테론 제제의 비용을 지불할지 말지를 결정합니다. 약국에 따라 다르긴 하지만 처방전에 나와 있는 성분을 배합해서 조제해주는 약국도 있습니다. 이럴 경우 적절한 용량을 맞추는 것이 어려울 수 있습니다. 조제에 시간이 많이 걸릴 수도, 추가 비용이 붙을 수도 있습니다. 원칙적으로 남성용 테스토스테론 제제를 여성이 사용해도 무리는 없지만 용량에 주의해야 합니다. 저는 일단 남성용 권장량의 5분의 1 정도를 처방하고 6~8주 후 환자의 혈액을 체크하여 이후 사용량을 조절합니다. 혈액 내 테스토스테론 수치가 정상 수치 내 범위에서 위쪽 영역에 도달하면 환자가 매우 만족하는 것으로 판단합니다.

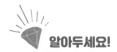

알아두세요!

환자들에게서 이런 질문을 자주 받습니다. "DHEA(부신에서 대부분 생산되는 스테로이드 호르몬으로 콜레스테롤로부터 합성된다. 젊음의 호르몬이라 불릴 만큼 신체에 활력과 탄성을 주는 '항스트레스 호르몬'이라고 알려져 있다—옮긴이)는 어떨까요?" 약 10년 전부터 DHEA가 갱년기 호르몬 보충제로 인기를 모으기 시작했습니다. 미국산 제품이 많아 미국 여행에서 사오거나 인터넷으로 구매하는 경우가 많은데 최근 독일에서도 이를 판매하는 약국이 생겼습니다.

DHEA는 체내에서 에스트로겐과 테스토스테론의 전 단계 호르몬으로 작용합니다. 이는 자동차 회사에서 하나의 프로토타입(원형)을 개발한 뒤 이를 2가지 모델로 출시하는 것과 비슷합니다. 어떤 호르몬적 경로를 밟는가에 따라 생합성 과정 후 최종적으로 에스트로겐이 되기도 혹은 테스토스테론이 되기도 합니다. 그런데 우리가 DHEA를 섭취한 후 이것이 어느 호르몬으로 합성될지는 결정할 수 없습니다. 이 때문에 DHEA 복용 후 갱년기 증상의 완화를 체험한 여성들이 있는가 하면 별효과가 없었다고 말하는 여성들도 상당히 많습니다.

DHEA는 성장기에 풍부하다가 나이가 들면서 감소하므로 많은 이들이 DHEA가 곧 젊음과 체력을 뜻한다고 생각할 수 있습니다. 물론 DHEA가 면역체계에 작용하는 긍정적 영향이 입증된 것은 사실이지만, DHEA의 효능을 정설로 받아들이기에는 아직 연구가 충분히 이루어지지 않았습니다. 이 때문에 제 개인적인 견해를 묻는다면 '글쎄요'라고 대답할 수밖에 없네요. 제 관점에서 보자면 연구결과들이 아직 불충분한 상태입니다.

결론적으로 말하자면 DHEA의 섭취를 너무 서두를 필요는 없습니다. 건강과 활력을 되찾고자 하는 목적이라면 차라리 자신에게 모자란 호르몬을 선택적으로 보충하는 게 낫습니다. 폴크스바겐 자동차 중 골프 모델이 사고 싶다면 골프를 사면 되지 굳이 그 차의 프로토타입을 구매할 필요는 없으니까요.

지금까지 생체동등호르몬에 대해 알아본 바에 따라 주의할 점을 요약하자면 다음과 같습니다.

1. 에스트로겐과 테스토스테론은 피부에 직접 바르는 연고나 젤 형태로 투여됩니다. 다만 프로게스테론은 경구약 형태가 가장 좋습니다. 피부를 통해서는 충분히 약효가 전달되지 않기 때문입니다. 그러므로 피부에 바르는 형태의 프로게스테론 사용은 그리 권장하지 않습니다.

2. 정기적인 산부인과 검진이 필수입니다. 혈액검사로 호르몬 수치를 재고 관련 건강검진을 꼭 하기 바랍니다. 초반에는 3개월에 한 번씩, 그러고 나서 별 다른 일이 없으면 반년에 한 번씩은 정기적으로 산부인과를 방문하는 것이 좋습니다.

3. 유방암 환자는 호르몬 요법을 받을 수 없습니다. 유방암은 여성호르몬에 민감하게 반응하는 암입니다. 에스트로겐과 프로게스테론의 보충이 기존에 존재하던 암세포가 성장하는 데 유리하게 작용할 수 있습니다.

4. 호르몬 요법은 심근경색이나 뇌졸중, 중증의 고혈압 등 심혈관질환이 없는 상태여야 시작할 수 있습니다.

5. 호르몬 요법의 시작 시기가 너무 늦으면 안 됩니다. '기회의 창'은 폐경이행기 초기에서부터 폐경 후 최장 6~10년까지만 열려 있습니다. 이 시기에 이미 당뇨병이나 중증 고혈압 등의 질환이 발병했다면 생체동등호르몬 요법을 시작할 수 없습니다. 당신의 인생 후반기, 삶의 질을 좌우할 기회의 창에 대해서는 이어지는 다음의 글에서 자세히 이야기하겠습니다.

기회의 창

많은 이들이 잘 모르고 있는 것 중 하나로, 매우 주의해야 할 점이 있습니다. 아무 때나 호르몬 요법을 시작할 수 있는 것이 아니라는 점입니다. 호르몬 요법을 시작하기에 이상적인 시기가 있다는 것을 밝혀낸 연구는 그 수를 나열하기 힘들 정도로 많습니다. 영어로 'The Golden Window of Opportunity'라고 하며 '기회의 창'이라고 번역되는 시기입니다. 이 시기 안에 생체동등호르몬 요법을 시작하면 질위축증, 요실금, 심혈관 질환, 골다공증, 치매 등을 효과적으로 예방할 수 있습니다. 또 2형 당뇨병이나 경화위축성 태선, 우울증, 퇴행성 및 류마티스 관절염 등 호르몬 결핍으로 인해 발생하는 각종 질병들에 간접적인 예방 효과를 나타낼 수 있으리라 봅니다.

기회의 창과 관련해 여성의 삶을 살펴보면 일생을 4개의 시

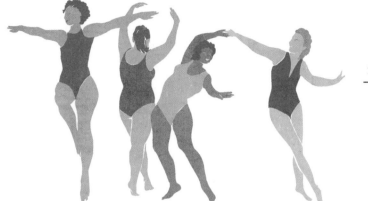

기로 나눌 수 있습니다.

폐경전기, 즉 대강 30대 중반부터 시작되는 이 시기에는 장기 손상이 일어난다고 해도 몸은 이를 재빨리 복구할 능력이 있습니다. 잠재적 질병단계의 시기입니다. 예를 들면 약물이나 병으로 인한 가벼운 간 손상(크게 걱정할 필요 없습니다. 모든 사람에게 해당되는 것도 아니고 간이 손상되었다고 해도 가벼운 단계에 머물러 있습니다) 같은 것들입니다.

폐경이행기가 되면 호르몬 생성이 안정성을 잃기 시작하고 대부분의 여성에게서 혈압이 다소 상승하기도 하고 이전부터 아주 서서히 진행되어 오던 하시모토병이나 갑상선 이상 등의 자가면역질환들이 나타나기 시작합니다. 호르몬 결핍이 장기화되고 심해지면 여러 병이 초래된다는 건 이미 앞에서 살펴보았습니다. 이제 이 단계에서 호르몬을 보충받기로 한 사람과 그렇지 않은 사람의 길이 갈리게 됩니다. 후자의 길을 선택한 사람은 세 번째 시기로 넘어갑니다.

폐경기가 되면 에스트로겐 및 다른 성호르몬의 결핍으로 인해 혈관벽에 플라크 침착이 가속화되면서 혈관이 탄력을 잃고 관절은 약화되며 요실금이 생기는 등 앞 장에서 설명했던 전형적인 질환들이 진행됩니다. 폐경기에는 원래 가지고 있었던 질환이 뚜렷하게 가시화되어 본격적인 치료를 요하게 됩니다. 즉 잠재적 단계를 벗어난다는 뜻입니다. 병원에 갔더니 고혈압에다가 당뇨도 조금 있다고 하며 아픈 다리는 관절염 때문이라고 합니다. 이 모두가 '전형적인 노화 현상'이라는 것입니다.

폐경 후 약 10년 정도가 지나면 네 번째 시기를 맞습니다. 이 시점에서부터 사망까지의 시기를 노년기라고 부릅니다. 노령으로 야기되는 여러 병들로 인해 운이 좋으면 각종 불편함 그리고 기력의 쇠함 정도로 그치지만 운이 나쁘면 정말 중병을 앓을 수도 있는 시기입니다. 중증의 고관절염, 당뇨병, 심장병, 폐부종, 골다공증, 고혈압 등이 자립적 생활을 어렵게 만들며 '늙으면 죽어야지'라고 입버릇처럼 말하게 하는 원인이 됩니다. 여기에 치매나 중풍까지 오게 되면 사망 시까지 요양원에서 삶을 연명해야 될지도 모릅니다.

호르몬 요법의 효과적인 시작 시기인 기회의 창은 폐경이행기가 시작되면서 열립니다. 다시 말해 수면장애 등의 부가적 증상과 함께 월경주기의 불규칙성이 나타나면 호르몬 요법을 시작해도 좋다는 뜻입니다. 마지막 월경이 끝난 지 오래되었고 열감과 싸우는 상태라면 의심할 것 없이 더 이상 미루지 말고 시작하는 것이 좋습니다. 괴로운 증상들이 없어져서 좋은 것을 떠나서 앞으로 올 수 있는 각종 질병들을 예방한다는 차원에서도 필요합니다.

그렇다면 기회의 창은 언제 닫힐까요? 심장질환, 고지혈증, 고혈압, 고도비만, 당뇨병 등 특별한 병이 없을 경우 폐경 후 10년까지가 호르몬 요법을 시작할 수 있는 시기입니다. 그렇지 않으면 폐경 후 6년간 기회의 창이 열려 있다고 보면 됩니다.

창이 닫히고 난 후에는 호르몬 요법을 시작하지 말아야 합니다. 노화와 함께 진행되는 혈관 손상으로 인해 정맥류나 심근경색, 뇌졸중의 위험이 증가하기 때문입니다. 물론 개인의 건강상태가 다 다르므로 예외가 없다고 할 수는 없지만 개인

 알아두세요!

기회의 창은 폐경이행기에 열려서 폐경 후 약 6년 후에 닫힙니다!

적으로는 이 시기가 지난 여성에게 혹시 있을지 모를 위험을 무릅쓰고 굳이 호르몬 요법을 시작하라고 권하지 않습니다. 그러니 호르몬 요법은 아직 나이가 허락하고 몸이 건강할 때 시작하는 것이 최선입니다! 그래야만 당신의 몸에게 앞으로도 쭉 건강할 수 있는 최상의 환경을 마련해줄 수 있으니까요.

핵심 요약

- 기회의 창이 열려 있는 기간 안에 호르몬 요법을 시작해야 합니다. 폐경이행기에서 늦어도 폐경 후 10년까지를 이 기간으로 봅니다. 이 시기가 지나면 창은 닫히고 호르몬 요법을 새로 시작할 수 없습니다.
- 노화에 의한 전형적 질병들이 이미 나타났다면 기회의 창은 폐경 후 10년이 아닌 6년으로 줄어듭니다.
- 호르몬 요법을 폐경이행기 내에 시작하면 노화로 인한 질병들을 예방하는 효과를 누릴 수 있습니다.

유방암 괴담, 호르몬은 억울하다

호르몬 요법을 둘러싼 여러 논란들을 살펴보면 종종 감정이 섞여 있는 것을 볼 수 있습니다. 일반인들은 정확한 정보 없이 이러쿵저러쿵하는 이야기들에 휩쓸리기 쉽지요. 논란의 최고봉에 서 있는 것은 유방암입니다. 호르몬 요법을 받으면 정말로 유방암 위험이 높아지는지 불안한 마음에 인터넷을 뒤져보다가 갱년기 증상을 완화시킬 단순한 목적으로 호르몬 요법을 시작했는데 유방은 물론 목숨까지도 위험한 상황에 빠졌다는 경험자들의 체험을 여기저기서 주워듣게 됩니다.

정확한 사실로 무장하지 않으면 그러한 논란에 미혹되기 쉽습니다. 시간과 귀중한 기회의 창을 헛되이 날려버리는 것입니다. 호르몬 요법을 어떻게든 피해보려는 마음에 거의 효과도 없는 호르몬 대체재를 이것저것 체험하지만 그러한 방법들은 도움이 되기는커녕 오히려 몸을 상하게 할 수도 있습니다. 그런 식으로는 문제가 해결되지 않습니다. 호르몬 결핍이라는 근본 원인이 그대로 남아 있는 한 언젠가는 그 대가를 요구할 것이기 때문입니다.

명확하고 소신 있는 결정을 내리기 위해서는 그 주제에 관한 모든 사실관계를 알고 있지 않으면 안 됩니다. 산부인과 의사가 하는 몇 마디 말을 완전히 이해하지 못한 상태에서 그저 맹목적으로 따르기만 한다면 아무 소용이 없습니다. 모든 결정이 다 그러하겠지만, 특히 호르몬 요법을 따르기로 결정했다면 일체의 미심쩍은 마음이 없어야 합니다. 베이비시터를 불렀는데 우디 앨런이 왔다든가, R. 켈리가 살고 있는 반지하방으로 이사를 가야 한다면 얼마나 마음이 불안할까요. 그런 의미에서 이제 호르몬 요법과 관련해 어떤 가짜뉴스들이 있는지 함께 살펴보겠습니다.

 알아두세요!

갱년기 열감만 없어지면 문제가 해결된 것일까요? 그렇지 않습니다! 열감은 그저 몸이 보내는 구조신호 중 하나일 뿐입니다. 대체재로 증상이 나아질 수도 있고 드물지만 아주 없어지는 경우도 있긴 하지만 대부분의 경우, 단지 시끄럽게 울리던 알람을 끈 것에 지나지 않습니다.

호르몬과 유방암과의 관계를 알아보기에 앞서 지난 역사부터 살펴봅시다.《크리스마스의 유령》, 아니《갱년기의 유령》에 나오는 스크루지가 되어 1990년대의 미국으로 떠나는 겁니다. 커트 코베인이 '스멜스 라이크 틴 스피릿Smells like Teen Spirit'을 노래하고 벽돌만 한 노키아 휴대전화가 어마어마한 가격표를 달고 출시되었으며, 빌 클린턴 대통령이 벌겋게 상기된 낯빛을 하고 TV에 나와 "나는 모니카 르윈스키와 부적절한 관계를 맺지 않았습니다" 하고 외치던 시절입니다. 당시 영미권 국가에서는 여성의 호르몬 대체요법을 모든 여성이 누려야 할 예방적 조치라며 환영했습니다. 폐경 이후 미국 여성의 40퍼센트 이상이 갱년기 장애가 있든 없든 합성 호르몬제를 복용했습니다. 신뢰도 있는 연구기관에서는 합성 호르몬제가 심장병을 예방한다는 데이터를 내놓았고 의사들에게 모든 여성에게 이 '회춘의 묘약'을 처방할 것을 적극 권했습니다. 곧이어 미국 식품의학국FDA이 합성 호르몬제를 골다공증 예방에 추천한다는 발표를 하자 관련업계는 그야말로 호황을 누리기 시작했으며 제조사들은 떼돈을 벌어들였습니다. 실제로 합성 호르몬제를 복용한 사람들은 증상의 개선을 경험했으며 잠도 잘 자고 업무 능률도 예전과 다름없이 잘 유지했습니다. 성생활에도 이상이 없었습니다. 이 시절, 북미에서 처방된 호르몬제 가운데 큰 히트를 기록한 양대 산맥이 있으니 바로 '프렘프로'와 '프레마린'입니다.

프렘프로Prempro: 합성 에스트로겐을 주성분으로 합니다. 에

스트론설페이트(최대 70퍼센트), 에퀼린설페이트(약 20퍼센트),

그리고 17알파 디하이드로에퀼린설페이트로 이루어져 있습

니다. 이들 성분은 임신한 암말의 오줌에서 추출해낸 말 에스

트로겐입니다. 또한 프렘프로는 메드록시프로게스테론이라고

하는 인공 게스타겐을 함유하고 있습니다. 인공 게스타겐이 자

연적인 프로게스테론과 흡사한 정도는 좀비가 인간과 흡사한

정도라고 생각하면 됩니다. 그래서 독자들이 허락한다는 전제

하에 이제부터 인공 게스타겐을 '좀비 게스타겐'이라고 부르

겠습니다. 이 제품과 같은 성분으로 독일에 출시된 제품으로는

프레조멘 콘티가 있습니다(국내에는 프레조멘 콘티가 없으며 국내에

는 프레마린 제제의 일종인 프레미나 제제가 있습니다. 프레미나는 프레

마린과 같은 에스트로겐 단독 제제입니다-감수자).

프레마린Premarin: 역시 임신한 암말 오줌에서 뽑아낸 말 에스

트로겐 성분으로 이루어져 있습니다. 이름부터도 이를 뜻하는

영어 '**Pregnant Ma**res **U**rine'에서 따왔습니다. 제품명에 성

분이 드러나 있으니 제약회사가 교묘하게 속였다는 비난을 할

수는 없습니다. 제조업자는 성분의 원천을 속인 것이 없습니

다. 프렘프로와 차이점이 있다면 이 약에는 좀비 게스타겐이든 그냥 게스타겐이든, 게스타겐 성분이 전혀 포함되지 않았다는 것입니다.

말에서 에스트로겐을 얻는 방법은 현대 대량사육 방식의 틀 안에서 볼 때 정상이라고 간주할법한 범위 안에서 이루어집니다. 암말은 거의 평생 임신을 유지하며 방광에 소변줄을 찬 상태로 길쭉하고 좁은 사육장 안에 갇혀 지냅니다. 제조사는 임신한 말이 소변과 함께 대량으로 방출하는 에스트로겐을 모았다가 가공해 알약 형태로 제조합니다. 이러한 말의 고통이 인간 여자에게는 행복이 됩니다. 열감은 누그러지고 컨디션은 좋아지며 젊어진 듯한 기분이 듭니다.

학계에서는 호르몬 요법을 통해 이미 알려진 장점들 이외에도 심장병과 혈관질환 위험도 하락과 같은 또 다른 장점을 누릴 수 있다는 것이 정설로 되어 있습니다. 거기서 노령 여성도 갱년기 증상의 유무에 관계없이 호르몬이 주는 혜택의 수혜자가 될 수 있다는 연구가설이 자연스럽게 인정되고 있습니다. 1980년대 초 호르몬계에서 가장 유명한 2개의 연구가 시작되어 1994년에 종료되었습니다. 이는 '간호사건강연구Nurses' Health Studies' 또는 WHI 1과 WHI 2라고 불립니다. 평균 연령 62세의 여성 1만 6,808명이 참여한 WHI 1에서 약 절반(정확히는 8,506명)의 참가자가 프렘프로(말 에스트로겐에 좀비 게스타겐을 더한 것)를 처방받았고 나머지 8,106명은 위약, 즉 효과가 없는 약을 복용했습니다.

2002년, 이 연구의 결과가 발표되었습니다. 프렘프로 투여 그룹을 분석한 결과 1,000명당 평균적으로 다음과 같은 결과가 나왔습니다.

- 심근경색 발병 여성이 위약군보다 2.5명 더 많음
- 뇌졸중 발병 여성이 위약군보다 2.5명 더 많음
- 정맥류 발병 여성이 위약군보다 5명 더 많음
- 유방암 발병 여성이 위약군보다 3명 더 많음

그러나 장점도 있는 것으로 나타났습니다.

- 골절을 겪은 여성이 위약군보다 12명 적음
- 대장암 발병 여성이 위약군보다 0.5명 적음
- 당뇨병 발병 여성이 위약군보다 5.5명 적음

단점이 더 많이 나타나자 예정보다 앞당겨 실험이 종료되었습니다. 애초에 이 연구에서 대체 호르몬 요법을 통해 심장병 예방 효과가 있으리라 기대했지만 오히려 심근경색의 위험도가 약간 상승했고 이는 정맥류와 유방암의 경우에도 마찬가지

였습니다. 그때부터 호르몬 요법은 위험한 것으로 간주되기 시작했습니다. 세상은 충격에 빠졌고 한때 하늘을 찌를 듯 높이 솟았던 프렘프로의 인기는 당시 마이클 잭슨의 인기처럼 수직 낙하했습니다. 〈독일 의사뉴스〉는 '전설의 종말'이라는 자극적인 제목을 달아 이를 보도했습니다.

수년 동안 환호성에 둘러싸여 있던 의학계와 제약업계를 향해 냉랭한 여론이 형성되기 시작했고 FDA 역시 비판을 피하지 못했습니다. 의사들이 더 이상 호르몬 처방전을 써주지 않았고 이전처럼 계속 호르몬 처방을 받고 싶었던 여성들도 갱

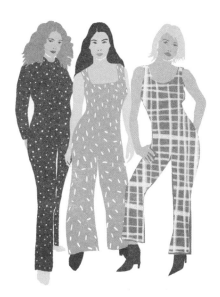

생체동등호르몬을…

년기 증상의 나락으로 떨어졌습니다. 의사들 사이에서는 갱년기 호르몬 처방을 아예 중지하거나 혹여 처방한다고 해도 아주 특별한 경우에만 엄격히 선별해서 하겠다는 쪽으로 의견이 모아졌습니다. 함부로 호르몬을 처방했다가 법적으로 무슨 책임을 지게 될지 장담할 수 없었기 때문입니다.

에스트로겐을 비롯하여 여타 호르몬들을 처방하려면 환자들의 넘쳐나는 질문과 걱정을 마주해야 했고 길고 상세한 상담이 이어질 수밖에 없었습니다. 평소 의료진을 신뢰하던 환자라도 예외는 아니었습니다. 분 단위로 바쁘게 돌아가는 병원 측에서는 환자 한 사람이 소비하는 상담시간이 늘어나는

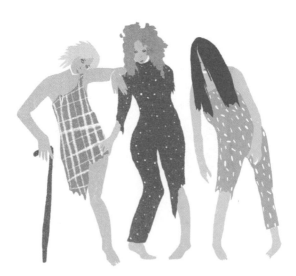

좀비 호르몬으로 대신하지 마세요!

데 따르는 부담을 감당할 수 없었습니다. 이 현상은 지금까지도 계속되고 있습니다. 전 세계의 모든 병원이 거의 그럴 것입니다. 그렇게 하나의 연구 결과가 온 세상 여성들의 고통을 가중시키는 결과를 낳았습니다. 의사, 여성 자신 또는 의사와 여성 모두가 호르몬 요법에 대해 부정적 시각을 가지게 된 것입니다.

연구결과가 야기한 문제는 이뿐만이 아니었습니다. 50퍼센트 이상의 매출감소를 어떻게든 해결해야 했던 제약업계는 곧바로 변호사들과 함께 문제 분석에 들어갔습니다. 그들이 찾은 해결법은 호르몬제 복용설명서에 유방암 발병위험 증가의 가능성에 대한 경고문을 명기하는 것이었습니다. 그것이 어떤 형태와 성분의 에스트로겐이든 게스타겐이든 상관없이 호르몬제라고 나온 것에는 모두 일률적으로 적용하기로 했습니다.

상황이 이렇게 되고 나니 갱년기 호르몬제 제조에 대한 제약업계의 관심 자체가 자연히 줄어들었고, 이에 관련된 연구개발에 큰돈을 투자하지 않게 되었습니다. 그렇지 않아도 부족하던 50대 이상 여성의 건강에 대한 관심이 이로 인해 더욱 줄어들었습니다. 현재 판매되는 생체동등호르몬 제제가 몇 종류되지 않는 이유가 여기 있습니다. 제약업계의 무관심과 방임으로 생긴 공백을 유사의학이 파고들었고, 수많은 갱년기 여성들의 귀를 솔깃하게 만들었습니다. 그 결과 앞에서 말한 것처럼

잘못된 믿음 날리기

　　호르몬 제제의 복용설명서에 적힌 경고는 절대 임상경험을 토대로 한 것이 아닙니다. 우리는 이 사실을 꼭 알아야 합니다! 그 문구는 제약업계가 집단소송을 피하기 위해 법적인 측면을 고려해 명시해놓은 조항이라는 사실이요. 지난 몇십 년간 이미 한 번이라도 발병사례가 있었던 것부터 시작해서 사례는 없지만 이론적으로 발생할 수 있는 모든 가능성을 명시한 것이 바로 호르몬제의 사용설명서입니다. 그러므로 궁금한 것이 있으면 차라리 담당 의사에게 묻는 게 좋습니다. 그리고 현실세계를 반영하지 못하는 사용설명서는 버려야 합니다.

약국에서 구할 수 있는 생체동등호르몬 제제가 드럭스토어에서 판매되는 마스카라의 종류만큼도 되지 않을 정도로 소수에 그치게 된 것입니다.

　WHI 1 연구라는 이름의 폭탄이 터져버린 결과, 호르몬 요법에 대한 의사들의 관심이 급격하게 줄었습니다. 제가 보기에는 비극적인 현상이기도 합니다. 호르몬 결핍, 폐경 같은 것들이 의대 공부 과정에서 별다른 비중을 차지하지 못하며 대형 대학병원에 재직하는 산부인과 교수진들조차도 이를 하찮게 생각할 정도가 되었습니다.

　WHI 1 연구의 폭발과 함께 터져 나온 굉음에 모두의 귀가 먹먹해지지 않았더라면 그로부터 2년 후에 보고된 WHI 2 연구 결과에 좀 더 많은 사람들이 귀를 기울였을지도 모릅니다.

WHI 2 연구에서 나온 결과는 놀라운 것이었습니다. 그러나 이는 WHI 1 연구가 드리운 거대한 그늘에 가려져 묻히고 말았습니다. 이 소중한 퍼즐 조각은 대중에게 채 꺼내 보이지도 못한 채 땅에 묻히고 말았는데, 지금 여러분과 함께 이를 파헤쳐보려고 합니다. 부디 잘 읽어보기 바랍니다.

WHI 2 연구에 참가한 여성의 수는 1만 737명이었습니다. 그중 절반은 자궁을 제거한 여성이었으며 말 에스트라디올인 프레마린, 즉 좀비 게스타겐이 함유되지 않은 제제를 처방받았습니다. 그리고 나머지 절반은 위약을 복용했습니다. 결과가 어떻게 나왔는지 보겠습니다. 5,310명으로 이루어진 프레마린 그룹에서는 1,000명당 다음과 같은 결과가 나타났습니다.

- 관상동맥질환 발병 여성이 위약군보다 5.5명 더 적음 (WHI 1에서는 2.5명 많았음)
- 뇌졸중 발병 여성이 위약군보다 0.5명 더 적음 (WHI 1에서는 2.5명 많았음)
- 유방암 발병 여성이 위약군보다 3명 더 적음 (WHI 1에서는 3명 많았음)
- 대장암 발병 여성이 위약군보다 1.5명 더 적음 (WHI 1에서는 0.5명 적었음)
- 골절 발병 여성이 8.0명 더 적음 (WHI 1에서는 12명 적었음)

● 당뇨병 발병 여성이 13명 더 적음 (WHI 1에서는 5.5명 적었음)

　　종합적으로 봤을 때 프레마린 그룹이 위약 그룹보다 전반적으로 좋은 결과를 보였으며 이전 WHI 1 연구에 참가한 여성들보다도 긍정적인 결과를 나타냈습니다. 말 에스트라디올을 단독으로 사용하자 호르몬 처방을 하지 않았을 때보다 장점이 많은 것은 물론 좀비 게스타겐과 병행하여 사용되었을 때보다도 더 좋은 결과를 낸 것입니다. 또한 말 에스트로겐의 단독 처방은 심장질환 예방에도 효과가 있었습니다. 여기서 중요한 포인트가 하나 있는데 그것은 연령과 관련해 분석한 결과 에스트로겐이 좀 더 젊은 층의 여성에게서 더 많은 효과를 냈다는 사실입니다. 이 실험에서는 50에서 59세 사이의 프레마린 그룹이 해당됩니다. 혈관 보호의 효과에 따라 자연히 뇌졸중 위험성을 하강시키는 효과도 있었습니다. 유방암 위험도 떨어졌습니다. WHI 1 연구에서 유방암을 촉발시키는 주요 원인이라고 의심되었던 좀비 게스타겐을 제외했기 때문이라고 봅니다.

　　역시 악마는 디테일에 숨어 있었습니다! 폐경 전문 의학자들과 관련 학회 사람들은 이 점을 잘 알고 있습니다. 당시 WHI 1 연구를 이끌었던 사람들은 연구결과가 잘못 해석되는 현상을 바로잡고자 거듭 입장을 발표했지만 이미 퍼뜨려진 오해를 거두기에는 역부족이었습니다. 이미 의사들의 관심은 떨어질

대로 떨어진 상황이었고 전 세계의 수많은 여성들은 아무런 대체 치료법을 제공받지 못한 채 홀로 갱년기를 뚫고 가야만 했습니다. 좀 더 이성적이고 건강한 의료혜택이 있었더라면 피할 수 있었던 고통의 피해는 오늘날까지 고스란히 이어지고 있습니다. 노인 여성에게 많이 발생하는 고관절이나 대퇴부 골절은 말할 것도 없고 갱년기에 일어나는 일반적인 질병들은 시기적절하게 시작된 호르몬 요법으로 충분히 예방될 수 있었습니다. 한 여성을 위협하는 각종 심장 관련 질환들, 우울증, 기억력 감퇴, 기력 쇠약을 비롯해 위기에 봉착한 부부생활과 바닥까지 떨어진 자존감, 이 모든 것들이 합리적인 호르몬 치료가 제공되었더라면 굳이 겪지 않아도 되는 비극인 것입니다.

물론 여기에도 비판 세력과 광신 세력이 존재합니다. WHI 1 비판자들은 유방암 위험이 복잡한 통계적 테스트 때문에 실제보다 더 크게 부풀려졌다고 지적합니다. 다시 말하면 대상 여성들이 호르몬 요법을 받기에는 너무 나이가 많았다는 것입니다. 실제로 여성들의 평균 연령은 62세나 되었습니다. 오늘날의 지식으로 보아도 나이가 너무 많은 건 사실입니다. 이미 살펴본 바와 같이 기회의 창은 폐경 후 최대 10년까지만 열려 있습니다. 기회의 창이 아직 열려 있을 때 적절한 호르몬 요법을 시작해야 하며, 이미 혈관이 플라크로 딱딱해져버리고 난 뒤에는 너무 늦다는 것은 이제 잘 알려져 있습니다. 종류에 상관없이 에스트로겐을 처음 보충받는 순간부터 그동안 수동적으로 혈관내벽에 차곡차곡 쌓여 죽상동맥경화를 유발하는 플라크가 떨어져 나가 색전증 또는 뇌경색을 유발할 수 있습니다. 게다가 이 연구에서는 유방암 가족력이 있거나 그밖에 높은 위험인자를 보유한 여성들이 제외되지 않았습니다(과체중 이상인 60세 미국 여성의 경우 당뇨, 비만, 고혈압, 운동 결핍 중 2가지 이상에 해당하는 사람이 거의 대부분이라고 보면 됩니다. 연구 참가자의 34퍼센트가 30 이상의 체질량지수$_{BMI}$를 가지고 있었습니다).

가짜뉴스는 장사가 된다

대학연구소라는 이름이 붙은 곳의 연구자들이 책상 앞에 앉아서 대형 데이터뱅크를 뒤지며 오직 검색으로만 연구를 진행하는 방식에 대해서 논란이 끊임없이 되풀이되고 있습니다. 이들은 산부인과 전문의는 고사하고 의학자가 아닌 경우도 많은데 모든 에스트로겐과 게스타겐(합성인지, 동물 유래인지 사람 호르몬인지 구별하지 않고)을 몽땅 한 솥에 집어넣고 데이터뱅크에서 찾아낼 수 있는 모든 관련 연구를 검색해내 분석합니다. 결과가 나오면 언론은 잽싸게 이를 물어다가 무조건 조회수를 늘릴 수 있는 자극적인 뉴스로 만들어 퍼뜨립니다. 비교적 믿을 수 있는 언론사라고 통하는 곳에서조차 「호르몬이 암을 만든

다」와 같은 제목을 붙인 기사를 만들어내며 끊임없이 새로운 테마를 발굴해 사실을 왜곡하는 행위를 계속합니다. 저는 이런 행태에 정말 화가 납니다. 이런 식으로 퍼지는 잘못된 정보는 일반인인 독자 여러분들뿐만 아니라 각 분야의 전문의들에게도 큰 혼란을 주어 환자들에게 어떤 처방을 내려야 할지 고민하게 만듭니다.

이제 독자 여러분은 필요한 지식을 손에 쥐게 되었고 저와 동등한 수준의 지식을 갖추게 되었으므로 이제 호르몬 관련 연구를 이해하는 데 결정적인 열쇠를 건네받을 수 있게 되었습니다. 이제 시작하겠습니다. 대부분의 연구는 피부로 침투되는 베타 에스트라디올이 아닌 말 에스트로겐을 가지고 시행되었으며 거의 예외 없이 생체동등 프로게스테론이 아닌 좀비 게스타겐을 사용했습니다. 가장 전형적인 최근의 사례는 영국에서 나온 연구인데, 유방암과 호르몬과의 관계를 주제로 한 58개의 연구들을 분석한 이른바 메타분석이라는 기법을 사용했으며 2019년 여름에 저명 의학지인 〈랜싯The Lancet〉에 발표되었습니다. 논문의 요지는 호르몬을 공급받지 않은 여성에게서는 100명당 6.3명의 유방암이 발생한데 반해 호르몬을 공급받은 여성에게서는 8.3명이 발생했으므로 호르몬이 암 발병률을 높인다는 것이었습니다. 말 에스트로겐을 단독으로 사용한 경우 100명당 6.3명에서 6.8명으로 높아졌습니다. 논문의 저자들은 프로게스테론의 종류(좀비 프로게스테론이든 생체동등 프로게스테론이든)에 따른 차이는 없었다고 하면서도 정작 인용한 것은 생체동등 프로게스테론이 유방암 발병위험을 높이지 않는다고 하는 논문이었습니다. 그러나 이런 모순은 인용된 수많은 다른 연구들 사이에 묻혀 눈에 띄지 않았습니다. 그리고 인용된 대부분의 논문은 생체동등호르몬이 아직 걸음마 단계에 있었던 1990년대에 작성된 것들이었습니다. 그러므로 대부분의 연구와 거기서 발표된 데이터들은 말 에스트로겐 또는 좀비 게스타겐이라는 미심쩍은 호르몬을 바탕으로 실시된 것입니다.

왜 이렇게 된 것일까요? 연구의 규모가 커질수록, 그리고 참가자의 수가 많아질수록 연구는 신뢰성을 얻습니다. 대규모 연구가 미국에서 많이 이루어진 이유는 참가 대상자를 얻기가 쉽기 때문입니다(표준시간대가 여러 개일 정도로 미국은 큰 나라이니까요). 미국에서 생체동등호르몬은 오랫동안 히피들이나 쓰는 약물로 폄하되어 왔으며 의학계에서 의료용 대마와 비슷한 카

잘못된 믿음 날리기

미디어에서 위험하다고 보도하는 호르몬은 생체동등호르몬을 포함하지 않는 과거의 호르몬제로, 오늘날 처방되는 호르몬이 아닙니다.

테고리에 들어갈 정도의 취급을 받아왔습니다. 이들은 대체의학과 관련된 루트를 통하거나 자연요법 식품 판매처, 인터넷을 통해서만 구할 수 있었으므로 말 에스트로겐과 같은 정식 의약품의 반열에 올라가지 못한 채 FDA의 관심에서도 벗어날 수밖에 없었습니다. 의학연구에는 어마어마한 비용이 듭니다. 국가나 대학, 제약회사처럼 돈을 대는 기관 없이는 미국에서 연구를 진행하기 어렵습니다. 그래서 생체동등호르몬에 관한 연구는 유럽에서 좀 더 많이 이루어졌습니다. 예를 들어 프랑스에서는 생체동등호르몬이 최근 몇 년 이래로 표준이 되는 호르몬으로 자리 잡았고, 건강보험에서 비용을 부담하는 약제 목록에도 올라가 있습니다. 'E3N코호트연구'라는 매우 큰 규모의 현장연구에서 1990년 이래로 10만 명의 프랑스 여성의 암 위험도, 특히 유방암 위험도에 대해 정기적으로 모니터링한 바 있습니다. 그 결과 좀비 게스타겐이 유방암 발병의 위험도를 올린다는 의혹을 확인했습니다. 그에 반해 생체동등호르몬

알아두세요!

우리가 좀비 게스타겐이라고 이름 붙인 합성 게스타겐은 유방암 위험도 및 심근경색 위험도를 높입니다. 그에 반해 생체동등호르몬은 오히려 두 질환의 위험도를 낮추는 효과가 있는 것으로 보입니다. 심근경색은 유럽 여성의 사망원인 1위로 꼽히는 질병입니다.

과 프로게스테론은 위험도를 올리지 않았습니다.[45, 46] 이탈리아 로마에서 진행된 다른 연구에서는 좀비 게스타겐과 조합된 에스트로겐이 심근경색을 촉진시키는 데 반해 자연적 프로게스테론과 조합된 에스트로겐은 이를 저지하는 효과가 있는 것으로 나타났습니다.[47]

사실이 이렇다는 것을 알고 나면 대체 왜 유방암과 호르몬 사이의 악연에 얽힌 괴소문이 아직까지 끊이지 않고 돌아다니는지 궁금해질 것입니다. 호르몬 요법이 위험하다는 미디어 기사들을 접하는 일반인들은 아직도 옛날 지식에서 완전히 벗어나지 못한 많은 산부인과 전문의들이 호르몬 요법을 적극적으로 권하지 못하는 모습들을 보면서 역시 미디어의 주장이 옳구나 하고 생각하게 됩니다. 한편, 산부인과 전문의라면 생체동등호르몬이 상대적으로 위험도가 낮다는 사실에 대해 모르지 않습니다. 100퍼센트는 아닐지라도 압도적 대다수의 전문의들이 그럴 것입니다. 그래서 여성 산부인과 전문의 대부분이 스스로 자신에게 생체동등호르몬을 처방합니다.[48] 또한 남성 산부인과 전문의 대다수가 아내나 가족에게 생체동등호르몬을 처방합니다.[49] 왜 그럴까요? 사용자의 이익보다는 제약회사의 이익을 대변하고 혹시 모를 법적공방을 피해가기 위해 만들어진 사용설명서의 문구를 환자에게 일일이 설명하고 납득시키는 데에는 엄청난 노고가 따릅니다. 호르몬에

잘못된 믿음 날리기

관해 환자와 상담하다 보면 이야기가 한없이 길어집니다. 폐경에 대한 지식 전달과 계몽은 시간을 잡아먹습니다. 이 시간을 감당할 여력이 되는 의사는 극히 드뭅니다. 그래서 산부인과 전문의들은 결국 포기하고 맙니다. 환자의 건강을 1순위로 생각하는, 사명감과 실력을 두루 갖춘 의사들이라고 해서 예외는 아닙니다.

유방암 발병률을 높이는 진짜 이유

만일 유방암 발병 위험을 현저하게 높이는 세상 모든 요소들에 호르몬 제제처럼 가능한 부작용이 빠짐없이 명기되어 있는 사용설명서가 딸려 있다면 아마도 현대 산업사회는 폭삭 무너져버리거나 최소한 심각한 마비 상태에 빠지고 말 것입니다.

유방암 발병을 높이는 요인 중 가장 빈번하게 작용하는 것은 비만입니다. 체질량지수가 25 이상이면 위험도가 약간 상승하고 30 이상이 되면 정상체중인에 비해 폐경 후 발병위험

도가 약 58퍼센트 상승합니다.[50]

운동을 하지 않는 생활습관도 운동을 적극적으로 즐기는 사람에 비해 유방암 발병률을 40퍼센트 올립니다. 비만과 운동 부족이라는 2가지 요인이 결합하면 위험도는 2배 상승합니다.

음주 또한 아주 중요한 요인입니다. 매일 두 잔의 와인을 마시거나 알코올이 함유된 음료수를 일주일에 일곱 잔 이상 마시는 사람의 유방암 위험도는 술을 전혀 마시지 않는 사람의 2배입니다(다시 말해 100퍼센트 증가라는 뜻입니다). 음주에 흡연이 겹치면 위험도는 7배로 솟구칩니다!

다시 한번 종합해보면 말 에스트로겐과 좀비 게스타겐을 사용하여 실시된 WHI 1 연구에서 참가자들은 위약이 투여된 대조군에 비해 26퍼센트(0.26배) 상승된 유방암 발병위험률을 보였습니다.[51] 그에 반해 WHI 2 연구에서 참가자들은 위약 대조군에 비해 21퍼센트 **낮은** 유방암 발병위험률을 나타냈습니다.

우리 사회의 논리를 따른다면 우리가 일상생활에서 접하는 거의 모든 물건들, 예를 들면 감자 칩, 아이스크림, 와인, 이케아에서 파는 소파 같은 것들에 예외 없이 '일상적 사용으로 인해 암 위험도가 증가할 수 있다'는 경고문이 붙어 있어야 할 것입니다. 무시무시한 글귀가 적힌 사용설명서가 따라붙지 않았다는 것이 곧 그 물건에 어떠한 위험도 따르지 않는다는 뜻을 의미하지는 않습니다. 만일 모든 제품에 일일이 이런 경고문이 붙어 있다면 친구들과 모여 기분 좋게 와인을 마실 수도 없고 일요일 오후 마음 놓고 소파에서 뒹굴 수도 없을 것입니다. 기업이 이렇게 하지 않는 것은 법적 책임을 져야 할 위험이 없기 때문입니다. 피트니스클럽에 가기는커녕 이케아의 포앵 의자에 다리를 걸치고 앉아 벤앤제리스의 아이스크림을 먹으며 빈둥대는 일상을 몇 년간 계속한 결과 뚱뚱해지고 결과적으로 유방암에 걸렸다고 해도 이케아나 벤앤제리스 회사를 상대로 고소할 수는 없는 것입니다.

데오도란트에 함유된 알루미늄 성분이 암을 유발하는지에 대해선 아직 공방이 계속되고 있습니다. 평소 데오도란트를 많이 사용하는 여성들의 유방암 세포에서 알루미늄이 상당히 많이 검출된 바 있습니다. 그러나 알루미늄이 정말로 암세포 증식에 기여했는지 아니면 단순히 그곳에 축적되기만 한 것인지는 아직 정확히 규명되지 않았습니다.

의학 통계의 허구

의학 통계의 세계에는 통계학을 잘 모르는 일반인들이 이해하기 힘든 비현실적이고 기이한 면이 있습니다. 통계학자는 우리에게 추상적으로 비치는 숫자를 선호하며 전체 데이터에서 다른 요소와 섞이지 않게 단독으로 추출된 요소로만 위험도를 산출해냅니다. 문제는 우리 같은 일반 사람들 앞에 그 어떠한 정보도 없이 이 숫자들이 불쑥 던져졌을 때입니다. 우리는 이 숫자들의 중요성과 의미의 유무를 가늠하거나 그 숫자들이 결국에는 무엇을 나타내는지를 읽어낼 수 없습니다.

'상대적 위험도'라는 주제를 한번 살펴보겠습니다. 상대적 위험도는 특정한 X라는 행동방식을 정기적으로 행했을 때 특정한 질병에 걸릴 확률을 나타내는 숫자입니다. 기본위험도를 1.0으로 정한 후 그보다 낮거나 높은 수로 표기됩니다.

이제 WHI 1 연구에서 산출되었던, 좀비 호르몬의 투여로 인한 유방암 발병 확률을 예로 들어보겠습니다.

좀비 호르몬으로 인해 유방암에 걸릴 위험도는 기본위험도

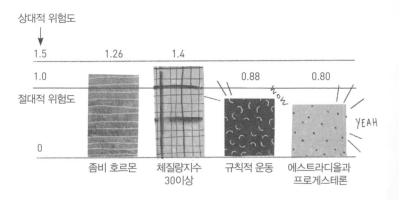

호르몬 투여 시 또는 특정 라이프스타일에 대한 유방암 발병 위험도

에 비해 26퍼센트 높았으므로 수치는 1.26으로 나타낼 수 있습니다. 이는 위험도가 상승했음을 의미합니다. 이제 유방암에 관한 또 다른 상대적 위험도를 보겠습니다.

체질량지수가 30이 넘을 경우 유방암 위험도는 1.4입니다.

생체동등호르몬의 투약하에 유방암 발병 위험도는 프랑스의 세실CECILE 연구에 의거할 때 0.80이며 정기적으로 운동을 할 경우에는 0.88로 연구되었습니다. 2가지 다 기본 위험도보다 낮습니다.

그런데 이 숫자들이 우리에게 의미하는 바는 무엇일까요? 비교를 위해 편의점 계산대 너머에 진열된 담뱃갑을 떠올려보겠습니다. 담뱃갑에 인쇄된 경고문과 사진들을 보는 사람은 누구든지 흡연과 폐암의 상관관계가 높다는 것,[52] 즉 흡연의 상대적 위험도에 대해 누구나 쉽게 유추할 수 있습니다.

이를 바탕으로 우리는 유방암 발생의 상대적 위험도라는 것이 우리가 느끼는 것보다 훨씬 작은 규모로 이루어진다는 것을 알 수 있습니다.

세간에 퍼져 있는 또 하나의 설은 여성이 일생동안 유방암에 걸릴 확률은 12퍼센트, 즉 8명 중 1명은 유방암에 걸린다는 주장입니다. 어떻게 이런 계산이 성립될 수 있는지 따져봅시다.

- 20세를 기준으로 향후 10년 안에 유방암에 걸릴 위험도

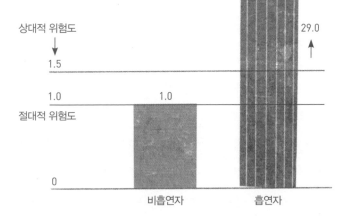

상대적 위험도

1.5

1.0   1.0

절대적 위험도

0

비흡연자   흡연자

29.0

폐암발병 위험도와 흡연

는 1대 1,429, 즉 0.07퍼센트다.

- 30세를 기준으로 향후 10년 안에 유방암에 걸릴 위험도
  는 1대 208, 즉 0.5퍼센트다.

- 40세를 기준으로 향후 10년 안에 유방암에 걸릴 위험도
  는 1대 65, 즉 1.5퍼센트다.

- 50세를 기준으로 향후 10년 안에 유방암에 걸릴 위험도
  는 1대 42, 즉 2.4퍼센트다.

- 60세를 기준으로 향후 10년 안에 유방암에 걸릴 위험도
  는 1대 28, 즉 3.5퍼센트다.

- 70세를 기준으로 향후 10년 안에 유방암에 걸릴 위험도
  는 1대 25, 즉 4.1퍼센트다.

이렇게 하여 한 여성이 일생동안 유방암에 걸릴 절대적 위험도는 12.07퍼센트라는 계산이 나오는 것입니다. 이 숫자는 단순히 모든 수를 다 합산했기 때문에 나온 결과입니다. 즉 0.07+0.5+1.5+2.4+3.5+4.1=12.07, 그러므로 8명 중 1명이라는 계산법입니다.[53]

다시 말해 모든 연령에서 12.07이라는 위험도가 존재하는 것이 아니라 80세까지의 확률을 모두 더했을 때 이 수치가 나오는 것입니다. 그러므로 어느 날 아침에 눈을 뜨니 그날부터 8명 중 비운의 1명이 되는 운명을 맞았더라 하는 이야기는 실

제로 성립될 수가 없습니다.

게다가 이 데이터들을 수집하는 과정에서도 오류가 있었습니다. 유방암이 한 번 발병한 여성에게 훗날 다시 같은 병이 재발했을 경우 컴퓨터는 이를 두 건 또는 세 건으로 계산했습니다.

유방암이 위험하지 않다고 말하려는 것이 절대로 아닙니다. 저는 다만 이런 계산상의 모순을 지적함으로써 통계라는 것이 우리의 인식과 견해에 얼마나 큰 영향을 주는지 알리고 싶을 뿐입니다.

유방암에 관한 5가지 진실

이 이야기에서 우리가 얻을 것은 무엇일까요? 각종 연구와 데이터들을 종합한 후 우리가 알아야 할 가장 중요한 5가지를 뽑아보면 다음과 같습니다.

1. 좀비 게스타겐은 유방암 유발을 촉진합니다. 인공 게스타겐을 주원료로 한 약제를 멀리해야 합니다.

2. 말 에스트로겐과 좀비 게스타겐이 들어간 알약은 심근경색과 뇌졸중 위험도를 높입니다. 폐경이 끝나고 난 후 오랜 기간이 지나고 나서 복용을 시작할 경우 위험은 특히 더 올라갑니다. 이들 성분은 간에서 분해되어 정맥류 위험을 높입니다.

3. 말 에스트로겐은 1990년대까지만 해도 흔히 처방되었지만 현재는 간을 보호하기 위해 피부를 통해 흡수되는 방식의 생체동등호르몬인 베타 에스트라디올을 처방하고 있습니다. 또 이를 통해 가엾은 암말들이 끊임없이 강제로 임신되는 악순환에서 벗어나 초원으로 돌아갈 수 있습니다.

4. 천연 프로게스테론과 생체동등 에스트라디올 성분은 유방암 발생위험을 증가시키지 않습니다. 오히려 낮추는 효과가 있는 것으로 보입니다. 건강하지 않은 생활방식이야말로 위험합니다!

5. 성패의 열쇠를 쥔 것은 호르몬 요법의 시작 시기입니다. 폐경이행기 또는 폐경 직후에 이를 시작하면 전 세계 여성 대부분의 사망원인이자 노년을 침상에서 누워 보내게 만드는 가장 큰 질병을 예방할 수 있습니다.

호르몬 변화에 유연하게 대처하는 법

.

여러분은 이제 상급자 레벨에 올라섰습니다. 호르몬 결핍이 심장질환과 혈관질환 그리고 당뇨, 암, 점점 더 고도의 비만으로 이끄는 뱃살 위주의 체중 증가를 촉진할 수 있다는 것을 알게 되었습니다. 또 에스트로겐 결핍으로 인해 관절질환, 우울증, 골다공증 그리고 지적 활력의 퇴화가 일어나 인생이 엄청나게 힘들어질 수 있다는 것도 이해하게 되었습니다.

그 어떠한 조치도 취하지 않은 채 호르몬 결핍에 노출되어 살아간다면 현대인들을 가장 많이 사망에 이르게 하는 치명적 질병에 걸릴 위험을 더 크게 만들기 때문에 호르몬을 적절하게 보충해주지 않으면 장기적으로 건강이 위험해진다는 것도 잘 알게 되었습니다. 그뿐 아닙니다. 인공적으로 만들어진 호르몬 및 좀비 게스타겐을 사용한 요법과 생체동등호르몬 사이의 차이점을 이해하고 가족이나 지인에게서 호르몬 요법이 나쁘다더라, 누구는 유방암에 걸려서 가슴을 절제했다더라 하는 괴담을 듣더라도 흔들리지 않고 의연하게 대응할 수 있게 되었습니다. 위험한 호르몬 요법이라는 제목의 언론기사가 퍼져 돌아다니더라도 쉽게 흥분하지 않을 수 있습니다. 새로운 지식을 갖춘 상태에서 보는 눈은 전과 달라졌고 이에 관련해 여러분이 신뢰하는 의사와 이야기를 나눌 수 있게 되었습니다.

이제 다음 단계로 넘어갈 차례입니다. 생체동등호르몬을 시도해보겠다는 결정을 내렸다면 이제 최상의 실천방법이 무엇인지 또 어떤 요소들을 고려하면 좋을지 알아봅시다.

폐경전기에 해야 할 일

폐경전기는 아직 큰 이상을 느끼지 못하는 시기입니다(부디 그렇기를 바랍니다). 월경도 규칙적입니다. 월경전증후군이 좀 더 심해졌을 수도 있지만 모든 것은 이전과 크게 달라진 점이 없습니다. 하지만 그렇더라도 30대 중후반에 들어서면 월경이 끝나고 컨디션이 좋을 때 호르몬 수치를 검사해보는 것이 좋습니다. 이는 혈액검사로 확인할 수 있습니다. 기왕이면 갱년기 이후까지 장기적으로 다니고 싶은 산부인과를 정하는 게 좋은데, 이유는 검사 결과가 모두 한곳에 저장되어 변화의 추이를 비교할 수 있기 때문입니다. 특히 검사기관마다 각자 특성이 있어 단위가 다를 수 있고 수치에 코멘트를 달아주는 경우에는 각기 약간 다른 해석이 내려질 수 있습니다. 또 특히 호르몬 수치에 더 전문화된 곳이 있습니다. 다른 병원에서 시행한 혈액검사 수치를 가지고 내원한 환자가 있을 때 대부분 그 수치를 바탕으로 진단과 처방을 내릴 수 있지만 간혹 그럴 수 없을 때도 있습니다. 그러면 환자는 다시 혈액검사를 해야 하는 번거로움을 감수해야 합니다.

물론 호르몬 수치에도 정상범위라는 것이 있습니다. 그런데 그중에서도 각자가 느끼는 최상의 범위가 존재합니다. 예를 들면 프로게스테론 수치가 그리 높지 않아도 컨디션이 가뿐한 사람이 있는가 하면 다른 누군가는 훨씬 더 높아야 컨디션이 좋다고 느낍니다. 에스트로겐에 특히 더 민감한 사람은 유두의 팽만감을 예민하게 느끼며 다른 이는 에스트로겐이 조금만 낮아도 과도한 발한과 열감을 호소합니다. 이렇게 여성은 각자

 알아두세요!

가능하면 월경이 끝나고 일주일 후 혈액검사를 하는 게 좋습니다. 이때가 호르몬 수치상 가장 좋은 상태이기 때문입니다!

느끼는 최적의 수치가 다 다릅니다.

컨디션이 좋을 때 검사한 수치를 이상적 수치로 놓고 그 상태를 목표로 정하는 것이 이상적입니다. 그렇지만 경구피임약을 복용하고 있다거나 호르몬에 영향을 줄 수 있는 기타 피임약을 복용하고 있는 경우에는 혈액검사를 피해야 합니다! 수치가 왜곡될 수 있기 때문입니다.

그리고 폐경이행기에 접어들었거나 폐경 후라도 호르몬 수치를 재지 못할 이유는 없습니다. 이상적인 범위를 찾아낼 방법은 얼마든지 있습니다.

에스트로겐, 프로게스테론, 테스토스테론의 정상범위를 살펴보면 에스트로겐과 프로게스테론의 경우 보통의 월경주기 안에서 '정상'이라고 인정되는 범위가 상당히 넓다는 것을 알 수 있습니다. 에스트로겐과 에스트로겐의 가장 활동적 형태인 베타 에스트라디올을 먼저 들여다봅시다.

월경주기 초기, 즉 난포기 초기에는 에스트라디올 수치가 30pg/ml(밀리리터당 피코그램)에서부터 시작해 배란 전에 530pg/ml까지 올라갑니다.

에스트라디올은 배란 직후에 약간 하강했다가 다시 상승해 210pg/ml를 기록한 후 다시 떨어집니다.

프로게스테론은 월경 첫날 0.1ng/ml(밀리리터당 나노그램) 이하로 시작, 월경주기 후반이 되면 본격적으로 상승해 최대 27ng/ml까지 올라갑니다. 그러다가 월경 후 21일째에는 10ng/ml 위로 머무르는 게 보통입니다.

테스토스테론은 에스트로겐 수치와 어느 정도 연관성 있게 상승하거나 하강합니다. 월경주기 초기에는 0.06mcg/ml(밀리 리터당 마이크로그램)이고 에스트로겐이 최고치일 때 0.86mcg/ml를 기록하면 정상이라고 봅니다.

(어째서 호르몬 종류에 따라 단위가 달라지는지 궁금할 것입니다. 이는 각 분자의 효력 정도와 관련이 있습니다. 1mg의 테스토스테론은 같은 양의 에스트라디올과 동일하지 않습니다. 순한 파프리카 가루 한 스푼의 맵기가 같은 양의 고추냉이의 맵기와 같을 수 없는 이치와 같습니다.)

그런데 기록된 모든 수치가 다 정상범위 안에 든다고 나왔음에도 불구하고 무슨 수를 쓰지 않으면 도저히 안 될 정도로 월경전증후군이나 편두통이 심할 때는 어떻게 해야 할까요? 혈액검사의 수치가 항상 모든 것을 결정하지는 않습니다. 혈액검사에서 나오는 수치는 사진으로 치자면 순간 포착된 찰나의 한 장면에 지나지 않습니다. 수치가 '괜찮다'고 나온 경우에도 월경주기 중반을 지나면서 몸의 부정적 변화가 느껴진다면 우선 프로게스테론 보충으로 시작하는 것이 옳습니다. 저는 월경 시작일 약 12일 전부터 시작할 수 있도록 저녁에 복용하는 알약 형태의 프로게스테론을 100mg을 처방합니다. 월경주기가 28일인 사람이라면 월경 첫날부터 계산해 15일째가 될 것이고 이보다 짧은 사람이라면 10일째가 될 것입니다. 만일 월경 주기가 불규칙하다면 월경 첫날부터 15일째 되는 날을 계산해 그날부터 복용한 후 추이를 지켜볼 것을 권합니다. 혹시나 잘 못된 양을 먹는 것이 아닌지, 괜히 문제가 생기는 것은 아닌지 걱정할 필요는 없습니다. 프로게스테론은 매우 빨리 분해되기 때문입니다. 최적의 용량이라면 컨디션이 회복되는 것을 느끼고 혹여 맞지 않는다고 하더라도 별 느낌이 없는 정도입니다.

월경전증후군의 개선을 위해 복용하는 프로게스테론은 월 경시작일 후 15일째 되는 날 시작해서 12일간, 또는 다음 번 월경이 시작될 때까지 복용합니다. 다른 말로 하면 다음 월경 이 예상보다 일찍 시작되었을 경우에도 일단 월경이 시작되면 복용을 중단한다는 뜻입니다. 반대로 예상보다 늦어질 때에도 월경이 나올 때까지는 계속 복용합니다.

 알아두세요!

호르몬과는 별개로 스스로 몸에 도움이 되는 행동을 하고 싶다면 규 칙적인 운동과 건강한 식생활에 무조건 힘써야 합니다. 건강한 생활습 관은 폐경이행기에 나타나는 각종 변화에 좀 더 수월하게 대응할 수 있 는 좋은 조건이 됩니다.

폐경이행기에 해야 할 일

폐경이행기에 접어들면 배란의 빈도수가 낮아지며 배란이 된다고 해도 약간의 브레이크가 걸리듯 매끄럽게 진행되지 않을 때가 많아집니다. 배란이 성공적으로 이루어지고 난 뒤 월경주기 후반부에는 프로게스테론이 상승하는데 배란의 질이 그리 좋지 못할 때는 프로게스테론의 상승이 원활하게 이루어지지 않는다고도 앞서 이야기한 바 있습니다.

긴장 완화와 여유로움을 담당하는 호르몬인 프로게스테론이 모자라기 시작하면 얕은 잠을 자고 기분이 저조해지며 월경주기가 들쑥날쑥해지고 손발이 붓는 등의 증상을 느낍니다.

호르몬 수치를 보기 위한 혈액검사는 월경주기 후반에 이루어져야 합니다. 그런데 정확히 언제가 좋을까요? 월경주기가 굉장히 불규칙하다면 이상적인 날짜를 계산해내기가 사실상 매우 힘듭니다. 자궁이 제거된 여성도 월경이 없기 때문에 정확한 추정이 어려운 건 마찬가지입니다. 산부인과에서도 월경 후반기가 언제쯤일지 유추하기 곤란합니다. 그러나 혈액검사 수치를 통해 배란이 일어났는지의 여부를 추측해냄으로써 가상의 월경주기를 어느 정도 구분 지을 수 있습니다. 가장 좋은 것은 월경일을 피해 프로게스테론 요법을 시작하는 것입니다.

자, 그러면 어떻게 시작해야 할까요? 우선 검진이 필수입

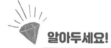

알아두세요!

자궁적출술을 받은 여성은 자신이 월경주기의 어디쯤 있는지, 또 갱년기에 접어들었는지 아닌지조차 확실히 모를 수가 있습니다. 이럴 때는 채혈을 통해 호르몬적으로 어떤 상태에 있는지 알아내어 그에 맞게 적절한 대체요법을 실시하면 됩니다. 필요하다면 6개월 이상 기간을 두고 여러 번 혈액검사를 해서 종합적 수치를 알아내는 것이 좋습니다.

니다. 특히 월경혈 과다 등의 증상이 있을 때에는 호르몬 이외에 다른 원인, 즉 자궁근종이나 자궁경부의 이상 등이 없는지 살펴보기 위해서라도 검진은 선행되어야 합니다. 그러나 월경불순의 원인이 명백히 호르몬에 있다면 프로게스테론 보충 요법을 시행하기에 충분한 조건이 됩니다.

담당 산부인과 의사가 오케이 사인을 내리면 매일 저녁 캡슐 형태로 된 프로게스테론 100mg의 복용을 시작할 수 있습니다. 뇌의 긴장을 풀어주는 효과가 있기 때문에 잠자리에 들기 직전에 복용하는 것이 좋습니다. 몸이 필요로 하는 양이 얼마나 되는가에 따라 다르지만 사람에 따라 복용 후 급격히 나른해지면서 졸음이 쏟아질 수도 있습니다. 하지만 수면제가 아니기에 의존성은 없으니 걱정할 필요가 없습니다. 프로게스테론 복용의 목표는 잘 자는 것, 아침에 자명종이 울릴 때까지 깨지 않고 깊이 자는 것입니다. 또 혼란하고 예민한 기분에서 벗어나 다시 예전의 자신으로 돌아간 것처럼 느끼는 것입니다. 첫 날 복용 후 곧바로 변화를 느끼기도 하는데 마이크로화된 프로게스테론이라 효과가 단시간에 빠르게 나타났다가 다시 분해되기 때문입니다.

그런데 사람에 따라 소화기관보다는 질을 통해 흡수되는 경로가 더 효과적인 경우도 있습니다. 복용해본 결과 효과가 크게 나타나지 않는다고 느낀다면 캡슐 형태보다 질에서 흡수되는 방식으로 바꿔보는 것도 좋습니다. 혹시 이성과의 잠자리가 계획되어 있다면 잠자리를 가진 후에 질에 캡슐을 삽입할 것을 추천합니다. 녹아든 캡슐의 일부가 남성에게 흡수된다고 해도 해롭지는 않지만 그래도 방해가 될 수 있기 때문입니다.

복용을 시작한 후 6주에서 8주가 지나면 중간점검차 산부인과를 방문하는 것이 좋습니다. 이때 그간의 변화와 몸 상태 등을 의사와 상담합니다. 만일 목표로 하는 수치가 있다면, 예를 들어 가장 컨디션이 좋았을 때의 수치를 목표로 한다면 다시 한 번 혈액검사를 해 현재 자신의 상태를 평가해봅니다. 여전히 수면의 질이 낮다든지 기분이 나아지지 않는다면 시험 삼아 용량을 100mg에서 200mg으로 올리는 시도도 해볼 수 있습니다. 그렇지만 제 경험상 대부분의 여성은 처음의 100mg만으로도 긍정적인 변화를 경험합니다.

프로게스테론 퀵스타트

언제 시작할까요? 자다가 자꾸 깨는 등의 수면장애, 불안정한 기분변화, 월경전증후군, 편두통 등 월경 전에 나타나는 다양한 불쾌감 등의 증상이 있거나 에스트라디올 보충 시 균형이 필요할 때 시작합니다. 월경이 끊기지 않은 여성이라면 월경 시작 10일에서 15일 전에 복용을 시작합니다.

방법은? 잠자리에 들기 직전 마이크로화된 캡슐 형태의 프로게스테론 100mg을 복용합니다.

느껴지는 변화는? 수면의 질 개선, 기분의 안정화, 월경전증후군 증상의 개선, 불편한 증상들의 전반적인 해소를 기대할 수 있습니다.

그렇다면 프로게스테론에도 '과다복용'이 있을 수 있을까요? 그렇습니다. 그러한 경우, 낮 동안 나른하고 기분이 조용하게 가라앉으며 혼자 있고 싶고, 사람을 상대하기 귀찮아지는 증상이 나타납니다. 만일 100mg의 용량이 너무 많다고 느껴지면 약국에서 용량을 조금 낮춰서 개별조제를 할 수도 있습니다.

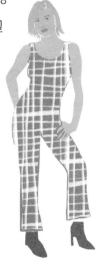

그렇다면 에스트로겐 결핍을 가리키는 증상들에는 어떤 것들이 있을까요? 이미 앞에서 알아보았지만 갑작스러운 열감과 화끈거림, 우울증, 성교통 등을 꼽을 수 있습니다. 프로게스테론 결핍 증상과 에스트로겐 결핍 증상이 다 함께 동시에 일어날 수도 있고 에스트로겐 결핍 증상만 단독으로 일어날 수도 있습니다. 폐경이행기 초반에는 혈중 에스트로겐 농도가 극도로 불안정해져 상승과 하락을 반복할 수 있습니다. 한껏 치솟았다가 다음 달에는 극도로 낮아지는 경우, 그에 따른 증상들도 정상이었다가 조금 심해졌다가 완전히 견딜 수 없을 정도로 나빠지는 곡선을 제멋대로 그리게 됩니다.

이런 증상이 있다면 일단 저는 에스트라디올 요법을 시작해볼 것을 권합니다. 각 증상에 따른 적용방법은 다음과 같습니다.

열감이 심하게 올라올 때 대처법

상반신과 얼굴로 올라오는 갑작스러운 열감은 몸이 보내는 구조신호이며 난소가 시상하부의 부름에 응하지 못하고 있다는 징후라는 사실을 우리는 이제 잘 알고 있습니다. 그러므로 에스트라디올 수치를 정상범위 중 약간 낮은 영역 안에 들어오도록 끌어올려줄 필요가 있습니다.

열감이 심한 환자에게 저는 바르는 젤 또는 뿌리는 스프레이 형태의 에스트라디올을 처방합니다. 아침에 1회 도포하는 것으로 시작합니다. 이는 가장 낮은 용량으로 열감이 나타나지 않도록 하는 것이 목표입니다. 이는 매우 중요합니다! 열감이 좀 덜해지거나 다소 나아지는 것이 아닌, 완전히 사라지는 것을 목표로 합니다.

14일이 지난 후에도 여전히 열감이 없어지지 않는다면 아침에 2회 도포로 횟수를 올려보는 방법을 택합니다. 낮에는 증상이 없어졌다가 밤에 열감이 다시 찾아온다면 자기 전에 한 번 더 도포해볼 수 있습니다. 만일 원래 밤에만 유독 열감이 심했던 사람이라면 아침이나 밤 가운데 하나를 택해서 어느 편이 더 효과가 있는지 시험해봐도 좋습니다.

우울증과 공격성이 심해질 때 대처법
스니커즈 초코바 광고 카피가 기억하나요? "배고플 때 너는

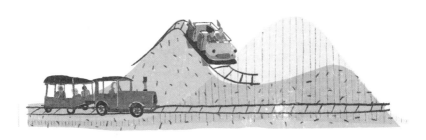

호르몬 요법의 목표는 급격한 상승과 하강에 따른 낙차를 줄여 정상범위
중 약간 낮은 영역 안에 에스트라디올 수치를 안정적으로 머무르게 하는 것입니다.

네가 아니야!" 에스트라디올과 프로게스테론이 결핍되었을 때도 마찬가지입니다. 내가 원래 이런 사람이었나 싶을 정도로 180도로 바뀐다는 말에 대부분의 여성들은 적극 공감할 정도입니다. 항상 우울하고 낙담한 기분이 들거나 아주 작은 일에도 괴물이 되어버리는 바람에 하루를 망쳐버리기 일쑤이고 설상가상으로 여기에 잠조차 푹 자지 못하니 삶이 피폐해집니다. 만약 '바로 내 이야기야' 하며 공감한다면 무조건 산부인과에 가서 혈액검사를 한번 받아보기를 권합니다.

혹은 이런 증상으로 괴롭기는 하지만 시기적으로 아직 '완전히' 폐경이행기에 들어서지 않았다면? 그렇다면 증상으로 판단합니다. 사람이 느끼는 증상이 종이에 쓰인 수치보다 우선합니다. 잘 판단이 서지 않을 때에는 아침에 에스트라디올 연고를 피부에 바르고 저녁에 프로게스테론을 복용하며 상태의 변화를 주의 깊게 관찰합니다. 혹시 개선되는 점이 전혀 없다고 해도(그러나 이런 일은 매우 드뭅니다) 잘못될 일은 없습니다. 그냥 복용을 중단하면 됩니다. 이럴 경우 좀 더 근본적인 원인을 찾아야 하기 때문에 정신건강의학과에 찾아가야 합니다. 정신건강의학과에 가는 것을 수치스럽게 여기는 사람들도 있는데, 절대 그럴 일이 아닙니다. 호르몬이 문제가 아니라 뇌의 화학작용이 정상회로를 벗어났기 때문이 문제가 생길 수도 있으므로 이에 대한 것은 해당 분야의 전문가가 맡아서 돌보는 것이 맞습니다. 이는 사실 너무나도 자연스러운 일이기에 꺼려할 이유가 하나도 없습니다.

관절통이 심해질 때 대처법

원인을 특정할 수 없는 관절통이 슬슬 느껴지기 시작했다면 가정의학과나 정형외과에 먼저 달려가지 말고 우선 산부인과에 가서 호르몬 밸런스가 괜찮은지 검사해보기 바랍니다. 폐경 이행기에 들어섰거나 이미 폐경 후라면 더 늦지 않게 손을 써야 합니다. 호르몬 요법을 시작하되 일단 4주 정도 지켜봅니다. 관절이 진정되려면 그 정도 시간이 걸리기 때문입니다. 관절의 이상이 오래 전에 시작되어 만성이 되었다면 호르몬이 더 이상 별 도움이 되지 않을 수도 있지만 그래도 손해될 것은 없습니다. 도전해보세요!

 알아두세요!

갱년기 호르몬 요법에 관한 결정을 내릴 때 혈액검사 수치보다 더 중요한 것은 당신이 느끼는 증상과 불편함입니다. 수치보다 사람이 먼저입니다.

폐경된 지 한참이 지났어도 유효한 에스트라디올 요법

폐경이 되고 난 후 이 책을 알게 되었다고 걱정할 필요는 없습니다. 폐경 후 아직 10년이 되지 않았다면 늦지 않았으니까요. 기회의 창에 관한 부분에서도 이야기했듯이 폐경 후 최장 10년까지는 호르몬 요법을 시작할 수 있는 시기입니다. 다만 방치된 고혈압이나 심장질환, 심한 정맥류, 폐부종 등의 질환이 없어야 합니다. 그러나 만성화된 질병이 몇 가지 있다면 첫째, 이들을 치료해야 하며 둘째, 어쨌든 폐경한 지 10년이 넘지 않아야 합니다(최종결정은 산부인과 의사가 하겠지만 말입니다).

오랫동안 끈질긴 열감과 싸워왔거나 폐경이행기에 시작된 기타 여러 이상증상들이 있는 경우에도 앞서 설명한 프로게스테론과 에스트라디올 요법을 똑같이 적용하면 됩니다. 현재 별 증상이 없거나 한 번도 증상을 느낀 적 없는 사람이라고 하더라도 반드시 에스트라디올을 보충해주어야 하는 경우가 있는데 바로, 보이지 않게 장기의 쇠퇴가 진행되고 있을 때입니다. 이를 저지하거나 중단시키기 위해 에스트라디올 요법은 꼭 필요합니다.

호르몬 요법을 시작하기 위해 산부인과 검진이 선행되어야 함은 두말할 필요도 없습니다. 유방초음파 검사, 여유가 된다면 유방조영술도 병행하는 것이 좋습니다. 개인적 견해지만 자궁과 난소 초음파 검사도 검사항목에 넣는 것이 좋습니다. 이

에스트로겐 퀵스타트

언제 시작할까요? 열감, 기분의 급격한 변화와 불안정, 관절통 또는 에스트로겐 결핍으로 인한 관련 증상이 나타날 때 시작합니다.

방법은? 오전에 한 번 에스트라디올 젤이나 스프레이를 피부에 뿌려 흡수시킵니다. 이후 14일간 관찰, 이와 밸런스를 맞추기 위해 밤에는 프로게스테론 100mg 1알을 복용합니다. 필요하면 용량을 늘려도 됩니다. 야간 발한의 경우 밤에도 에스트로겐을 바릅니다(즉 하루 2회). 일일 최대 5회 도포할 수 있습니다.

느껴지는 변화는? 증상의 뚜렷한 개선. 다시 자신의 본래 모습으로 살아갈 수 있습니다.

를 통해 호르몬 상태뿐 아니라 몸의 전체적 상태를 평가하는 데 많은 정보를 얻을 수 있기 때문입니다. 건강보험의 종류에 따라 추가비용이 있을 수 있지만 결국 가장 소중한 것은 본인의 건강입니다.

호르몬 요법 개시 전에 저는 항상 혈중 호르몬 농도를 측정하는데 검사 결과상 큰 이상이 없다고 해도 내원자가 증상을 호소하면 호르몬 요법을 시도하는 쪽으로 결정을 내립니다. 알다시피 숫자는 숫자일 뿐 증상을 이기지 못합니다. 예외가 있다면 앞서 말한 폐경 이후이면서 질병이 있는 상태인데 이때는 증상보다는 수치를 더 눈여겨보아야 합니다. 이 말은 반대로 이미 '갱년기를 다 건너간 상태'라도(대부분 열감이 다소 누그러진 시기) 호르몬 수치가 밑바닥까지 떨어져 있다면 호르몬 요법을 받지 못할 이유가 없다는 뜻입니다.

우선 폐경에 관한 용어를 바꿔야 할 필요가 있습니다. 다시 한 번 강조하지만 일상생활에서 큰 불편함이 없어졌다고 해서 갱년기를 다 '겪어낸' 것은 아닙니다. 열감을 인식하는 수용체, 우리 몸의 측정기가 더 이상 작동하지 않는 것뿐입니다.

한 번도 열감을 겪어보지 않은 여성이 존재하는 것도 사실이고 월경이 언제나 정상적이고 규칙적으로 나오다가 한 번에 깔끔하게 폐경이 찾아온 후 별다른 갱년기 증상을 느끼지 못하는 여성도 분명 있습니다. 거짓말이 아닙니다. "갱년기 증상이 뭐예요?" 하고 묻는 사람이 진짜로 있습니다. 하지만 이런 사람들은 예외에 속하며 이들도 예방적인 차원에서 호르몬 수치를 점검하고 주기적으로 골밀도를 검사해보는 것이 좋습니다. 살찐 여성들에게서 갱년기 증상이 없는 경우를 흔히 보는데 이는 지방세포에서 에스트로겐을 많이 생산하기 때문으로 짐작합니다. 이런 사람은 몸에 충분한 양의 에스트로겐이 존재하기 때문에 에스트라디올을 보충해주는 것이 별 효과가 없습니다. 또 이들 중에는 질의 습윤감도 좋은 사람이 많습니다.

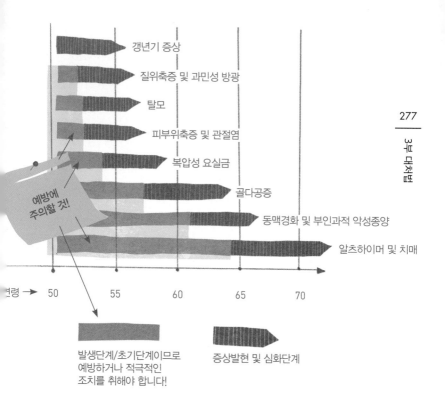

예방에 주의할 것!

발생단계/초기단계이므로
예방하거나 적극적인
조치를 취해야 합니다!

증상발현 및 심화단계

 알아두세요!

폐경기에는 별 증상이 없더라도 호르몬 수치가 나쁘다면 호르몬 요법을 시도해볼 이유가 충분합니다. 수치가 사람에 우선하는 경우라고 할 수 있습니다.

질 관련 증상과 에스트리올 연고

체중이 많이 나가는 여성들은 체내 에스트로겐 합성이 충분하게 이루어지고 있으며 질 점막의 습도도 잘 유지되고 있는 예가 흔하기 때문에 질에 도포하는 에스트라디올 연고조차 필요하지 않을 때가 많습니다. 그러나 그렇지 않은 나머지 여성들은 국소적으로 바르는 연고를 사용해야 합니다. 언제가 좋을까요? 증상이 나타나기 전에 시작하는 것이 제일 좋습니다. 이것을 잘 알아차리는 사람은 산부인과 의사입니다! 하지만 환자가 먼저 묻기 전에는 구태여 말해주지 않는 의사도 많기 때문에 정기검진 시 먼저 적극적으로 물어야 합니다.

에스트리올 연고를 바르는 방법은 매일 저녁 콩알 크기만큼 덜어내어 질 입구에 잘 발라주는 것입니다. 대부분의 연고에는 길쭉한 플라스틱 기구가 같이 들어 있는데 질 안쪽 깊숙한 부분에도 바를 것이 아니라면 별로 활용도가 높지는 않습니다. 알코올 성분이 높은 연고가 대부분이라 바른 직후 따가울 수도 있습니다. 보통 시간이 조금 지나면 사라지지만 계속 따갑다면 다른 연고로 바꿔보기를 권합니다. 알코올 때문에 시판제품을 사용하지 못하는 사람은 기성제품보다는 가격이 올라가고 다소 시일이 소요된다는 단점이 있더라도 처방전을 받아 조제를 맡겨도 좋습니다(앞서 설명한 바와 같이 한국에서는 에스트리올 연고는 구할 수 없고 에스트리올 질정만 있습니다. 의사의 처방이 필요하며, 처방이 있으면 의료보험 급여가 됩니다-감수자).

에스트리올 제품 중에 질에서 흡수되도록 만든 질정 형태도 있습니다. 용량은 낮은 것부터 강력한 효과를 내는 높은 것까지 다양한 편입니다. 이런 제품은 저녁에 넣고 나서 다음 날까지 온종일 팬티라이너를 착용해야 한다는 불편함이 있습니다. 이는 생각보다 상당히 번거롭습니다. 그렇지만 이런 불편함에도 불구하고 환자에게 질정을 처방할 때가 있는데 질 입구뿐

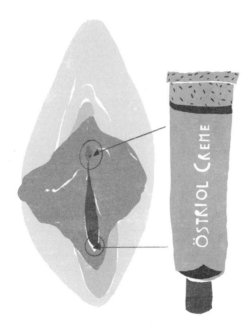

에스트리올 연고는 질 입구 앞쪽 6시 지점과
요도를 중심으로 잘 펴 발라줍니다.

아니라 중간과 깊숙한 뒷부분까지 호르몬 결핍의 피해를 입었을 때입니다. 의사는 질 검사 때 이를 진단할 수 있습니다. 원래는 경구 복용용인 에스트라디올 알약을 질정처럼 사용하는 환자도 있습니다. 이 방법은 효과가 아주 없다고 단정할 수는 없으나 민감한 질 입구 부위와 요도에 얼마나 효과가 있을지 알 수 없습니다. 그래서 저는 기구보다는 손가락으로 섬세하게 바를 것을 더 권하는 편입니다.

혹시 연고를 바른 후에 배우자나 파트너와 잠자리를 가지게 될 경우 연고를 미리 닦아내는 것이 좋습니다. 성관계 시 연고의 성분이 상대방에게 묻어가는지, 그렇다면 어떻게 그리고 얼마나 전달되는지를 증명하는 연구는 없지만 윤활제로서 그리 좋은 역할을 하는 것도 아닐 뿐더러 관계 시 느낌에도 방해가 될 수 있습니다.

알아두세요!

산부인과를 치과 다니듯이 들락거려야 합니다! 질의 변화는 본인이 느끼기 전에 산부인과 의사가 먼저 발견하기가 쉬우므로 주저하지 말고 의사에게 물어보세요! 의사는 심각한 경우가 아니라면 묻기 전에는 먼저 말해주지 않을 때도 많습니다(귀찮아서라기보다는 지금까지는 아무도 궁금해하지 않았기 때문일 것입니다). 치과에 정기적으로 검진을 받으러 가는 것처럼 산부인과와도 친해져야 합니다.

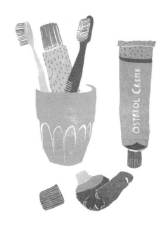

폐경이행기와 폐경기에 들어선 이상 에스트리올 연고는 얼마든지 일찍 시작해도, 또 오랫동안 사용한다 해도 과함이 없습니다. 40대 중반에 들어서자마자 시작해서 146세가 될 때까지 곁에 두어도 됩니다. 치아에 치약이 필요하듯 질에는 에스트리올 연고가 필요합니다!

성욕 감퇴와 무력감 관리의 핵심, 테스토스테론

폐경 이후에 나타나는 또 다른 문제는 성욕의 상실입니다. 겉으로 표시는 내지 않지만 많은 여성들이 내심 걱정하는 문제이며 부부갈등을 증폭시키는 원인이 되기도 합니다. 폐경이행기와 폐경기에 자신의 클리토리스가 둔감해졌다고 호소하기도 하며 심지어 '아래가 죽었다'라고 표현하기도 합니다. 별다른 성욕 감퇴를 느끼지 않거나 설령 성욕이 현저히 줄어들었다고 해도 크게 불편함을 느끼지 않는 여성들도 일상생활에서 확실히 활력

이 떨어졌다고 이야기합니다. 평소 해야 할 일이 많거나 업무량이 넘치는 사람이라 하더라도 이렇게 기력이 달린다면 그냥 넘어갈 일이 아닙니다. 폐경이행기와 폐경기에 몸으로 느끼는 이 심각한 현상은 테스토스테론 결핍이 원인일 때가 많습니다.

앞서 말한 바와 같이 테스토스테론은 정상범위가 정확히 정해져 있지 않으며 자신에게 맞는 이상적인 범위는 스스로 알아내야 합니다. 이를 위한 첫 번째 단계는 혈액검사를 통해 수치를 재는 것입니다. 테스토스테론 수치가 어느 정도 정상범위 내의 높은 영역에 위치하지 않는다면 테스토스테론 보충을 시도해볼 가치가 충분히 있습니다. 매일 아침 피부가 얇고 피하지방이 가장 적은 부위를 골라 연고를 도포합니다. 예를 들어 상완(어깨에서 팔꿈치까지의 부분) 바깥쪽이나 무릎관절 안쪽, 전완(팔꿈치에서 손목까지의 부분) 안쪽 같은 곳입니다. 우선은 콩알 크기만큼 덜어낸 양으로 시작해 4주 후에 중간점검을 해봅니다. 늦어도

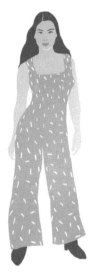

테스토스테론 퀵스타트

언제 시작할까요? 성욕 감퇴와 클리토리스 둔감화 및 활력저하가 느껴질 때 시작합니다.

방법은? 매일 오전 콩알 크기의 양을 피부에 바릅니다. 의사와 상담 후 용량을 조절합니다.

느껴지는 변화는? 성관계에 대한 관심이 증가하고 일상생활에서 무기력이 개선됩니다.

6주 후에는 혈액검사를 위해 방문하는 것이 좋습니다.

그리고 다시 한 번 더 강조하지만 '남자가 되면 어떡하지?' 같은 걱정은 접어두어도 됩니다! 남자가 되는 데에는 매우 오랜 시간이 걸릴 뿐 아니라 에스트로겐이 완전히 작용하지 못하도록 엄청난 양의 테스토스테론이 필요하기 때문입니다. 게다가 여성의 경우 보통 에스트로겐 보충을 병행하기 때문에 이 요법만으로는 남성화가 일어날 수 없습니다. 또한 폐경기의 테스토스테론 보충요법은 에스트라디올 수치를 높게 유지하지 않은 채 단독으로 행하지 않습니다!

스트레스 호르몬에 주의해야 하는 이유

늦어도 폐경이행기에 들어서고 나면 스트레스를 관리하는 자신만의 요령을 만들지 않으면 안 되겠다는 생각을 뼈저리게 하게 됩니다. 잠 못 드는 밤과 여러 불편한 증상들이 교대로 나타나는 나날들이 계속되면 평소 침착하던 사람도 예민해지기 마련입니다. 게다가 중년 여성은 남성에 비해 그리고 여타 연령대군에 비해 두루두루 신경 써야 할 일이 특히 더 많습니다. 지금 막 갱년기에 첫발을 디딘 여성 중에는 이전 세대보다 늦은 나이에 아이를 낳은 이들도 꽤 많아서 엄마의 갱년기와 자녀의 사춘기가 동시에 맞물립니다. 아이들 공부를 봐주고, 동시에 집안일도 해치워야 하고, 가족이나 친척과 관련된 각종 행사나 날짜를 챙겨주어야 하는 것은 물론 가사도우미나 수리기사를 부르더라도 무턱대고 맡겨놓을 수 없기에 신경 쓸 일이 정말 많습니다. 이 모든 과업에는 거의 예외 없이 언제나 '여자가 해야 할 일'이라는 딱지가 붙어 있습니다. 직장생활을 계속해 온 여성은 40대 중반 정도가 되면 직장 내에서 중추적 역할을 맡게 되고, 자영업을 하더라도 그동안 어느 정도 다져온 기반이 흔들리지 않도록 더욱 힘들여 일해야 할 시기에 이릅니다. 말단직원이 아닌 중견직원에 걸맞은 책임감과 업무가 맡겨짐과 동시에 혹시나 날아올지 모르는 해고통보를 두려워해야 하는 나이가 된 것입니다. 그뿐만이 아닙니다. 40대 중후반에서 50대 중반까지의 나이가 되면 부모의 부양이라는 과제가 본격적으로 다가옵니다. 기혼여성의 경우에는 시부모까지 신경 써야 합니다. 풀타임으로 일하는 직장이 있건 말건, 여자

못지않게 돌볼 수 있는 남자 형제나 남편이 있건 말건 부모를 돌보는 일은 아직까지 99퍼센트 여성의 몫입니다. 그렇습니다, 세월이 많이 지났음에도 불구하고 우리 사회가 중년의 여성에게 기대하는 역할은 조금의 변화도 없습니다.

스트레스가 증가하면 코르티솔과 아드레날린 분비가 많아집니다. 이들은 위험에서 도망칠 때 필요한 에너지를 신속하게 공급하기 위해 원시시대부터 이어져온 스트레스 호르몬입

더 알고 싶다면

코르티솔은 부신피질에서 생성되지만 프로게스테론, 테스토스테론, 에스트로겐을 포함한 모든 스테로이드계 호르몬들의 전구물질인 프레그네놀론pregnenolone에서도 만들어집니다. 호르몬의 원시바다이며 조상 격이라고 볼 수 있는 프레그네놀론에서 모든 종류의 성호르몬이 생성됩니다. 그런데 스트레스 과다, 특히 스트레스 상황이 장기간 지속될 때 이른바 '프레그네놀론 도둑질'이라는 현상이 발생합니다. 프레그네놀론이 모든 호르몬에게 공평하게 분배되지 않고 코르티솔이 전부 다 쓸어 담아 줄행랑을 치는 것입니다. 그 결과 에스트로겐, 프로게스테론, 테스토스테론이 필요한 만큼 충분히 생성되지 못합니다. 게다가 코르티솔은 프로게스테론과 동일한 수용체를 가지고 있기 때문에 수용체에 일단 결합되면 프로게스테론은 여간해서 자리를 찾기 힘듭니다. 스트레스가 진짜 스트레스가 되는 이유가 바로 여기에 있습니다. 증가된 코르티솔 수치는 프로게스테론이 활발히 작용할 여지를 주지 않아 우리가 안정적인 기분을 느끼려면 아주 많은 양의 프로게스테론이 더 필요하게 되는 결과를 낳습니다.

니다. 또 앞서 살펴보았듯이 코르티솔은 체중 증가에 기여하는 호르몬입니다. 힘들 때를 대비해 몸에 지방을 축적하려는 이 호르몬 반응은 먹을 것이 귀하고 위험하며 위급한 상황에서 살아남기 위해 선사시대 이래로 인간의 몸에 단단히 새겨져온 생존전략입니다.

과다한 스트레스로 혈중 코르티솔 농도가 상승하면 우리 몸속 호르몬 계획표가 교란되어 결국 엉망진창이 될 수 있습니다. 과다한 코르티솔의 영향이 장기간 지속되면 체중이 늘어나는 것은 물론이고 늘 몸과 마음이 지쳐 있어 운동할 의욕도 바닥에 떨어집니다. 또한 피곤함을 느끼지 않기 위해서 더 많은 호르몬이 필요한 상태 가 됩니다. 바로 여기서 생체동등호르몬의 역할이 더욱 빛을 발합니다. 호르몬 요법을 받고 있는 중에도 증상이 지속되거나 끈질기게 재발된다면 용량을 늘려도 됩니다. 에스트라디올 연고의 사용을 1일 2회로 늘려보아도 괜찮다는 말입니다. 당연히 처음에는 의사와 상담한 후에 시도해보아야 하겠지만 시간이 지나면 필요에 따라 스스로 용량을 조절할 수 있게 됩니다.

에스트라디올 연고가 종래의 호르몬 알약과 다른 또 하나의 중요한 차이점은 알약의 경우 용량이 정해져 있어 날마다 미묘하게 달라지는 필요량에 맞추어 조절할 수 없는데 반해 최신의 생체동등호르몬은 용량 조절이 매우 쉽습니다. 사용자는 몸이 내는 소리를 주의 깊게 듣고 그에 따라 필요한 조치를 취하는 법을 터득하게 됩니다. 이것이야말로 몸의 자연스러운 요구에 맞춘 가장 적합하고 바람직한 반응이라고 할 수 있습니다. 스스로의 찰리가 되는 것입니다. 어떤 것이 부족하다고 느끼면 신속히 대응해 연고나 캡슐 형태의 미녀요원들을 투입해 부족한 것을 채워줍니다. 반대로 호르몬이 충분히 넘쳐난다고 느껴지는 날에는 다음 날 하루 용량을 줄여서 심신의 상태를 세심히 관찰합니다. 이렇게 함으로써 해결지향적이고 탄력적으로 자신의 요구를 만족시키는 요령을 배우는 것입니다. 정말 좋은 해결방법 아닌가요?

돌이켜보면 우리 여성들은 항상 스스로 조절하는 법을 알아왔습니다. 복용하던 피임약이 어느 순간부터 몸에 잘 받지 않는다고 느끼면 복용을 중단했고 또 과거에 호르몬 알약을 복용하던 여성들은 자신과 잘 맞지 않는다는 생각이 들면 구태여 복용을 고집하지 않고 일단 중단했습니다. 이처럼 몸에서 받지 않는다는 느낌 때문에 병원에서 처방한 약을 의사의 허락 없이 중단한 경우 죄책감을 느끼기 일쑤였고 마음대로 약을 끊었다고 의사에게 혼이 나기도 했지요. 그러나 생체동등호르몬은 그럴 걱정이 없습니다. 혹시 며칠간 복용(도포)하는 것을 깜박 잊었다고 해도 몸이 바로 신호를 보내니 알아차릴 수밖에 없습니다. 혹 별다른 이상신호가 없더라도 호르몬 수치가 곤두박질치기 전에만 다시 재개하면 됩니다. 평소 자신의 컨디션을 주의 깊게 관찰하고 있는 사람이라면 휴가 기간이나 명절 등 특정 시기에 맞춰 융통성을 발휘해 필요에 따라 용량을 늘리거나 줄여도 됩니다.

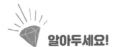

알아두세요!

스스로의 찰리가 됩시다! 생체동등호르몬은 필요에 따라 본인이 직접 용량을 조절할 수 있습니다. 스트레스가 많은 기간에는 다소 늘리고 한가한 휴가 등 느긋한 기간에는 줄일 수 있습니다. 시간이 지나면서 스스로 자신에게 어느 정도의 용량이 필요한지, 그리고 그에 따라 얼마큼 용량을 가감하면 좋을지 알아차리는 법을 자연스레 터득하게 됩니다!

호르몬 Q&A

Q. 호르몬 용량을 스스로 정해도 되나요? 그랬다가 혹시 잘못되진 않을까요?

A. 범위를 어느 정도 정해놓고 그 안에서 용량을 조절한다면 별 문제 되지 않으며 크게 잘못될 일은 더더욱 없습니다. 호르몬에는 최소권장량과 최대권장량이 정해져 있는데 예를 들어 에스트라디올 연고는 1일 최대 5회까지 사용할 수 있습니다(그러나 저는 5회까지 사용한 환자를 아직 보지 못했습니다. 대부분 그보다 훨씬 적은 횟수만 사용해도 뚜렷한 증상 완화를 경험합니다). 게다가 요법 자체가 어느 정도의 오차를 허용합니다. 즉 혈중 에스트라디올 수치가 15pg/dl라면 용량을 2배로 늘려 며칠 후에는 30pg/dl에 도달했을 때 비로소 컨디션의 회복을 느낄 수 있습니다. 그러나 수치가 150pg/dl인데(폐경 후에도 돌연 난소가

단기간 급격히 활성화되는 일이 가끔 있습니다) 모르고 용량을 늘려 170pg/dl에 도달한다고 해도 큰 차이가 느껴지지는 않습니다.

100mg의 프로게스테론을 보충했는데도 여전히 불편한 증상에 시달린다면 용량을 200mg으로 올려도 됩니다. 불안하다면 혈액검사로 모든 수치를 확인해볼 수 있습니다.

Q. 여전히 호르몬 요법이 두렵다면 어떻게 하죠?

A. 가까운 이가 유방암으로 떠나는 것을 보았다면 이에 대한 불안을 좀처럼 떨치기 힘들 것입니다. 저도 그 마음을 잘 압니다. 진심이에요. 수년 넘게 종양 산부인과에서 일했던 저는 이 병이 삶에 얼마나 큰 그늘을 드리우는지, 그 파괴력이 얼마나 엄청난지 두 눈으로 확실히 보아왔습니다. 그럼에도 불구하고 다시 한 번 말해야겠습니다. 생체동등호르몬은 유방암을 유발하지 않는다는 것을요. 생체동등호르몬과 유방암 사이에는 흡연과 폐암에서와 같은 인과관계가 존재하지 않습니다.

그러나 암세포에 존재하는 호르몬 수용체 때문에 호르몬 영향하에서 더 빠르게 자라나는 유방 종양 종류가 있는 것으로 추측합니다. 이러한 특성은 유방암에서 아주 흔하게 발견되는 특성인데 암세포가 원래는 정상적인 유방세포였으며 유방 전체에 수용체가 밀집해 있기 때문입니다. 암세포로 변이한 후에도 이들은 표면적으로는 아직 정상세포의 모습을 유지합니다. 속은 기계이나 겉으로는 인간종족처럼 보이는, 영화 〈스타트렉〉의 보그족을 상상하면 됩니다. 그러므로 수용체에 반응하는 종양은 치료하기가 상대적으로 쉽습니다. 수용체를 이용해서 항호르몬 요법으로 차단하면 되기 때문입니다. 그러나 수용체에 반응하지 않는 종양은 본래 모습과 너무 달라진 나머지 인간의 세포로 인식되기 어려워 치료가 좀 더 어려워지는 특징이 있습니다.

유방암을 유발하는 것은 좀비 게스타겐입니다. 이를 충분히 알고 인지하고 있음에도 불구하고 불안할 수 있습니다. 아무 이유 없이 존재할 수 있는 것이 바로 공포이기 때문입니다. 물론 생체동등호르몬 요법을 받으면서 유방암이 생길 수도 있습니다. 반대로 폐경이행기와 폐경기에 아무런 요법을 받지 않고 살다가 유방암이 생길 수도 있습니다. 위험은 언제나 존재하니까요. 생체동등호르몬 요법을 하는 쪽과 안 하는 쪽의 유방암 발병확률은 거의 다르지 않습니다. 이보다는 다른 요소들이 훨씬 중대하고 결정적인 발병 원인으로 작용하기 때문입니다. 모든 정보를 섭렵했음에도 불구하고 여전히 망설임의 기로에 놓인 채 컴퓨터 앞에 앉아 호르몬 요법의 장점과 단점, 찬성과 반대에 관한 글들을 검색해야겠다는 사람은 모든 것을 충분히 숙고한 후 각자 자신에게 맞는 결정을 스스로 내리는 것이 좋습니다.

Q. 호르몬제 사용설명서에 왜 암 경고 문구가 있나요?

A. 제약회사는 3년마다 의약품 사용설명서를 점검하고 필요할 시 수정합니다(한국은 독일처럼 3년마다 점검하는 주기는 정해져 있지 않고, 다만 약에 대한 정보가 바뀔 때마다 수시로 수정됩니다-감수자). 그러므로 새로운 최신 정보가 확인을 거쳐 실제로 사용설명서에 실리기까지는 시간이 소요됩니다. 그럼에도 불구하고 제약업계는 이 과정을 소홀히 하고 있으며 자신들이 피해를 입지 않는 쪽으로 사실을 표기하고 있습니다. 법적 공방에 휘말리면 판결이 어떻게 나든 엄청난 비용이 들 수 있기에 그렇게 하는 것입니다.

지금 이 글을 쓰고 있는 제 앞에는 가장 많이 처방되는 질 연고가 놓여 있습니다. 사용설명서에는 4주 이상 바르지 말라고 쓰여 있습니다. 3주가 지나야 비로소 제대로 된 효과를 나타내는 제품인데도 말입니다! 저는 갱년기와 생체동등호르몬을 전문적으로 다루는 산부인과 의사가 이토록 적은 데에는 이런 사용설명서가 크게 한몫하고 있다고, 다시 한 번 강조하고 싶습니다! 사용설명서를 들고 와 어떻게 된 거냐고 묻는 환자에게 일일이 설명해주는 일은 너무나 많은 시간과 에너지를 잡아먹습니다. 몇 분 단위로 쪼개어 환자를 진료해야 하는 현재의 의료 환경에서는 실상 생각하기 힘든 일입니다. 주변의 동료의사들 중 많은 수가 종이에 글자로 인쇄된 문장의 힘 앞에서 아예 두 손 들고 포기한 뒤 환자들에게 "갱년기는 병이 아니니까 심각하게 생각하지 마시고 이겨내세요! 곧 지나갑니다!"라는 말을 해줄 수밖에 없는 현실을 한탄합니다.

Q. 인공 호르몬 연구는 많은데 생체동등호르몬 연구는 왜 이리 적나요?

A. 제약업계는 중요한 연구와 개발에 굉장히 많은 자금을 투자합니다. 이렇게 투자한 돈은 약품이 특허를 받은 후 시판을 시작하고 10년간 다른 회사에서 복제약 제조하는 것을 금지해 시장을 독점할 수 있는 권리를 획득하면서부터 다시 거두어들일 수 있습니다. 이렇게 해야만 연구개발에 들어간 돈을 회수하고 수익을 남길 수 있는 이익구조가 만들어지는 것입니다. 10년이 지나면 다른 제약회사들도 같은 성분으로 약을 제조해 좀 더 저렴한 가격으로 시장에 공급할 수 있습니다.

이 말은 투자금을 회수하고 이윤을 창조할 수 있다는 전망이 있어야 약품을 개발한다는 뜻입니다. 그러나 자연에서 얻은 성분은 특허를 낼 수 없습니다. 그러므로 제약사의 입장에서는 이를 이용한 대규모 연구에는 관심이 적을 수밖에 없습니다.

생체동등호르몬에 관한 대규모 연구들은 유럽에서 주로 나옵니다. 생체동등호르몬제는 비용이 한 달에 400달러(약 46만 원)까지 하는 미국에서보다 유럽에서 지난 몇 년간 더 빈번히 처방되고 있기 때문입니다.

Q. 갑상선 질환으로 호르몬 복용 중에도 호르몬 요법을 받을 수 있나요?

A. 괜찮습니다. 모든 호르몬들은 서로 잘 어울리는 편인데 특히 갑상선 호르몬들은 여성호르몬들과 잘 조화를 이룹니다.

Q. 최장 7년이 넘으면 호르몬 요법을 그만두어야 하나요? 저는 호르몬 요법 후 병도 없고 몸 상태가 좋아서 계속하고 싶습니다. 하지만 담당 의사는 최장 7년이 넘으면 호르몬 요법을 그만두어야 한다고 하네요. 왜 그런 말을 하는 걸까요?

A. 모든 산부인과 전문의가 생체동등호르몬 요법에 정통한 것은 아니기 때문에 최장 7년을 넘을 수 없다는 옛날 지식을 아직도 가지고 있습니다. 그러나 독일폐경학회, 영국폐경학회, 그리고 북미폐경학회는 특별한 문제가 없는 여성이라면 건

강을 해칠 다른 질병 요인이 없는 한 호르몬 요법을 계속할 수 있다고 명확히 권고하고 있습니다.

Q. 갱년기가 되면 산부인과를 바꾸어야 하나요? 저는 한 산부인과 병원에 오랫동안 다니고 있으며 지금까지는 만족했습니다. 그런데 갱년기에 접어든 지금, 의사 선생님이 제 말을 그리 귀 기울여 듣지 않는 것 같은 느낌을 받았습니다. 다른 병원을 가보아야 할까요?

A. 산부인과 병원에는 다양한 중점 분야가 있습니다. 산전 진단이나 유방조영술, 외과적 수술 등 산부인과 내에서도 다루어지는 분야가 매우 다양합니다. 이는 바람직한 일입니다. 이해를 쉽게 하기 위해 미용실을 예로 든다면 연장술을 잘 하는 곳도 있고 염색이나 커트를 특히 더 잘 하는 곳도 있습니다. 산부인과도 비슷하다고 생각하면 됩니다. 다니는 병원의 의사가 생체동등호르몬에 대해 아주 잘 아는 것 같지 않다면 주위에 추천할 만한 다른 곳이 있는지 물어보거나 가까운 곳에 호르몬 요법을 전문으로 하는 병원이 있는지 인터넷으로 검색해보기 바랍니다. 좋은 병원을 찾아 때로는 차를 타고 멀리 가야 할 수도 있지만 감수할 가치가 있습니다. 임신했을 때 어디가 좋은 병원인지 알아보는 것처럼, 또 사춘기에 자신의 첫 산부인과를 신중하게 고르는 것처럼, 갱년기와 그 너머의 시간을 함

께해줄 좋은 조언자를 찾는 노력을 아끼지 말아야 합니다.

Q. 림쿠스Rimkus 캡슐은 무엇인가요? 친구가 대체의학 치료사에게 림쿠스 캡슐을 처방받는다고 하는데 대체 이것이 뭔가요?

A. 림쿠스 호르몬은 오늘날 약국에서 구입할 수 있는 좋은 약제 등이 출시되기 전 독일 의약시장에서 맨 처음 등장한 생체동등호르몬입니다. 폴커 림쿠스 박사가 발명했다고 해서 명명된 이름입니다. 대체의학 치료사이기도 한 그는 림쿠스 전문가들을 양성하고 있습니다. 타액이나 혈액 속의 호르몬 수치를 기반으로 에스트로겐과 프로게스테론을 주성분으로 한 캡슐을 개인의 필요량에 따라 개별적으로 만듭니다. 이런 방식의 요법은 초창기에는 획일적인 용량으로 제조된 합성 호르몬제의 유행을 대체할 수 있는 것으로 호평을 받았습니다.

기본적인 림쿠스 캡슐에는 개인에 맞추어 함량이 설정된 에스트라디올과 프로게스테론이 함유되어 있습니다. 그러나 저는 림쿠스 캡슐을 처방하지 않습니다. 그 이유는 용량을 이보다 더 자유롭게 조절할 수 있는 좋은 방법, 즉 앞서 말했듯이 아침에는 에스트로겐 젤을 1회나 그 이상 도포하고 저녁에는 프로게스테론을 별도로 복용하는 등의 방법이 있기 때문입니다. 림쿠스 캡슐을 아침에 복용한 후 졸리고 나른해지는 현상 때문에 복용을 중단해야만 했던 환자들이 꽤 있었습니다. 그래서 복용을 중단하고 나서 호르몬 결핍의 여러 증상들로 고생하다가 결국 저를 찾아온 사람들입니다. 림쿠스 캡슐은 개별적으로 처방되기 때문에 의약품 제조관리 규정의 대상에 포함되지 않습니다. 이는 시판되는 호르몬 완제품과는 달리 제조과정에서 용량의 미세한 오차가 발생할 수도 있다는 뜻입니다. 용량의 차이는 경우에 따라 약효에 영향을 미칠 수 있습니다. 게다가 림쿠스 캡슐이 일반 약국에서 판매하는 완제품 호르몬제들과 다른 또 하나의 특징은 건강보험에서 부담하는 의약품 목록에 올라있지 않으므로 본인이 약값을 부담해야 한다는 점입니다. 이것이 림쿠스 캡슐을 처방하지 않는 여러 이유 중 하나입니다.

사실 호르몬제가 산부인과 전문의가 아닌 다른 과 전문의나 대체의학 치료사에 의해 처방된다는 점이 우려스러운 면도 있습니다. 전문지식을 연마한 산부인과 전문의만이 요도와 질 피부의 상태를 보고 정확한 진단을 내릴 수 있으며 에스트로겐 공급이 원활하게 이루어지고 있는지 판단할 수 있습니다. 전문의는 유방의 상태로도 호르몬 공급 밸런스를 추측할 수 있으며 호르몬 요법 중 정기적인 자궁점막 초음파 검사를 토대로 최종적 진단을 내립니다. 대체의학 치료사는 이를 시행할 수 있는 자격 요건을 갖추지 못했으며 산부인과 전문의가 아닌 의사는 자칫하면 증상에 대한 정확한 판단을 내리지 못할 위험이 있습니다. 물론 산부인과와 협진하여 해당 환자의 치유를 위해 다각도로 노력하는 훌륭하고 양심적인 대체의학 치료사나 다른 과 전문의들도 존재합니다. 이때 중요한 것은 혈액검사와 정기검진을 빼놓지 않고 시행함으로써 증상을 놓치지 않고 추적하는 것 그리고 생체동등호르몬에 대해 잘 아는 산부인과 전문의의 지시를 잘 따르는 것입니다.

Q. 생체동등호르몬 요법 후 월경이 다시 시작되면 어떻게 해야 하나요? 저희 어머니도 저처럼 폐경 후 다시 월경이 시작된 경험이 있는데 그 때문에 자궁점막을 긁어내는 수술을 받으셨어요. 걱정이 되네요.

A. 마지막 월경을 한 지 1년이 넘었다면 폐경했다고 하며 더 이상 월경이 나오지 않아야 합니다. 그런데도 자궁점막이 서서히 부풀어 오르는 경우가 있습니다. 이것은 엄밀한 의미에서의 월경이 아닙니다. 임신도 불가능합니다. 원래는 에스트로겐과 프로게스테론이 균형을 이루어 점막이 두터워지지 않아야 하는데 갑자기 월경처럼 출혈이 일어나 당황했을 것입니다. 이 경우 산부인과에 가서 초음파 검사로 원인을 밝혀야 합니다. 자궁점막이 과도하게 두터워진 것이 발견되면 일단 호르몬제

투약을 중단하고 출혈이 자연스럽게 멈추는지 지켜봅니다. 그렇지 않다면 한 단계 더 나아가 MPA 또는 CMP라 부르는 호르몬 치료제를 써서 출혈을 중단시킵니다. 이것은 강력한 효과를 가진 황체호르몬으로서, 자궁내막에서 부풀어 오른 점막이 박리되도록 해줍니다. 이렇듯 자궁내막을 긁어내는 수술을 하기 전 우선 약물치료를 선행하면 대부분 효과를 보입니다. 수술적 치료는 출혈량이 너무 많거나 출혈이 지나치게 오래 지속될 때, 혹은 자궁내막의 초음파 소견에 이상징후가 보일 때 비로소 실시합니다.

기능을 상실했던 난소의 기능이 호르몬 요법으로 인해 다시 깨어났기 때문에 폐경 후 다시 나타난 출혈은 난소가 마지막 불꽃을 태우는 현상이라고 설명하는 이들도 있습니다. 이는 아주 틀린 말은 아닙니다. 일부 여성들은 상당히 고령인데도 불구하고 가끔씩이나마 노쇠한 난소 활동의 희미한 신호로서 열감이나 유방 팽만감을 느끼곤 합니다.

Q. 호르몬 검사는 타액으로 하나요, 혈액으로 하나요?

A. 이 점에 대해 의견이 분분합니다. 휴대전화도 삼성 애호가가 있는가 하면 아이폰 추종자가 있고 하다못해 감자튀김에 무엇을 찍어먹느냐의 문제에도 케첩파와 마요네즈파가 있듯

이 호르몬 수치 검사에 있어서도 타액을 신봉하는 의사가 있는가 하면 혈액보다 정확한 것은 없다고 주장하는 의사도 있습니다. 타액파는 타액 속에 존재하는 성분이 왜곡되지 않은 진짜 수치라고 하는 반면, 이에 반대하는 파는 타액은 수치의 편차가 순간순간 달라지므로 그리 믿을 만한 것이 못 된다고 이야기합니다. 타액 검사 시 환자는 기상 직후 3개의 시험관에 타액을 받아 밀봉해 병원에 가져다주어야 합니다. 저는 진료실에서 이 2가지 방법을 모두 적용해보았는데, 주로 혈액검사를 시행하고 있습니다. 하지만 별다른 근거가 있어서라기보다는 환자가 집에서 부담해야 하는 번거로움이 적고 병원에서 즉석으로 검사하기 때문에 시간이 적게 든다는 실용적인 이유 때문입니다. 그러나 이것도 제가 보는 관점에서 그렇다는 것이지, 어느 방법을 선택해도 근본적인 차이는 없다고 봅니다.

Q. 갱년기 증상이 전혀 없어도 호르몬 요법을 받아야 할까요?

A. 폐경이행기와 폐경기에 특유의 증상을 느끼지 않는 여성들이 분명 있습니다. 살집이 좀 있고 통통한 편에 속하는 여성들 중 그런 경우가 많은데, 몸에 있는 지방층에서 필요한 에스트로겐을 여유롭게 생산해낸 덕분입니다. 이런 경우 저는 혈액검사를 통해 알아낸 호르몬 수치를 토대로 혹시 부족한 부

분이 없는지 살펴보고 개개인이 처한 상황과 대조합니다. 설사 드러나는 증상이 없다고 해도 환자가 자기도 모르게 오랜 시간 호르몬 결핍을 겪도록 내버려두기보다는 보충해야 할 부분이 있으면 채워 넣기 위함입니다. 첫 번째 호르몬 검사에서 호르몬 수치가 괜찮게 나왔더라도 이것은 한 순간의 스냅사진 같은 것임을 기억해야 합니다. 적어도 1년에 한 번은 수치변동 확인을 위해 검사를 받는 것이 바람직합니다.

Q. 자궁적출을 한 경우 프로게스테론을 사용할 수 없나요? 지금 복용 중인 마이크로화된 프로게스테론제에 동봉된 설명서에는 이 약이 자궁이 있는 여성에게만 적합하다고 나와 있어요. 그런데 병원에서 제게 이 약을 처방해준 이유는 불면증 해소를 위해서였거든요. 지금이라도 중단해야 할까요?

A. 걱정하지 않아도 됩니다. 복용설명서의 표현이 조금 과격한 느낌을 주기에 불안감을 느끼는 것도 무리는 아닙니다. 이는 프로게스테론의 역할을 에스트로겐이 자궁내막에 미치는 영향을 조절하고 억제하는 데에만 있다고 보는 견해 때문에 만든 문구입니다. 하지만 그것은 사실이 아닙니다. 프로게스테론이 영향을 미치는 대상을 오직 자궁뿐이라고 오해하고 프로게스테론이 몸 전체에 주는 긴장완화라는 커다란 기능을 과소

평가한 것입니다.

Q. 약사가 호르몬 약의 위험성에 대해 너무 크게 강조해서 겁이 나요. 병원에서도 설명을 잘 해주었고 저 자신도 생각한 바가 있어 생체동등호르몬 요법을 하기로 결정했는데 약국에 가니 또 다른 말을 듣게 되네요. 약사가 위험성에 대해 너무 크게 강조해서 겁이 납니다. 게다가 제가 처방받은 제품이 생체동등호르몬이 아니라 합성호르몬이라고 하니 누구 말을 믿어야 할까요?

A. 약사의 의무는 판매하는 제품에 대한 모든 설명을 빠뜨리지 않는 것입니다. 그러다 보니 온갖 궁금증에 대해 꼬치꼬치 캐묻는 손님이 오면 상담에 오랜 시간이 걸리기도 하고(이는 약사에게도 반가운 상황은 아닐 것입니다) 결과적으로 사용설명서에 적힌 사항을 가감 없이 곧이곧대로 설명하는 것을 선호할 수밖에 없습니다. 약사는 의사가 아니고 산부인과 전문의는 더더욱 아니기 때문에 일선에서 환자들의 경험을 들을 기회가 적습니다.

담당 산부인과 의사가 이 책의 앞부분에서 열거된 에스트라디올과 프로게스테론 제제 중 하나를 처방해주었다면 당신은 이를 생체동등호르몬으로 믿고 사용하면 됩니다. 이들이 합성된 제품이라고 하는 이유는 디오스게닌 성분을 함유한 식물의

즙을 직접 짜서 담은 것이 아니라 디오스게닌을 원료로 제조실에서 합성했기 때문입니다.

이와는 별개로 생각해야 할 것이 있는데, 포장지에 쓰인 주성분표에 '에스트로겐'이라는 용어 하나만 기재되어 있을 때입니다. '천연 에스트로겐'이라는 용어도 마찬가지입니다. 이는 제약업계가 나름 머리를 써서 표기한 것인데, 말에서 생산된 에스트로겐 혼합성분을 바탕으로 한 좀비 제품과 혼합제품들에게 이런 표현을 덧붙여놓았습니다. '생체'가 사람의 것이라는 말인지 말의 것이라는 말인지 나와 있지 않아 혼란스럽겠지만 '생체추출'이라는 표현 자체가 틀린 것은 아닙니다. 어쨌든 에스트라디올은 오직 에스트라디올이라고 표기된 제품에만 들어 있으니 꼭 명심하기 바랍니다.

Q. 건강상의 이유로 호르몬 요법을 받지 못할 때 최선의 조치는 무엇인가요?

A. 부족한 호르몬에 대한 체계적인 보충요법에 적합하지 않은 여성도 분명 있습니다. 호르몬 민감성 유방암 경력이 있으면 호르몬 요법을 받을 수 없습니다. 유방암과 난소암의 발생인자 유전자인 BRCA-1와 BRCA-2 유전자를 가진 사람도 아주 신중하게 결정해야 합니다. 영화배우 안젤리나 졸리가 바로

이 유전자를 갖고 있어서 37세에 유방을 절제했고 39세에는 미리 난소를 제거했습니다. 개인적인 추측으로는 그녀가 생체동등호르몬 요법을 실시하고 있으며 철저한 정기검진을 받고 있으리라 봅니다. 그렇지 않다면 그렇게 젊은 나이에 소중한 여성의 신체부위를 제거할 만큼 불가피한 의학적 이유는 없으리라 생각하기 때문입니다. 젊고 건강한 외모를 유지하는 것, 그리고 6명의 아이들을 키우며 동시에 왕성하게 활동을 할 수 있는 것은 생체동등호르몬 요법의 덕이 아니고서는 결코 쉽지 않다는 게 제 개인적인 추리입니다(사족으로 덧붙이자면 브래드 피트와 결별한 것도 어떻게 보면 폐경이행기 고유의 결단력과 실행력의 덕이 아닐까 합니다).

또한 과거에 중증의 하지정맥류, 폐부종, 뇌졸중, 심근경색을 앓았던 여성에게도 일정한 제한이 존재합니다. 다만 피부층을 통해 흡수되는 호르몬은 정맥류의 위험을 가중시키지 않습니다. 이러한 질병을 앓고 있는 사람이라 하더라도 개개인의 상태에 따라 결정이 달라질 수 있습니다. 저는 환자가 갱년기나 폐경기 증상을 심하게 겪고 있다면 아무것도 하지 않는 것보다 가능한 요법을 적용하는 쪽으로 결정하는 편입니다. 어쨌든 의사와 상담 후 본인이 내려야 하는 결정입니다.

그에 반해 모든 여성이 사용해야 할 제품으로는 질에 바르는 에스트리올 크림을 들 수 있습니다. 이 크림은 유방암 병력

과는 무관합니다. 확실하니 믿어도 좋습니다. 몸 전체로 흡수
되지 않을 뿐더러 에스트리올이 보충되지 않을 경우 요도와
질이 입는 피해는 막강합니다. 에스트리올 성분은 아주 조금이
면서 풍부한 유산균을 주성분으로 한 질정도 있으니 이 역시
안심하고 매일 사용해도 됩니다.

호르몬 요법이 아닌 대체품 중 도움이 되는 것은 무엇이고
그렇지 않은 것은 무엇인지 다음 장에서 살펴보겠습니다.

산부인과 전문의가 선택한 대안 치료법

보완의학complementary medicine에서는 인간 몸을 하나의 통일된 전체로 봅니다. 특히 대체의학은 우리 모두에게 내재되어 있는 자가치유력을 일깨우는 것을 목표로 합니다. 이러한 개념은 인류 역사의 시작과 함께 생겨났고 인간은 주변에서 구할 수 있는 것들을 이용해 각종 질병과 돌림병을 막아내려는 노력을 기울여왔습니다. 오늘날에도 의약품을 쓰지 않고 병을 치료하려는 각종 방안들이 실행되고 있으며, 정규의학 이외의 온갖 방법들을 다 좇아 다니다가 결국은 큰 혼란에 빠지는 사람들도 많습니다.

대안이라고는 해도 호르몬 결핍을 완전히 해소해줄 수 없다는 것을 알았으면 좋겠습니다. 이는 너무도 중요한 사안이기 때문에 몇 번이고 되풀이해서 강조할 수밖에 없습니다. 배고픈 에스트로겐 수용체에 딱 들어맞는 것은 에스트로겐 말고는 결코 존재하지 않으며 오직 생체동등호르몬만이 호르몬 결핍을 보완하면서 결핍에 뒤따르는 심각한 제반 질병들을 저지할 수 있습니다. 이때, 적절한 대안적 치료법은 증상을 다소 완화시키거나 호르몬 결핍의 간접적 영향하에 놓인 질환을 예방해주는 역할로 활용할 수 있습니다.

보완의학적 요법을 크게 4가지로 나누면 다음과 같습니다.

1. 국소치료

2. 심신의학

3. 식물제제

4. 대체의학적 치료법

 알아두세요!

같은 말을 되풀이해서 미안하지만 어쩔 수 없습니다. 호르몬 이외의 다른 요법이 줄 수 있는 최대의 효과는 열감을 누그러뜨리는 정도뿐입니다. 호르몬이 아닌 것이 호르몬을 대신할 수 없습니다. 다시 말해 갱년기 증상이 조금 잠잠해졌다면 그것은 몸이 보내는 알람 신호를 끈 것에 지나지 않습니다. 골다공증, 관상동맥질환, 우울증, 질위축증 그리고 요로질환 등이 나타날 위험도는 그대로 남아 있습니다.

1. 국소치료

피부, 점막, 감각기관에 작용해 부분적 불편함이나 통증을 완화시키는 것을 목표로 하는 모든 국소적 요법을 모아보았습니다.

되더라인 박테리아(질유산균)

건강한 질은 되더라인 박테리아를 필요로 합니다. 질에 사는 이 박테리아는 질 주변부와 대장에서 오는 세균을 막아냅니다. 장내구균이나 대장균 등의 이름을 가지고 있는 유해균들은 되더라인 박테리아가 쇠약해질 때만을 노리며 작은 군집을 이루어 질에 서식하고 있다가 기회가 오면 왕권을 차지해 우위를 점령합니다. 되더라인 박테리아는 질의 에스트로겐 환경에 직접적인 영향을 받기 때문에 에스트로겐 결핍이나 질위축증이 장기간 지속되면 사라집니다.

되더라인 박테리아가 잘 살 수 있게끔 도와주거나 이들에게 다시 활기를 불어넣기 위해 가장 손쉽게 취할 수 있는 방법은 유산균제를 활용하는 것입니다. 약국에서 쉽게 구할 수 있습니다. 그중에서 에스트리올을 소량 포함하는 질정도 추천할 만합니다. 이 질정은 질 환경에 바로 영향을 주므로 되더라인 박테리아가 에스트리올의 직접적 수혜자가 됩니다. 앞에서도 살펴보았듯이 에스트리올은 혈행 속으로 넘어가지 않으므로 국부적 치료에 적합합니다. 그러므로 유방암 병력이 있는 사람에게도 적용이 가능합니다.

CO_2 레이저 시술

건강한 질을 유지하기 위한 또 다른 좋은 방법으로 CO_2 레이저 시술을 생각해볼 수 있습니다. 이에 대해서는 질위축증을 이야기하면서 앞장에서 소개한 바 있습니다. 비교적 최근에 개발된 이 CO_2 레이저 시술법은 질 점막에 CO_2 레이저를 쏘는 것입니다. 레이저 광선이 점막세포 표면층에 닿으면서 이를 활성화시킵니다. 4~6주 간격으로 최소 총 3회(최대 총 5회)의 시술이 필요한데 1회당 약 5~10분 정도 소요되며 통증이 거의 없습니다.

레이저 광선이 하는 역할은 호르몬 결핍으로 인해 잠들어 있던 표면세포를 다시 깨우는 일입니다. 섬유아세포라고도 불리는 이 세포가 활성화되어야 질 점막의 수분감이 유지되기 때문입니다. 깨어난 세포는 원래의 과업인 히알루론산 생산을 다시 시작합니다. 또 레이저 자극에 의해 표면층의 탄력이 다시 형성되어 질 탄력도가 회복됩니다.

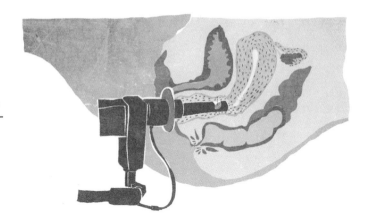

    호르몬 결핍의 직접적인 결과로 질 입구가 딱딱해지고 유연성을 잃으면 성적 흥분 시 망원경처럼 질의 길이가 늘어나는 현상이 더 이상 일어나지 못합니다. 과거에 회음부 절개를 했던 사람의 경우에는 진짜로 살이 찢어지는 듯한 아픔을 호소하기도 합니다. 질이 원래 기본적으로 유지하고 있던 수분감이 시간이 갈수록 상실되므로 따가움이나 가려움, 비정상적 질 분비물이 생깁니다.

비타민 E

    비타민 E는 질 안으로 직접 투입할 경우 건조함을 다스리는데 도움을 주는 효과적인 영양소라는 보고가 있습니다. 항산화

효능이 있으며 질의 작은 상처를 포함해 모든 종류의 염증을 매우 잘 억제합니다. 비타민 E는 경구약으로 복용해도 효과를 나타냅니다. 한 실험에서 1일 400IU의 비타민 E를 4주간 섭취한 여성은 위약을 섭취한 여성에 비해 안면홍조가 하루 2회 적었다고 보고된 바 있습니다.[54]

별 도움이 되지 않는 방법

질에 바르는 단순한 보습크림, 광물성 오일을 함유한 유분기 있는 크림 같은 것들은 증상을 크게 개선해주지 못하며, 치료와는 더더욱 거리가 멉니다. 진정크림은 말 그대로 진정시키는 효과는 있지만 이 역시 근본적인 원인을 해결하는 것이 아니므로 치료약이 되지 못합니다. 그러나 정말 많은 여성들이 팔꿈치나 무릎이 거칠어졌을 때 크림을 발라 보들보들하게 만들 듯이 질에도 보습크림을 발라주면 쉽게 나아지리라고 생각하곤 합니다. 하지만 이러한 단순한 크림은 질위축증을 치료하고 거듭 재발하는 감염이나 요실금을 예방하기에는 크게 부족합니다. 그럼에도 불구하고 보통 사람들이 갖고 있는 호르몬에 대한 공포를 이용이라도 하듯이 여성지나 여타 미디어에 질 보습크림에 대한 광고가 공격적으로 실리고 있는 것이 현실입니다. 여성의 질 건강에 대한 이야기가 터부시되지 않고 미디어에서 공공연하게 다루어지게 된 것 자체는 반가운 일이지만, 이러한 제품들이 만능이라는 인식이 퍼질까 봐 심히 걱정이 됩니다. 질이 건강해지기 위해 필요한 것은 외부에서 유입되는 영양성분이 아닙니다. 과도한 영양공급이 반드시 좋지만은 않다는 것을 우리는 잘 알고 있습니다. 환자들의 이야기를 들어보면 많은 여성들이 작열감을 동반한 질 분비물 증상이나 성관계 시 통증을 완화하고자 이런 질 보습크림을 사용하고 있음을 알 수 있습니다. 그러나 정작 이들의 고민을 해결해줄 수 있는 것은 분명한 목적을 갖고 만들어진 치료제이지 보습제가 아닙니다.

2. 심신의학

요가

신체와 정신을 함께 작용하는 하나의 전체로 보는 사고방식을 가진 사람이라면 그냥 지나칠 수 없는 것이 바로 요가입니다. 여러 연구에서 요가가 스트레스 관리와 수면장애 개선에 도움을 주며 삶의 질을 향상시키는 것으로 나타났습니다.

디나 로드리게스라는 브라질 여성이 창시한 '호르몬 요가'라는 것도 있습니다. 창시자의 말에 따르면 요가 수련생들이 이 방법으로 수련한 후 호르몬 장애가 개선되었으며 심지어 임신율도 높아졌다고 합니다. 또 혈중 에스트로겐 수치의 상승도 있었다고 합니다. 현재 100세를 바라보는 창시자 로드리게스 여사는 고령에도 불구하고 외모에 활력과 생기가 넘칩니다.

아무래도 좋습니다. 하지만 저는 호르몬 요가만으로 호르몬 결핍이 전면적으로 해소된다는 주장에는 적극적으로 동의할 수는 없을 것 같습니다. 요가 하나로 문제가 해결되지 않습니다. 왜냐하면 첫째, 새로운 운동종목에 도전할 때 약간의 에스트라디올의 상승은 으레 있는 일입니다. 또 에스트라디올이 약간이 아니라 수치적으로 2배가 되었다고 할 때, 예를 들어 처음 4ng/l이었다가 8ng/l(심지어 12ng/l)으로 2배 뛰었다고 해도

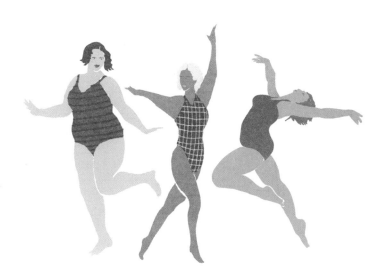

처음 수치가 워낙 낮았기 때문에 8ng/l가 된 것만으로 치료가 되었다고는 도저히 말할 수 없기 때문입니다. 둘째, 로드리게스 여사의 주장은 본인이 개발한 것을 더 긍정적으로 해석하려는 의도가 개입되었다고 보아야 합니다. 학문의 세계에서는 이를 케이스 스터디라고 부릅니다. 즉 구체적인 1~2개의 사례를 집중해서 연구하는 방법인 것입니다. 어떤 주장이 사전에 포함조건과 제외조건을 정해놓은 상태에서, 단일한 실험군을 대상으로 실행된 과학적 연구가 아닌, 주먹구구식으로 목격한 것을 비체계적으로 정리한 결과에 불과하다면 이는 개인적 해석을 덧씌운 주관적 관찰의 결과일 뿐입니다.

요약하면, 요가는 좋습니다! 기회가 된다면 하는 것이 정말 좋습니다. 그러나 건강을 위한 큰 설계도의 일부분으로서 좋다는 의미입니다. 다만 이를 갱년기 증상의 개선을 위한 유일한 도구로서 생각하지는 않았으면 합니다.

마음챙김을 바탕으로 한 스트레스 완화법MBSR, Mindfulness-Based Stress Reduction

명상, 호흡수련, 요가수련을 바탕으로 한 이 프로그램은 받아들임과 깨어 있음을 주로 수련함으로써 스트레스를 낮추어 줍니다.

마음챙김의 방법을 통해 순서가 정해져 있는 명상을 함으로써 사물을 있는 그대로 인식하는 법, 판단이나 평가를 하지 않는 법을 배울 수 있습니다. 스트레스 상황이 닥치더라도 오직 그 순간에 집중해 그대로 머무르는 방법을 훈련합니다. 이 프로그램을 수련하면 삶의 질과 수면의 질이 향상되는 효과가 있습니다. 하지만 갱년기 증상에는 별다른 영향을 미치지 않는 것으로 보고되었습니다. 즉 마음챙김 명상법을 통해 갱년기 증상을 없앨 수 있는 것은 아니고, 증상과 더불어 살아가는 법을 수련하는 것입니다.

깊은 수준의 받아들임이라는 개념이 중심이 되는데, 예를 들면 여느 때처럼 새벽 4시에 잠이 깬 후 다시 잠이 오지 않는다고 해서 스트레스를 받거나 걱정에 휩싸이는 것이 아니라 그저 그 상황을 인지하고 받아들이는 것입니다. 전문적인 지도를 받으며 훈련과 연습을 반복하여 이 수준에 도달하는 것을 목표로 합니다.

최면요법/행동치료

깊은 이완과 암시의 조합을 통해 최면상태로 진입하는 최면요법은 몇몇 연구에서 상당히 놀라운 결과를 나타낸 것으로 보고되었습니다. 열감이 74퍼센트 줄어들었으며 수면장애도

개선되었다고 합니다.[55]

최면을 통해 폐경 그리고 폐경과 관련된 증상과 관련해 머릿속에 저장되어 있던 이미지들을 긍정적 이미지로 대체합니다. 즉 기억을 새롭게 재편하는 것입니다. 독일에서는 수면치료가 그리 널리 행해지는 치료법은 아니지만 북미폐경학회는 비교적 위험이 적은 갱년기 요법의 하나로 이를 추천하고 있습니다.

행동치료는 심리학적 치료법의 하나로, 전문교육을 받은 행동치료사의 지도를 받으며 기한을 정해놓고 실시합니다. 행동치료의 목표는 폐경이행기의 증상에 더 잘 대처할 수 있도록 치료사와 소통하며 생각과 태도를 개선하는 것입니다. 방법은 호흡 훈련이 될 수도 있고 치료사와 상담함으로써 전략적 태도를 개발하는 것이 될 수도 있습니다. 최종목표는 갱년기에 대한 태도와 선입견 등을 개선함으로써 열감과 수면 부족 문제를 해결하는 것입니다.

3. 식물제제

식물을 원료로 한 갱년기 제품들이 시중에 나와 있는데, 이들 제품의 효능을 과학적으로 증명한, 신뢰할 만한 연구가 있는지 알아보겠습니다. 효과도 없는 제품에 헛돈을 쓰지 않기 위해서라도 검증은 필요합니다. 무엇보다도 부작용 여부가 매우 중요합니다. 자연산 성분은 부작용이 있는 경우가 상당히 많기 때문입니다(알코올을 과도하게 음용하면 어떤 부작용이 있는지 생각해보면 금방 알 수 있습니다. 알코올은 지상에서 가장 오래된 자연성분 중 하나이며 치료용으로 이용되어왔습니다).

블랙코호시

블랙코호시Black cohosh에는 갱년기 증상에 좋은 '순한 성분'이라는 표현이 주로 따라붙으며 이 성분을 주원료로 많은 제품이 생산되고 있습니다. 서양승마, 시미시푸가 등으로 불리는 이 약초는 에스트로겐 수용체를 활성화하는 것으로 알려져 있습니다(하지만 식물성 에스트로겐은 함유되어 있지 않습니다. 식물성 에스트로겐에 대해서는 뒤에서 다시 설명하겠습니다). 연구에 따르면 블랙코호시는 열감, 홍조, 성욕 감퇴, 질위축증의 개선에는 뚜렷한 효과를 나타내지 않으나 뼈 건강과 삶의 질 향상이라는 면에서는 효능이 있다고 합니다. 하지만 의사로서 제 개인적인 경험을 말하자면 블랙코호시 제품을 오랫동안 꾸준히 복용해 좋은 효과를 보았다는 여성을 주변에서 본 적이 거의 없습니다. 효과를 보는 비율이 아마 20명 중 1명꼴 정도입니다.

이외에도 블랙코호시와 성요한풀St. John's wort을 원료로 한 약제를 대상으로 한 다른 연구들에서 폐경기 증상과 우울증이 개선되었다는 결과가 발표된 바 있으나, 이것이 블랙코호시와 성요한풀의 복합 작용에 기인한 것인지 아니면 성요한풀의 단독 성분 때문인지는 분명하지 않습니다.

한편 블랙코호시가 자궁내막을 지속적으로 활성화시키는 데 기여한다는 주장도 있습니다. 자세히 살펴보면 블랙코호시가 에스트로겐과 유사한 기능을 갖고 있기는 하지만 갱년기에 복합적으로 나타나는 본격적 증상들을 치료하기에는 너무 미미한 수준입니다.

블랙코호시 섭취 시 나타날 수 있는 부작용으로는 소화 장애, 알레르기 증상, 드물게는 급성 간염이 있습니다.

식물성 에스트로겐

저는 한때 식물성 에스트로겐phytoestrogen이 식물을 원료로 한 모든 약제를 통칭하는 개념이라고 잘못 인지하고 있었습니다(파이토phyto가 라틴어로 식물이라는 뜻이기 때문에 그러했습니다). 그러나 정확한 뜻은 식물에서 추출되는 성분 중 에스트로겐과 유사한 효능을 가진 것을 말합니다. 그러니까 어떤 식물에 포함된 성분 전체가 모두 유효성분이 아니라 그중 효능을 가진 특정 성분만을 추출한다는 것입니다.

가장 잘 알려진 식물성 에스트로겐 함유 식물로는 대두, 붉은토끼풀, 아마씨, 홉 등이 있습니다. 대두와 붉은토끼풀에서는 유사 에스트로겐 효능을 내는 것으로 알려진 이소플라본을 추출할 수 있습니다. 아마씨에서는 유효성분 리그난lignan을, 홉에서는 8-PN이라고 하는 강력한 에스트로겐 유사 성분을 추출할 수 있지요(이 성분은 오랜 세월 맥주를 많이 마셔온 남자들 중 일부가 가슴이 불룩해지는 증상의 원인이기도 합니다).

식물성 에스트로겐에 관한 여러 연구가 존재하지만 한마디로 결론을 내리기 위해 이들을 모두 직접적으로 비교하기에는 무리가 있습니다. 식물성 에스트로겐이 열감을 현격히 줄여주는 효과가 있었다는 연구가 있는가 하면, 위약을 투여한 그룹과 비교했을 때 비해 유의미한 차이를 내지 못했다는 연구도 있습니다. 대두를 많이 섭취하는 아시아 여성들에게 갱년기 장애가 서양 여성에 비해 매우 적게 나타난다는, 확인되지 않은 주장이 여전히 세간에 퍼져 있지만 이것도 정말 대두의 섭취 덕분인지는 분명하지 않습니다. 대두의 섭취가 많아서라기보다는 사회관습적인 분위기상 여성들이 자신의 갱년기 증상에 대해 공공연히 말하고 다니지 않아서일 확률이 높습니다. 특히 아시아 여성들은 몸이 좋지 않을 때 한의원에 가는 일이 많습니다. 유럽의 저명한 호르몬 치료 전문가인 알프레드 뮈크 교수가 중국에 대형 갱년기 클리닉을 개원하자 정말로 많은 중국 여성들이 몰려 말 그대로 인산인해를 이루었습니다. 그동안 겉으로 드러나지는 않았지만 갱년기 증상으로 고통받고 호르몬 지식에 목말랐던 여성들이 생각보다 많았던 것으로 풀이할 수 있습니다.

꽃가루추출물

꽃가루추출물은 몸 안의 수용체에서 에스트로겐의 효과를 내지 않기 때문에 유방암 위험이 있는 여성들도 안심하고 복용할 수 있다는 이유로 특히 스칸디나비아 국가들에서 상당히 널리 사랑받고 있습니다. 독일에서는 '세렐리스'라는 제품명으로 판매됩니다. 연구에 의하면 12주 섭취 후 열감이 23퍼센트에서 최대 27퍼센트까지 감소했다고 합니다. 그밖에 피로감, 무기력, 기분 저하 등 삶의 질과 관련된 부분에서도 위약에 비해 약간의 개선 효과가 보고되었습니다.[56]

얌 뿌리

얌(마)의 뿌리 부분은 전통 동양의학에서 폐경기 장애를 치료하는 목적으로 이용되어 왔습니다. 그러나 얌 뿌리 추출물이 들어간 크림을 바르는 요법은 아무 효과가 없다는 것이 밝혀졌으며 복용하는 형태로서도 효능을 내지 못한다는 것이 보고되고 있습니다.[57] 얌 뿌리에서 얻어진 디오스게닌은 인체 내에서 아무 효과를 발휘하지 않습니다. 그러므로 인터넷에서 기적을 불러일으킨다는 얌 크림 광고를 보게 되더라도 현혹되지 말기 바랍니다. 아무 효과가 없습니다. 다만 경구 복용용으로 만들어진 얌 뿌리 추출물을 복용할 경우 심리적 효과를 기대할 수 있다는 연구가 있기는 합니다.[58]

달맞이꽃 종자유

'이브닝프라임로즈오일'이라는 이름으로 불리기도 하는 이 오일은 특히 제 고향 미국에서 널리 사랑받고 있습니다. 여러 연구에서 열감의 횟수와 강도를 다소 낮춰주는 효능이 보고되었지만 사실 개선의 정도가 그리 크지 않습니다. 위약과 비교·연구했을 때 6주 후 위약군은 32퍼센트, 달맞이꽃 종자유군에서는 39퍼센트의 열감 저하 효과를 나타냈습니다. 열감이 느껴지는 강도 면에서도 32퍼센트의 감소를 나타낸 위약군에 비해 달맞이꽃 종자유군에서는 42퍼센트의 감소가 있었습니다.

위에서 언급된 모든 연구들은 각종 여성지 등에서 '순하고 안전하며 효과 높은' 보조제라고 선전하는 제품들이 주장하는 바와는 매우 다른 결과를 말해주고 있습니다. 그렇다고 자연 식물이나 허브 제품에 무조건 손대지 말아야 한다고 말하는 것은 아닙니다. 그럼에도 불구하고 꼭 알아두어야 할 진실이 있습니다. 심한 갱년기 장애를 단순히 식물 요법으로만 치료하려고 한다면 그것은 불이 훨훨 타는 집에 고무호스로 물을 뿌리는 것과 다름없다는 사실입니다. 갱년기 증상으로 고생하는 친구가 식물성 추출물 등을 복용한 후 증상이 나아졌다면 참 다행한 일이므로, 그것에 대해 군이 반대할 이유는 없습니다. 하지만 그 식물 요법이 당신에게도 똑같은 효과를 낸다는 보장은 절대로 없습니다. 게다가 제 경험으로 보자면 효과가 있다고 해도 대부분 단기간 효과에 그칠 뿐, 오래 지속되는 경우는 매우 드뭅니다.

잘못된 믿음 날리기

식물에 관한 충격적인 진실

과학적 연구에서 대부분의 식물 추출물은 위약에 비교해 현격한 개선작용을 보이지 않았으며 열감을 치료하는 효능 면에서도 저조한 성적을 냈습니다. 따라서 이 식물 추출물은 호르몬 결핍과 그로 인해 발생하는 각종 질환을 개선하려는 목적으로 사용하기에 적합하지 않습니다!

4. 대체의학

심신의학의 범주에는 동종요법, 침술, 동양의학이 포함됩니다. 이 세 의학체계는 서양 정규의학의 연구방법으로 검증하기가 상당히 힘듭니다. 치료하려는 대상에 따라 매우 개별적으로 이루어지기 때문입니다. 특정 증상 하나를 치료하는 것이 아니라 한 사람의 몸 전체를 통합적인 치료 대상으로 보는 철학 때문에라도 연구가 힘들다는 특징이 있습니다.

동종요법을 예로 들면, 한 사람이 가진, 그야말로 모든 신체 증상을 전부 다 발견하고 특정한 후에야 그것을 바탕으로 도출된 알맞은 방법으로 증상에 대한 치료를 시작합니다. 만일 밤에만 얼굴에 열이 오르고 입안에 신맛이 돌며 손바닥에 땀이 차는 여성이 있다고 하면 낮에 여러 번 안면홍조가 있고 두피에 땀이 나며 추위를 많이 타는 여성과는 아주 다른 치료법이 적용될 것입니다.

인도에서 실시된 연구에 의하면 동종요법은 갱년기 장애에 상당히 좋은 효과를 보이며 특히 열감, 수면장애, 불안감, 우울감에 긍정적 영향을 미친다고 합니다.[59]

그러나 다른 여러 연구에서처럼 이 연구에도 위약군 비교가 포함되지 않았다는 점을 고려해야 합니다. 또한 별 효과를 입증하지 못한 연구도 존재합니다. 일반적으로 적은 인원수의 실험군을 대상으로 하기 때문에 서로 비교할 수 없는 연구가 많습니다. 생체동등호르몬 연구에서처럼 동종요법에 관한 복잡한 대규모 연구를 진행하려면 그 비용을 누가 대느냐 하는 문제가 크게 불거집니다. 어쨌든 대형 제약회사들의 관심대상에서 벗어난다는 것은 분명해 보입니다!

동종요법에서 사용되는 성분들로는 세피아(오징어 먹물에서 추출된 색소), 라체시스(살무사의 독), 칼카레아카보니쿰(석회해면류의 딱딱한 석회질), 석송石松, 황黃이 있습니다. 비호르몬적 요법 가운데에는 이 동종요법이 가장 좋은 효과를 내는 것으로 보입니다. 우리 병원에 내원한 여성들 중 동종요법 치료를 받는 이들이 가장 만족하는 모습을 보였습니다. 동종요법을 시도해보고자 할 때 우선적으로 고려할 것은 치료사가 갱년기 장애에 전문지식을 갖추고 있는가 하는 점입니다. 동종요법은 생체동등호르몬 요법과 병행하면 가장 좋지만 호르몬 요법을 받지 않거나 받지 못할 형편에 처한 경우에도 시도해보면 좋습니다.

침술과 동양의학의 효과 또한 검증하기 어려운 면이 있으며 현재까지 나온 연구의 결과들도 굉장히 다양합니다. 갱년기 증상을 침술과 한약으로 개선시켰다는 연구가 있는 반면에 별다른 효과가 없다는 결론에 도달한 연구도 있습니다. 제 입장은, 사람은 열이면 열 모두 다르게 생겼으므로 침이나 동양의학이 잘 맞는 사람이 있는가 하면 그렇지 않은 사람도 있다는 것입니다. 과연 그 원인이 의학 자체에 있는지 아니면 다른 요인 때문인지에 대해서는 아직 더 많은 연구가 필요하다고 봅니다.

위약도 좋은 약일 수 있다

위약도 좋은 약일 수 있습니다. 비꼬거나 반어적인 뜻 없이 말 그대로입니다. 보완의학적 관점에서도 그렇지만 정규의학적 관점에서도 마찬가지입니다. 위약의 효과는 실제로 존재하는 것이며 진지하게 평가받아야 합니다. 정규의학이 주로 남성중심적으로 발달되어왔기 때문에 의사들은 은연중에 위약의 효과를 얕잡아보도록 교육되어 왔습니다. 하지만 위약은 올바른 범위 안에서 활용될 경우 치료에 대단한 도움을 줄 수 있습니다. 위약이 주는 효과는 내면으로부터의 확신, 즉 좋은 의사와 좋은 치료제가 있으므로 병이 나을 것이라는 믿음으로부터 태어납니다. 여기서 의사의 역할은 환자를 소중하게 맞아주는 것, 말을 잘 들어주는 것, 치료법들을 알려주는 것, 시간을 할애하는 것을 뜻합니다. 저는 이것이 의학에서의 여성적 역할이라고 생각합니다. 여자 의사가 남자 의사보다 능력이 좋다는 의미가 아닙니다. 대자연이 우리에게 베풀 수 있는 진짜 힘은 현상 유지에 급급한 인색함이 아니라, 모든 것을 성장시키고 풍요롭게 만드는 데 있다고 믿기 때문입니다. 그러나 의사들

입장에서는 이를 실천하기가 생각보다 쉽지 않습니다. 시간 절약과 최대한의 효율, 신속한 일처리 같은 것은 남성적 특성인데 몇 시간씩 기다리는 대기 환자들로 넘쳐나는 상황에 직면하지 않으려면 의사로서 어쩔 수 없이 이러한 남성적 특성을 발휘해 상담시간을 단축하고 신속한 회전율이 나오는 것을 최우선으로 고려해야 합니다. 그럼에도 불구하고 위약의 효과는 분명히 존재합니다. 위약은 다른 말로 바꿔 표현하면 믿음입니다. 믿음은 모든 치료 과정에서 가장 큰 역할을 하는 요소일지도 모릅니다.

6

산부인과 전문의 활용법

무엇을 물어보고 어떤 검사를 받아야 할까?

이제 당신의 갱년기에서 두 번째로 중요한 역할을 하는 사람이 누군지 알아야 할 차례입니다. 그 사람은 다름 아닌 산부인과 의사입니다. 산부인과 병원을 선택할 때 부디 큰 의미를 부여하기 바랍니다. 사춘기에 접어들어 맨 처음 산부인과 병원을 선택할 때, 그리고 임신 과정을 잘 이끌어줄 병원을 고를 때 우리는 아무 병원이나 가지 않습니다. 그때와 똑같은 신중함을 가지고 매우 중요한 이 시기를 함께할 수 있는 의학적 동반자를 선택해야 합니다.

모든 산부인과 전문의가 갱년기 전문은 아닙니다. 이들 모두가 갱년기 전문교육을 받는 것이 아니기 때문입니다. 이건 확실합니다. 전문의 과정을 마치면 각자의 관심분야에 관한 집중교육을 추가로 받을 수 있습니다. 산부인과 전문의 중에서 유방조영술이나 유방 조직검사를 더 깊이 연구한 사람도 있고 산전 태아 검사 중 나타나는 각종 이상에 대해 훌륭한 지식을 갖춘 사람도 있습니다. 사실 이것이 정상입니다. 어느 누구도 모든 분야에 깊고 세부적인 지식을 갖출 수는 없으니까요. 물론 일반적인 산부인과 개업의는 모든 분야를 골고루 다루며 각 분야에 대한 전반적 지식을 일정 수준까지 다양하게 갖추고 있습니다. 물론 갱년기로 접어들기 전에는 이것만으로도 충분할 수 있습니다. 그런데 간과할 수 없는 부분이 있습니다. 우리에게 필요한 사람은 폐경이행기가 당신의 삶에서 길고도 중요한 여정을 차지한다는 것을 이해하고 미래의 질병을 예방할 수 있는 이상적인 시기로서의 '기회의 창'이 존재한다는 것을 아는 전문의입니다. 건강하고 행복한 상태를 유지해 자신의 꿈을 실행에 옮길 수 있도록 의학적 여건을 마련해주는 사람, 또 정체를 숨긴 채 진행되다가 어느 날 불쑥 수면 위로 얼굴을 내밀고 당신을 괴롭히는 괴이한 증상들에 대한 고충을 스스럼없이 털어놓을 수 있는 대상이 바로 우리가 선택해야 할 의학적 동반자의 모습입니다.

만약 평소 다니던 산부인과 병원이 일반적인 산부인과 진료를 망라하며 갱년기 이후에도 그곳을 다니는 것이 좋겠다는 판단이 들면, 우선 할 일은 호르몬 검사를 요청하는 것입니다. 자신에게 맞는 이상적인 호르몬 범위를 알아내기 위해서는 월경주기 5일째에서 7일째 사이, 즉 월경 후 몸이 가장 가뿐할 때를 고릅니다. 만일 폐경 이후라면 우선 채혈을 합니다. 채혈 결과로 월경주기 어디쯤에 있는지 알아낼 수 있습니다. 자발적인 호르몬 검사의 비용은 대부분 본인 부담인 경우가 많지만 그래도 혹시 다른 가능성이 있는지 문의해보기를 바랍니다.

생체동등호르몬 요법을 시작하기로 결정했다면 통상 맨 처음에는 채혈을 위해 석 달에 한 번씩 병원을 방문해 본인의 상태와 필요한 호르몬의 용량을 파악하게 됩니다. 특히 시작 단계에서는 여러 번의 조정과정을 거쳐야 할 수 있습니다. 폐경 이행기에는 호르몬 수치와 필요량이 급작스럽게 큰 폭으로 증가하거나 감소하는 것이 보통입니다. 또한 질 입구에 어떤 변화가 생겼는지, 에스트리올 연고를 시작할 때가 되었는지 물어보세요. 스스로 느끼기 전에 이를 먼저 알아차릴 수 있는 사람이 바로 산부인과 의사이기 때문입니다!

처음에는 이 모든 것들이 번거롭고 귀찮게 여겨질 수 있으나 처음에만 그렇지 시간이 지나면 과정이 훨씬 단순해집니다. 일단 익숙해지기만 하면 때때로 몸의 컨디션을 점검하다가 필요할 경우 의사와 간단한 상담 후 용량을 조절하면 됩니다. 열감이나 홍조가 심해지면 용량을 다소 올려야겠다, 또 성욕 하락이 계속되면 테스토스테론 용량이 낮으니 올려야겠다는 식의 판단이 가능해집니다. 이 단계에 이르면 의사와의 상담이 채 10분도 걸리지 않을 정도로 간단하게 끝날 수 있으므로(물론 호르몬 이외의 별다른 상담 내용이 없을 경우) 병원이나 환자 양측에게 전혀 부담으로 느껴지지 않습니다. 건강보험의 혜택이 병원과 환자 양측에게 모두 조금씩 줄어드는 요즘의 경향을 고려할 때 자신의 건강에 대해 지식을 갖추고 의사와 상담을 하면 무엇보다 환자 자신에게 이득입니다(한국은 건강보험의 혜택이 지속적으로 증가하고 있는 추세입니다. 하지만 의료보험공단의 적자가 심해짐에 따라 개인의 건강보험료 부담이 증가될 수 있습니다-감수자). 또한 이런 환자가 많아질수록 갱년기 의학에 관심을 느끼고 전문적으로 연구하는 의사가 많아지는 이차적 효과도 기대할 수 있습니다.

위 상황은 결코 제가 지어낸 이야기가 아닌, 환자들이 직접 다른 병원에서 겪었던 일들을 듣고 정리한 것입니다. 지금도 많은 여성들이 이와 같은 일들을 어떤 형태로든 겪고 있을 것입니다. 다른 의사들로부터 한소리 들을 것을 각오하고 쓰는 이유는 사실을 사실대로 말해야 하기 때문입니다.

호르몬 요법의 단계를 시작부터 설명하면 다음과 같이 요약할 수 있습니다.

1, 혈액검사를 통해 에스트라디올, 프로게스테론, 유리 테스

토스테론free testosterone, FSH, 가능하면 SHBG(성호르몬결합글로불린이라고 하며 테스토스테론 결합에 필요한 단백질입니다. 합성될 수 있는 유리 테스토스테론의 수치 측정에 도움을 줍니다)의 수치를 측정합니다.

2. 필요량을 정해 생체동등호르몬 요법을 시작합니다.

3. 6~8주 후 산부인과를 방문해 점검합니다.

4. 이후 적응기가 끝날 때까지 3개월에 한 번씩 점검합니다.

5. 연간 1~2회 전반적인 산부인과 검사(유방조영술과 질 초음파 검사 포함)를 받습니다.

6. 별 특이사항이 없을 경우 6개월마다 호르몬 수치를 점검합니다.

알아두세요!

산부인과 병원을 바꿔야 할 때는 다음과 같습니다.

- 비용을 부담하겠다고 했는데도 의사가 호르몬 검사에 원칙적으로 반대 입장을 내놓을 때.

- '나이가 들면 성생활이 별로 중요하지 않게 된다'거나 '이제 나이도 있으신데 성생활보다는 다른 취미를 개발하는 것이 좋다'는 식으로 성생활 개선에 대한 당신의 요구를 조용히 묵살하는 듯 보일 때.

- 바르는 에스트라디올과 마이크로화된 프로게스테론이 아닌 좀비 게

스타겐 성분의 인공호르몬제를 처방할 때.

- 테스토스테론 결핍일 때, 원래 사용 목적 이외의 처방임을 인지하고 있지만 처방을 원한다고 밝혔음에도 불구하고 테스토스테론 연고 처방을 거부할 때.

- 호르몬 요법에 만족하며 건강한 상태를 유지하는 등 특별한 사유가 없는데도 호르몬 요법을 시작한 지 5~7년이 지났다는 이유만으로 치료 중단을 권고할 때(좀비 게스타겐을 사용한 연구를 인용할 가능성이 큽니다).

- 처방전에 없는 호르몬 크림을 사용하라는 입장을 원칙적으로 고수할 때.

- '갱년기는 병이 아닙니다', '조금만 참고 견뎌보세요' 또는 '나이가 들면 나타나는 어쩔 수 없는 현상입니다'와 같은 말로 당신의 증상을 별것 아닌 걸로 치부할 때.

- 관절통, 우울증, 심장 두근거림, 수면장애와 같은 증상을 호소했을 때 호르몬과의 관련성을 언급하지 않은 채 다른 과로 가보라고 할 때.

- 갱년기 장애가 심하게 나타나는 환자에게 생체동등호르몬을 적용하지 않을 아무런 특별한 이유가 없음에도 불구하고 이를 곧바로 제안하지 않고 일차적으로 식물성 제제를 처방해줄 때. 질위축증으로 인한 작열감과 가려움증을 호소하는 환자에게 단순한 피부순화연고나 바셀린 등을 권할 때.

그 밖의 필요한 검사들

암 검사

현재 독일의 의무건강보험에서는 자궁경부세포 검사PAP test 및 유방과 복부 촉진 검사를 제공하고 있습니다. 50대 중반부터는 대변 검사를 통한 대장암 조기진단이 포함됩니다(한국의 의료보험공단에서는 만 20세 이상의 여성에게 2년마다 자궁경부암 검진, 만 40세 이상의 여성에게 2년마다 유방암 검진, 유방엑스레이 검사를 제공하고 있으며, 만 40세 이상의 남녀에게 2년마다 위암 검진, 위내시경 검사 혹은 위장조영 검사, 만 50세 이상의 남녀에게 1년마다 대장암 검진, 분변잠혈 검사, 대변 검사를 제공하고 있습니다. 만 40세 이상 고위험군에게 1년에 2회의 간암 검진, 간초음파 검사 및 혈액검사, 만 54~74세 남녀 중 폐암 발생 고위험군에게 2년마다 폐암 검진, 흉부CT를 제공하고 있습니다-감수자).

자궁경부세포 검사는 자궁경부암의 전단계가 될 수 있는 세포의 변이나 이상을 조기에 발견함으로써 암으로 발전되는 것을 막기 위해 실시합니다. 35세부터는 인유두종 바이러스HPV 검사도 함께 받을 수 있습니다. 인유듀종 바이러스는 성적 접촉을 통해 전파된다고 알려져 있습니다(공용화장실이나 사우나, 수영장에서는 감염되지 않고, 성교 또는 섹스 토이 공유로 감염됩니다. 섹스 토이 또한 섹스의 일종입니다). 감염되었을 때 거의 아무런 증상이 없기 때문에 감염자의 90퍼센트가 감염 사실을 인지하지 못합니다. 이 바이러스는 인간의 세포를 교란하여 암세포로 변이되게 만들며 대부분의 자궁경부암이 이 HPV 바이러스로 인해 발생하는 것으로 추정합니다.

만일 검사 결과 약간의 세포변화가 나타났다면 변화의 정도에 따라 3~6개월 후 재검사를 받습니다. HPV 검사 결과가 음성이고 자궁경부암 검사도 이상이 없는 것으로 나오면 35세부터 3년마다 검사를 받을 수 있습니다. 하지만 그렇다고 해서 3년에 한 번씩만 산부인과에 가도 된다는 말은 아니니 주의하기 바랍니다. 유방과 하복부의 정기검진을 위해 1년에 한 번 산부인과를 방문하는 일은 정말 중요합니다. 반드시 연례행사로 만들어 실천하기 바랍니다.

하복부 초음파 검사

꼭 받아야 할 검사 가운데 하나로 하복부 초음파 검사가 있습니다. 자궁과 질, 난소와 그 주변을 검사하기 위해 막대기처럼 생긴 초음파 탐촉자를 질 내로 삽입하여 시행합니다. 특히 질 점막이 과도하게 비후되지 않았는지의 여부를 살펴볼 수 있는 방법이기도 합니다. 호르몬 요법을 받는 경우에는 에스트라디올과 프로게스테론의 밸런스가 일시적으로 맞지 않을 수도 있습니다. 그렇게 되면 자궁내막이 점차 두터워지다가 언젠가 출혈이 일어나게 됩니다. 폐경 후 수년이 지나 갑자기 월경과 비슷하게 피가 나오면 자궁점막층이 너무 두터워졌기 때문인지 아니면 다른 원인이 있는지 초음파 검사를 통해 알아내야 합니다. 기타 원인으로는 자궁에 생긴 양성용종 또는 아주 드문 사례이긴 하지만 악성종양이 있습니다.

유방촉진 검사

유방촉진 검사는 1년에 한 번은 꼭 해야 합니다! 가끔 스스로 유방을 손으로 눌러보며 자가검진을 하고 있으니 병원에 갈 필요까지는 없다고 변명할지 모릅니다. 하지만 제 경험으로는 정기적으로 자가촉진을 부지런히 하고 있는 사람은 10퍼센트에 불

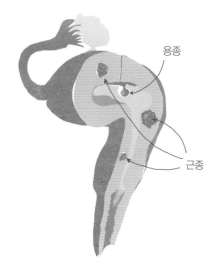

용종

근종

과하고 나머지 90퍼센트(저 역시 여기에 속합니다)는 그저 어쩌다
가 생각나야 겨우 하는 수준에 그칩니다. 그것도 조금 눌러보
는 척 하다가 마는 식인데, 작은 멍울들이 여기저기 만져지는 것
같은 느낌에 겁이 나서 금방 그만두어버립니다. 그러면 안 됩니
다! 자신에게 맞는 리듬을 찾아야 합니다. 폐경 전인
사람이라면 월경 중일 때와 월경 후에 촉진을 하는
것이 좋습니다. 유방이 가장 부드러울 시기이기
때문입니다. 이것이 귀찮다면 간격을 더 늘려, 예
를 들면 각 계절마다 한 번이라도 좋으니 정기적으
로 가슴을 만져 자신의 상태를 아는 것이 중요합니
다!

스스로 가슴을 만져 자가진단을 하려면 어떻게 해야 할까요? 한쪽 가슴을 동그란 시계라고 가정해 가슴 맨 윗부분을 12시 지점으로 놓고 시작합니다. 손가락 2개를 뻗어 피아노 건반을 평평하게 두드린다는 느낌으로 잘근잘근 유두를 향해 이동합니다. 이런 식으로 여러 방향에서 중앙을 향해 실시합니다. 겨드랑이 부근도 놓치지 말아야 합니다! 더 철저하게 하고 싶은 사람은 유두를 한 번 꾹 눌러 혹시 분비물이 나오는지 확인합니다. 무언가가 나온다고 하더라도 별 문제 없는 경우가 많지만 그래도 산부인과에 가서 꼭 진찰을 받기를 권합니다.

유방초음파

40세부터는 반드시 받아야 하겠지만 30세가 넘었다면 1년에 한 번씩 혹은 그보다 덜 자주 하더라도 정기적으로 유방초

알아두세요!

아직 폐경 전인데 가슴에 무엇인가가 만져진다면 우선 다음 월경까지 기다려 봅니다. 조그만 덩어리는 굉장히 흔한 증상입니다(거의 절반에 가까운 여성들에게 본인이 인지하지 못하는 작은 덩어리가 때때로 나타납니다). 이 작은 덩어리들은 해가 되지 않으며 월경이 끝나면 자연스레 사라집니다. 다만 월경 후에도 그대로 있다면 산부인과에 가보아야 합니다!

음파 검사를 받을 것을 추천합니다. 초음파로 조기에 발견할 수 있는 것들이 상당히 많습니다. 유방조직은 원래 울퉁불퉁하게 이루어져 있습니다. 따라서 촉진 검사로 발견하지 못하거나 모호한 경우에 초음파 검사를 하면 악성인지 양성인지 바로 구분이 가능합니다. 그러니 초음파 검사 후 우려해야 할 상황인지 마음을 놓아도 될 상황인지가 바로 밝혀진다는 점이 가장 큰 장점입니다. 초음파 검사는 아프지도 않고 인체에 해가 되지 않지만 자발적 검사의 경우 건강보험에서 부담하지 않는 경우가 많기 때문에 비용이 어떻게 되는지 미리 알아보는 것이 좋습니다(한국에서도 유방초음파를 자발적으로 시행하는 경우에는 건강보험이 적용되지 않으며, 유방촬영 검사에서 이상 소견이 있어서 유방초음파를 받은 경우에는 건강보험 적용이 됩니다. 건강보험 적용 즉 급여가 안 되는 경우 비용은 20만 원 정도이며, 유방촬영술에서 이상 소견이 있어 초음파에 대한 보험급여를 받는 경우에는 본인 부담금이 5만 원 내외입니다-감수자).

유방촬영술

독일에서는 50세 이상의 여성에게 2년마다 한 번씩 유방촬영술 비용을 건강보험에서 부담하고 있습니다(한국 건강보험공단은 만 40세 이상의 여성에게 2년마다 유방촬영술을 제공하고 있습니다-감수자). 유방촬영술이란 플라스틱판으로 유방을 아래위로 꼭 눌러서 납작하게 만든 다음 엑스레이 촬영을 하는 검사법입니다. 가슴의 크기에 따라 아플 수도 있지만 시간이 오래 걸리진 않습니다.

유방촬영술은 손으로 만져지지 않는 작은 종양을 찾는 데 활용됩니다. 흔히 유방촬영술 후 유방 속에 '하얀 점'이 보인다고 합니다. 이는 유방 내에 있는 이른바 '미세 석회'인데 유방암의 초기단계로 발전할 수 있기 때문에 눈여겨보아야 합니다. 석회는 광물질이기 때문에 초음파로는 잘 보이지 않고 엑스레이 검사에서 보입니다. 독일 건강보험은 50세에서 79세까지 정기검진의 일환으로 유방촬영술 비용을 부담하고 있는데 79세로 제한된 이유는 통계상 그 이후 연령에서는 유방암 발병 비율이 현저하게 낮아지기 때문입니다(한국에서는 유방촬영술의 상한연령을 제한하지 않고 있습니다-감수자).

유방촬영술은 50세 이하 여성들에게서 선호되지 않는 검사법입니다. 이들의 유방은 아직 조직이 촘촘하고 단단하기 때문입니다. 이렇게 조직이 치밀하면 조직과 종양 모두 하얗게 나와서 구분이 힘듭니다. 마치 눈보라 치는 북극에서 빙하 위에 있는 북극곰을 구별해내는 것과 같습니다. 그러나 50세가 넘어도 조직이 치밀하고 단단한 사람이 있기 때문에 이럴 때는 유방초음파 검사를 병행해서 실시합니다. 그러므로 가슴의 살이 단단하고 치밀한 사람은 유방초음파를 먼저 해보는 것이 오히려 나을 수 있습니다.

그러나 유방촬영술 검사를 너무 자주 하는 것에 대해서는 논란의 여지가 있습니다. 저명한 대규모 연구에 따르면 정기적으로 유방촬영술 검사를 받은 여성은 한 번도 받지 않는 여성에 비해 일생 동안 유방암이 발병할 확률이 높다고 합니다.[60] 그렇다면 방사선 노출로 인해 유방암 위험이 높아진 건 아닐까요? 유방촬영술 검사 시 노출되는 방사선의 양은 극히 적기 때문에 검사 자체가 암의 원인이 되었다기보다는 유방촬영술을 통해 발견되지 않았다면 커지지 않고 그 상태로 머물러 있었을 작은 종양들이 발견되어 유방암 진단을 받았기 때문인 것으로 추측합니다. 일부에서는 종양의 상당수가 놔두면 '저절로 없어진다'는 주장을 하기도 합니다. 놀라 까무러쳐도 모자랄 주장입니다. 암이 저절로 없어진다고요? 이는 정규의학에서 종양에 대해 제가 배웠던 모든 지식에 반대하는 것입니다. 하지만 저는 이 주장을 통해 암을 바라보는 시각에 대해 다시 한 번 생각해보게 되었습니다. 이제까지 연구된 종양과 관련한 모든 생물학적 지식이 종양에 대한 모든 비밀을 남김없이 풀어낸 것은 아니기 때문입니다.

아직 다른 곳으로 퍼지거나 큰 문제를 일으키지 않은 유방 종양이 발견된 경우는 수술, 방사선 치료, 필요하면 화학요법을 모두 거쳐야 합니다. 이때 당사자의 고충은 이루 말할 수 없습니다. 치료의 고통은 물론이고 남은 평생 재발에 대한 불안감과 싸워야 하니 말입니다.

통계는 어디까지나 통계일 뿐 언제나 사실과 일치하는 것은 아닙니다. 예를 들면 일생동안 1명의 여성에게 두 번 또는 세 번 유방암이 재발했을 때 이 수치를 한 건이 아닌 세 건으로 통계에 집어넣는다면 유방촬영술 검사의 암 발생률은 인위적으로 증가할 것입니다. 어찌되었든 한 가지 사실만은 확실합니다. 바로, 한 번도 유방촬영술 검사를 받지 않은 여성이 그렇지 않은 여성보다 유방암으로 더 일찍 사망하지는 않는다는 것입니다. 이 점을 유념할 필요가 있습니다.

자, 그럼 유방촬영술 검사를 받으라는 말일까요 받지 말라는 말일까요? 사실 저는 의사로서 받아야 한다고 말할 의무가 있는 입장이지만, 지난번 유방촬영술 검사가 너무나 아파서 기억하기도 싫다거나 가슴이 아주 작은 경우, 매우 단단한 경우 그리고 유방삽입물이 있는 경우에는 스스로 결정해도 됩니다. 최소한 유방초음파 검사만은 빠뜨리지 말고 꼭 받아야 합니다!

유방 MRT / MRI

덜 아픈 검사법으로 유방 자기공명촬영법MRT, Magnetic Resonance

Tomography(다른 말로 MRI라고도 합니다)이 있습니다. 방사선 투사가 없고 아픔 없이 양쪽 유방을 매우 자세하게 들여다볼 수 있는 검사법입니다. 몸 안의 모든 것이 거의 다 드러나기 때문에 진단 면에서 유방촬영술이나 유방초음파를 능가하는 도구로 평가받고 있습니다. 처음으로 종양이 발견되고 나서 다른 종양은 없는지 검사할 때 특히 더 유용하게 쓰입니다.

그런데 MRT가 정기검진 항목에 들어가 있어야 할까요? 흐음, 생각해볼 문제입니다. 어머니와 할머니가 유방암을 앓았거나 유방암 가족력이 있는 사람이라면 검사를 해보는 것이 좋습니다. 유방삽입물이 있거나 초음파보다 좀 더 확실한 진단을 원하는 경우(그렇다면 전액 본인 부담이겠지만)에도 마찬가지입니다. 그러나 모든 상황과 연령대에 적용하기엔 다소 과한 검사 방법이 아닌가 합니다. 유방암의 확률이 낮은 사람에게는 비용이 비싸고 시간이 오래 걸려서 그다지 장점이 없습니다. 선진국의 여성 200만 명을 대상으로 실시된 한 저명한 연구에 의하면 여성이 일생동안 한 번도 유방암에 걸리지 않을 확률이

잘못된 믿음 날리기

한 대규모 연구 결과에 의하면 여성이 평생 유방암에 걸리지 않을 확률은 99.75퍼센트라고 합니다.

99.75퍼센트라고 합니다.

골밀도 검사

우리가 흔히 잊고 사는 사실 가운데 하나가 30세부터 매년 골밀도가 떨어지며 특히 폐경 이후에는 그 속도가 더욱 빨라진다는 것입니다. 뼈는 에스트로겐 결핍으로 인해 골성분의 소실속도가 생성속도를 앞지릅니다. 이를 방치하면 뼈가 가늘어지는 골감소증이 진행되고 심하면 2부에서 이야기했던 골다공증으로까지 악화됩니다. 자칫 운이 안 좋아 넘어지기라도 하면 별것 아닌 충격에 뼈가 부러져 혼자 힘으로 걸을 수 없는 불행한 노년기를 맞을 수 있다는 것을 우리는 이미 알고 있습니다. 그러므로 이 같은 사태를 막기 위해 절대적으로 노력해야 합니다. 골다공증은 꼭 넘어졌을 때만 그 고약함을 드러내지 않습니다. 나이가 들며 등이 굽어지는 증상을 만드는 주범이라는 데 또 다른 문제가 숨어 있습니다. 심한 경우 등이 새우처럼 구부러지기도 합니다. 사고나 골절에 기인하지 않은 새우등은 구성성분이 빠져나가 부스러지기 쉬운 상태가 된 척추뼈 하나하나가 낡은 집처럼 폭삭 가라앉기 때문에 생깁니다. 이런 지경까지 가지 않을 수 있는 방법이 충분히 존재함에도 불구하고 허리가 심하게 굽은 환자들을 볼 때면 너무도 안타깝습니다.

그러니 늦어도 폐경까지는 정기적으로 골밀도 검사를 받아야 합니다. 혹시 산부인과 병원에서 먼저 골밀도 검사를 받아보라고 권하지 않는다고 해도 의아해 할 필요는 없습니다. 병원에서도 종종 소홀한 경우가 있으니까요. 특히 아직 젊은 축에 속하는 사람이라면 병원에서 말하기 전에 스스로 검진을 문의해보는 것이 좋습니다. 흔히 골감소증이나 골다공증은 70세가 넘은 할머니들이나 걱정해야 된다고 생각해서 조기진단의 필요성을 간과하기 쉽기 때문입니다.

독일에서 골밀도 검사는 방사선의학과 담당이며 비용은 본인 부담이 원칙입니다. 보통 40~70유로(약 5만~10만 원)가 듭니다(한국의 골밀도 검사는 건강보험공단에서 만 54세, 만 66세 여성에게 무료로 제공하고 있으며, 일부 조건 즉, 만 65세 이상 여성 및 만 70세 이상의 남성, 1년 이상 무월경을 보이는 폐경 전 여성, 고위험 요소가 있는 65세 미만의 폐경 여성, 스테로이드호르몬을 3개월 이상 투약하는 경우 등에서 보험급여가 인정되고 있습니다. 비용은 무료인 경우를 제외하고 보험급여가 되는 경우 2~3만 원, 보험급여가 안 되는 경우 4~5만 원 정도입니다-감수자).

대장내시경

독일의 산부인과 병원에서는 55세 이상의 여성에게 대장내시경을 권고하도록 되어 있습니다(한국에서는 만 50세 이상 분변 잠혈 검사에서 양성이 나온 경우에만 건강보험공단에서 대장내시경을 비용을 지원해주고 있습니다. 또한 만 45세 이상부터 5년마다 받는 것을 권고하며 가족력이나 이상 증상이 있을 때는 나이와 관계없이 대장내시경 검사를 받아야 합니다-감수자). 하지만 그 전에 대장내시경 검사를 권고받았을 수도 있고, 가족 중 대장암 환자가 있어 이미 정기적으로 검사를 받고 있는 경우도 있을 것입니다. 가족력이 있는 사람에게 적용하는 검사 원칙을 알기 쉽게 설명하면, 그 가족에게 처음으로 대장암이 발병한 나이가 되기 5년 전에 검사를 받는 것입니다. 예를 들어 어머니가 50세에 발병했다면 본인은 늦어도 45세에 대장내시경 검사를 받아야 합니다.

내시경으로 장 안을 들여다보기 때문에 초기 대장암이 다음 단계로 발전하기 전에 조기에 발견함으로써 암세포 제거에 도움이 됩니다. 대장암은 느리고 조용하게 그러다 종종 악성으로 성장하기 때문에 한동안 별 증상이 없습니다. 그러다가 막상 혈변 등의 증상이 나타나면 이미 너무 늦어버려 의학적으로 할 수 있는 것이라곤 대장의 남은 부분을 최대한 보존하는 것에 그칠 때가 많습니다.

통증이 심하다거나 검사 과정에서 대장이 상할 수 있다거나 검사 전에 장을 비우기 위해 이상한 용액을 들이켜야 한다는 등의 이유로 대장내시경을 꺼리는 사람이 많습니다. 검사 전

날 1~1.5L나 되는 용액을 마셔야 하는 건 맞습니다. 더운 여름 날 호수 가장자리에 고여 있는 미지근한 물을 마시는 느낌과 비슷하기도 합니다. 하지만 그 어떤 이유도 이토록 중요한 대장내시경을 마다할 변명거리로는 너무 약합니다. 검사는 수면마취 상태에서 진행되기 때문에 전혀 아프지 않습니다. 잠에서 깨어나면 검사가 다 끝나 있고 검사소견에 아무런 이상이 없으면 다음 2년은 아무 걱정 없이 지낼 수 있습니다.

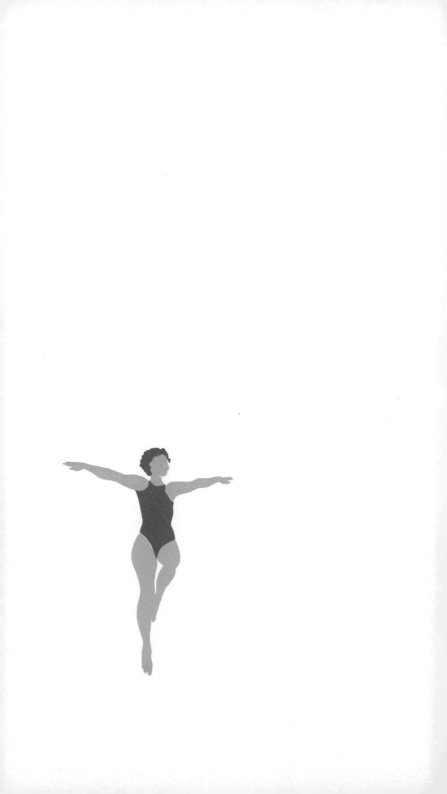

7

인생 후반기에 시작하는 제2의 전성기

내 안의 에너지를 채우는 방법

현대사회에 만연해 있는 가장 큰 오해 중 하나는 생물학적 나이를 그 사람의 활력과 동일하게 취급하는 것입니다. 나이가 많아도 경쾌한 음악을 좋아하고 운동화를 즐겨 신는 사람이 있는가 하면 25세라도 몸과 정신이 노쇠한 사람도 있습니다. 사실 우리의 경험을 곰곰이 돌이켜보면 누군가의 젊고 늙음을 말해주는 것은 신분증에 적힌 숫자가 아니었습니다. 그보다는 그 사람에게 내재되어 있다가 주변으로 발산되는 에너지이지요. 저 자신을 되돌아보건대, 아무 보람을 느끼지 못한 채 그저 주어진 일을 해나가며 하루하루 살았던 슬프고 지친 시기에는 스스로 늙었다는 생각이 들었고, 반면에 행복했던 시기에는 젊은 기분으로 살았던 것 같습니다. 에너지는 젊음이나 늙음만을 결정짓는 게 아니라 건강함과 병듦도 판가름하므로 하루가 마무리되는 시간에는 에너지 배터리를 채워주는 행동을 해야지 그나마 남아 있는 에너지를 쥐어짜는 행동을 해서는 안 됩니다. 이제 이 장에서는 내 안의 배터리가 언제나 잘 차 있도록 하려면 어떻게 해야 하는지 알아보겠습니다.

건강의 4대 기둥

45세에서 55세의 나이가 되면 삶의 지혜가 생겨 특히 균형 잡힌 식생활, 부지런히 움직이기, 쾌적한 수면 등 건강한 생활로 이끄는 습관이 갱년기에 접어들면서 더욱 중요해진다는 사실을 깨닫게 됩니다. 패스트푸드만 먹고 살아도 아무렇지 않던 20대, 밤새 술을 퍼마셔도 다음 날 아침 제 시간에 일어나던 30대 중반을 지나 40대 중반으로 들어서면 모든 것이 예전 같지 않다는 것을 온몸으로 느끼게 됩니다. 술도 약해져 와인 몇 잔을 마셨을 뿐인데 다음 날 직장에서 후회합니다. 아침식사로 빵과 팬케이크를 조금만 자주 먹어도 금방 배에 살이 붙고 잠을 잘 자지 못한 밤이면 다음 날 피곤함 때문에 일상생활이 너무도 힘듭니다. 50세가 넘으면 스트레스에도 약해져 인간관계에 예민해지고 약속 잡기도 귀찮아집니다. 예전에는 그토록 활동적이던 사람이 나이가 들면서 점점 '집순이'가 되어버리는 것입니다. 운동이 좋다는 것을 알면서도 한없이 몸이 늘어지기만 해서 바닥에서 엉덩이를 떼려면 정말 큰마음을 먹어야 합니다. 우울한 마음을 잠깐이라도 달래줄 편하고 자극적인 음식을 찾게 되고 먹고 나면 또 우울해지는 악순환의 굴레에 빠집니다.

당신이 모든 것에 앞서 가장 최우선으로 놓아야 할 것은 건강입니다. 즐겁고 가뿐하게 사는 데 있어 특별한 방법이나 왕도는 없습니다. 건강을 지탱해주는 4개의 기둥은 다음과 같습니다.

1. 식생활
2. 운동
3. 휴식과 잠
4. 혼자만의 고요한 시간

1. 식생활

40세가 넘어 50대 초반이 되면 예전과 별반 다름없이 먹고 움직이는데도 이유 없이 자꾸만 살이 쪄서 고민인 사람이 많습니다. 저도 똑같은 고민을 했었고 체중을 유지하기 위해 제게 맞는 방법이 무엇인지, 어떻게 먹어야 하는지를 40세가 넘어 완전히 새로 배워야 했습니다. 그러던 중 한 저명한 호르몬 전문의가 주최한 갱년기 전문교육과정에서 결정적인 것을 배웠는데, 갱년기에 자신의 몸매를 유지하고 싶다면 적게 먹어야 하고, 유지를 넘어 감량에까지 도달하고 싶다면 수도승의 삶을 살아야 한다는 것이었습니다. 저는 개인적으로 그렇게 심하게 자신을 채찍질할 필요까지는 없다고 보지만, 살찌고 싶지 않다면 또 오랫동안 건강하게 살고 싶다면 식생활의 방향 전환이 반드시 필요하다고 생각합니다. 아무리 부인하고 싶어도, 아무리 변명하고 싶어도 다른 방법은 없습니다. 자기 자신을 속일 수는 없습니다.

그러므로 식생활은 건강한 삶의 핵심이 되어야 합니다. 우리의 식생활은 무의식이 아닌, 의식적인 선택이 기본이 되어야 합니다. 의식적 선택은 장을 볼 때부터 시작되어 음식을 먹을 때까지 이어집니다. 저는 다이어트 전문가가 아니기에 여기서 이 세상의 모든 식이요법과 음식 철학을 다룰 수는 없습니다. 그래서 간헐적 단식이 좋다거나, 채식 혹은 구석기 다이어트를 하라는 식의 이야기를 펼쳐놓지는 못합니다. 어찌되었든 각자가 자신에게 가장 맞고 효과가 좋은 식단을 찾아내야 합니다. 여기서 반드시 명심해야 할 것은 음식을 적으로 돌리지는 말라는 것입니다. 음식은 몸을 운영하는 귀중한 연료입니다.

빵을 줄여라

그래도 확실한 것은 하나 있습니다. 설탕, 밀가루, 술을 가능한 한 식탁에서 멀리하라는 것입니다. 이들은 인슐린 수치를 올리는데, 높은 인슐린 수치는 지방의 분해가 아니라 합성에 기여합니다. 설탕은 암세포의 증식에 유리하게 작용합니다. 설탕은 중독 증상을 일으킵니다. 빵과 밀가루와 국수는 체내에서 당으로 바뀝니다. 알코올도 당이 됩니다. 물론 그래도 가끔씩은 피자도 먹을 수 있고, 이탈리아 식당에서 벨벳처럼 부드럽고 짙은 적포도주 한 잔을 마시거나 미지근한 여름 저녁 충만한 섹스처럼 좋은, 신선한 딸기를 곁들인 마스카포네 한 조각을 먹어도 괜찮습니다. 이제 맛있는 것들은 하나도 먹을 수 없단 말인가, 하고 낙담할 필요는 없습니다. 가끔 즐길 기회가 오면 감사히 즐기면 됩니다. 에카르트 폰 히르슈하우젠 박사(독일의 베스트셀러 작가이자 의사-옮긴이)가 항상 이야기하듯, 즐기지 못하는 자는 상해버린 음식과 같으니까요! 다만 이처럼 이따금 소소한 행복의 섬에서 놀다 올 수 있으려면 평소에 아무렇게나 먹고 마시지 않는 것이 중요합니다. 이 말은 먹는 것에 너무 과다한 낙을 부여하지 말고 때가 되면 식사를 하되 인슐린 수치를 급격하게 올리는 음식은 피하라는 뜻입니다. 인슐린 수치가 치솟으면 졸리고 몸이 늘어지며 머리가 맑지 못할 뿐더러 배도 빵빵해지고 금방 또 먹을 것을 찾게 됩니다. 저는 평소 아침식사로 달걀 1개, 아보카도 하나 혹은 블루베리를 곁들인 스키르(아이슬랜드식 요구르트. 그릭요구르트와 질감이 비슷하며 맛은 좀 더 순하다-옮긴이)를 먹고 귀리우유를 탄 마키아토를 마십니다. 점심식사로는 닭고기와 샐러드를 먹으려고 노력하고 저녁은 최대한 간단하게 먹습니다. 다시 말하지만 이것은 평상시의 식사입니다. 식사 초대를 받거나 여행을 가거나 명절인 날은 예외이며, 친구들과 같이 요리를 만들어 먹을 때도 평소와는 다른 음식을 즐깁니다. 또는 시간이 없거나 오랜만에 별미를 먹고 싶을 때에도 건강한 식재료로 건강하게 만들어진 음식을 먹으려(워낙 먹는 걸 좋아하는 타입이라 매번 성공하지는 못하더라도) 신경을 씁니다.

프로바이오틱스, 칼슘, 비타민

예상 외로 체중 유지에 큰 역할을 하는 또 하나의 공신은 대장에 서식하는 유익균들입니다. 그동안 이들에 대해 알려져 있지 않던 비밀이 조금씩 벗겨지고 있는 중입니다. 이들을 총체적으로 일컬어 **마이크로바이옴**microbiom(장내 미생물 생태계)이라고 부르며 장에 서식하는 다양한 미생물을 뜻합니다. 건강에 도움이 되는 미생물과 그렇지 못한 미생물을 구분할 수 있는데, 좋은 미생물은 단당류가 장벽에서 흡수되지 않고 그대로 빠져나가게 하는 훌륭한 역할을 합니다. 이들은 녹색채소와 적색채소 그리고 사우어크라우트(독일식 양배추 절임-옮긴이), 김치, 케피르 등 발효식품을 섭취했을 때 왕성하게 번식합니다. 평소 과일과 채소를 많이 먹는 날씬한 사람들이 어쩌다가 달고 기름진 음식을 과식해도 살이 찌지 않는 이유가 여기 있습니다. 그러므로 몸에 좋은 장내 박테리아들이 좋아하는 먹이를 충분히 섭취해주어 이들이 활발하게 활동할 수 있도록 도와주어야 합니다.

반대로 몸에 좋지 못한 미생물들은 당류와 정크푸드를 먹고 무럭무럭 자라기 때문에 몸으로 하여금 기를 쓰고 이런 음식들을 갈구하게 만듭니다. 일명 '장누수증후군'이라 불리는 증상의 원인이 되며 독성물질을 체내에 흡수시켜 항상 몸이 무겁고 에너지가 달리는 상태를 초래합니다. 이들은 단당류를 몸 밖으로 배출시키는 것이 아니라 오히려 끌어들인다고 알려져 있습니다. 동일한 음식을 먹더라도 좋은 장내미생물을 많이 가진 사람과 나쁜 장내미생물을 많이 가진 사람에게서 완전히 다른 반응, 즉 한쪽은 살이 빠지고 다른 한쪽은 살이 찌는 결과가 나타났다는 연구결과도 있습니다. 장내 미생물에 대해 좀 더 자세히 알고 싶은 사람에게는 안네 플렉 박사의 책을 읽어 보기기 바랍니다.

칼슘을 많이 함유한 식품의 섭취도 이에 못지않게 중요합니다. 요구르트, 치즈, 스키르 같은 유제품에도 많이 함유되어 있지만 케일, 아몬드, 등 푸른 생선에도 들어 있기 때문에 이런 음식들을 챙겨먹는 것이 뼈 건강에 좋습니다. 음식을 통한 섭취를 영양제로 보충하고 싶다면 50세 이후부터 매일 500mg의 칼슘보조제를 먹는 것도 좋은 방법입니다.

비타인 D도 빼놓을 수 없습니다! 과거에는 과학적으로 정확한 최대필요량이 연구되지 않아서 마치 모래에 손으로 대강 그은 선 마냥 권장량이 모호했습니다. 이제는 비타민 D에 관한 사실들이 많이 밝혀졌습니다. 매일 최소 2,000IU 또는 일주일에 한 번 2만 IU를 섭취하는 것이 좋습니다. 뼈를 건강하게 유지시켜주고 감기와 독감 등의 감염병을 예방하는 데 도움을 줍니다.

물 마시기

물에는 무시하면 안 될 효능이 있습니다. 물은 세계에서 가장 오래된 치료제입니다. 물을 충분히 마시면 독소가 빠져나가고 저절로 음식을 덜 먹게 되며 별다른 일을 하지 않았는데도 신기하게 몸이 가뿐해집니다. 몸무게도 확연히 줄어듭니다. 우리가 배고프다고 느낄 때 정말로 속이 비어서가 아니라 실제로는 갈증 때문인 경우가 많습니다! 살 때문에 고민하는 여자들의 생활을 보면 물 마시기를 상당히 힘들어 하는 경향이 있습니다. 온종일 물을 마시지 않거나 기껏해야 한 잔 정도의 물을 겨우 마시는 사람도 많습니다.

물을 많이 마시면 자동적으로 더운 여름에도 주스나 레모네이드 같은 다른 음료들을 적게 마시게 됩니다. 이들은 '텅 빈 칼로리empty calorie 음료'라고 불리는, 아무 의미 없는 설탕물입니다. 몸의 독소를 배출하는 데는 탄산수보다는 그냥 맹물을 권장합니다. 탄산수는 탄산 때문에 많은 양을 지속적으로 먹기 힘들고, 트림이 나오기 때문에 아무래도 불편합니다. 주스는 물론이고 각종 라이트 버전 음료도 삼가야 합니다. 라이트 음료는 각종 인공첨가물이 다량 함유되어 있기 때문에 깨끗한 음료라 할 수 없습니다. 어쩌다 한 번씩 주스와 물을 반반씩 섞어 먹거나 라이트 콜라를 식사와 곁들여 마시는 것까지 완전히 금지할 수는 없겠지만 개인적으로 이런 음료들은 마실 거리가 아닌 기호식품으로 취급해 의식적으로 선택해야 한다고 생각합니다.

저는 아침에 일어나면 곧바로 주방으로 가서 물 두 잔을 따라 마십니다. 물 두 잔이면 적어도 50ml의 양이 채워집니다.

정오가 될 때까지 총 1.5~2L의 물을 마시려고 노력합니다. 소변 색깔이 연한 노란색 또는 거의 무색에 가까워지는 것을 목표로 합니다. 혹시 소변이 매번 진노랑색이라면 물을 잘 안 마시고 있는 것이므로 더 많이 마시도록 노력해야 합니다. 아침 7시에 일어나 아침식사를 한 뒤 10시가 될 때까지 한 번도 소변이 마렵지 않다면 수분 섭취가 정말로 모자라다는 증거이므로 유의해야 합니다.

2. 운동

제발 몸에게 좋은 일을 한다는 생각으로 반드시 운동을 하기 바랍니다. 일찍 시작할수록 좋습니다. 기왕이면 무게를 다루는 운동이 좋은데, 운동기구나 아령을 사용해도 되고 본인의 몸무게를 이용한 요가 등 맨몸운동도 좋습니다. 몸매를 다듬고 싶다거나 힘들게 땀을 빼고 난 후 느끼는 성취감과 개운함을 넘어서서 뼈를 튼튼하게 만들고 근육을 늘리며 각종 독소를 활발히 배출하려는 데에도 운동의 목적을 두어야 합니다. '쓰지 않으면 잃는다'는 말이 철저하게 해당되는 부위가 바로 뼈와 근육입니다. 중량이 눌러주지 않는 상태가 계속되면 골성분의 손실이 더 빨리 진행되며 근육은 가늘고 약해집니다. 근육량이 적어지면 대사 작용이 느려져 지방이 더 많이 쌓이는 결과를 낳습니다. 운동의 또 다른 장점은 스트레스를 낮추고 뇌의 긴장을 풀어준다는 점입니다.

갱년기로 몸이 괴로워 죽을 지경인데 운동까지 시작하라니 생각만 해도 우울해진다고요? 너무도 당연합니다. 밤에 몇 번을 자다 깨다 하면서 잠을 설치고 겨우 일어났는데, 겨울이라 밖은 구름이 잔뜩 껴 춥다 못해 차가운 부슬비마저 내리고, 집 안에 있는 사춘기 아이들은 온갖 짜증을 부리는 데다가, 시어머니는 고관절 골절로 병원에 계시는 와중에 이 모든 것을 책임질 사람은 오직 당신 한 사람뿐인 거지같은 상황에 운동이라니. 온종일 종종거리다가 하루 일과를 마치는 밤이 되니 마디마디가 다 쑤시고 정신은 나가떨어지기 직전입니다. 바로 이럴 때 정신 바짝 차리고 '무엇이 중요한지' 생각해야 합니다. 사실 이미 다 알고 있습니다. 힘들어도 어떻게든 몸을 움직이는 순간 기분이 훨씬 좋아지고 움직이길 잘 했다는 생각이 들거라는 사실을요.

처음부터 너무 힘든 운동 말고 재미있게 할 수 있는 줌바댄스나 필라테스 같은 운동을 찾아보는 것이 좋습니다. 혹시 헬스장을 다니고 있다면 머슬펌프같이 각자의 근력에 따라 무게를 조절할 수 있는 바벨운동을 그룹운동으로 시도해봐도 좋습니다. 그리고 기억합시다. 운동을 하려면 효과가 나도록 그리고 운동한 시간이 아깝지 않도록 열심히 해야 합니다. 말만 파워워킹이고 막상 땀 빼기는 싫어서 러닝머신 위를 터덜터덜 걷거나, 열심히 기구 운동을 하는 다른 사람을 붙잡고 수다를 떠는 것은 운동이 아니라는 뜻입니다. 원래 운동을 좋아하지 않는 스타일이라고 이유를 갖다 붙이는 사람은 앞으로 남은 생의 절반을 건강 문제에서 벗어날 수 없을 것이며, 기력이 떨어지는 순간이 점점 자주 반복될 것입니다. 질병으로 생기는 고통은 어차피 나이가 들어갈수록 커지면 커졌지 줄어들지는 않을 테니까요.

그러니 당부하고 싶습니다. 좋아하는 음악을 틀고 볼륨을 높여보세요. 혼자 들썩들썩 춤을 추는 겁니다. 마음에 드는 운동복이 있으면 맘먹고 돈도 좀 써도 좋습니다. 휴대전화를 집어넣을 수 있는 주머니 달린 운동바지를 갖춰 입고 현관문을 열고 나가서 음악을 들으며 빠르게 걷거나 뛰어보세요. 뭐라도 좋으니 좋아하는 종목으로 꾸준히 운동을 합시다. 토를 달지 말고 일단 하고 보는 겁니다!

3. 휴식과 잠

저는 열심히 일하는 사람이며 자신을 채찍질하는 타입의 사람입니다. 그런데 이러한 열정적인 부류의 사람들은 자신을 쏟아부을 무언가에 꽂히면 앞뒤 안 보고 달려들어 자칫 지나칠 정도로 몰두해버리는 위험이 있습니다. 제가 곧잘 하는 농담이 있습니다. 다른 사람들은 모두 '나인 투 파이브nine to five'로 일하는데 저는 '파이브 투 나인five to nine'으로 일한다고요. 실제로 제 하루는 아침 5시에 시작되어 밤 9시에 끝납니다. 그러다 50세가 넘어가면서 계속 이렇게 살기에는 힘에 부친다는 것을 뚜렷하게 느꼈습니다. 휴식과 잠이 게으름뱅이의 전유물이 아닌, 능률을 올리는 데 필수불가결한 요소라는 것을 새삼 깨닫게 된 것입니다. 우리 여자들은 가만히 있는 시간을 아까워하는 경향이 있습니다. 제 친구 중에는 아이가 2~3명, 또는 그 이상 되는데도 아침부터 저녁까지 풀타임으로 일하고 집안은 언제나 깨끗하게 정리정돈이 잘 되어 있는 그런 부류의 친구들이 있습니다. 당연히 그들은 항상 신경이 곤두서 있습니다. 과연 이 친구들이 행복할까요? 자기가 행복한지 어떤지 생각할 여유가 과연 있기나 한지 저는 그것조차 의심스럽습니다. 이 친구들을 생각하면 언제나 안쓰럽고 마음이 짠합니다. 그들이 우선순위에서 자신을 맨 마지막에 놓는다는 사실을 잘 알고 있기 때문입니다.

저도 한때는 성공한 사업가들은 모두 네댓 시간 이상 자지 않는다고 생각했습니다. 그러다한 유명한 동기부여 코치를 알게 되었습니다. 그는 굉장한 유명인사인 동시에 엄청난 성공을 거둔, 그야말로 일벌레로 알려진 분입니다. 그런데 그가 말하길, 자신은 하루에 반드시 여덟아홉 시간은 자고, 매일 달리기로 머리를 맑게 유지한다는 것입니다. 물론 아내의 지원이 뒷받침되기에 가능한 일이지만 말입니다. 그의 이야기를 들으며 저는 제 몸이라고 해서 하루에 네댓 시간만 자도록 설계되어 있지 않다는 것을, 잘 살아가기 위해서는 여덟 아니 아홉 시간의 잠을 필요로 한다는 것을, 그렇게 자도 아무 잘못될 것이 없다는 사실을 난생 처음으로 깨닫고 기꺼이 받아들이게 되었습니다. 저는 병원 근무 시간 중 환자와 상담을 마친 후 다음 환자가 들어오기 전 잠시 짬을 내어 몇 분간 눈을 감고 조용히 심호흡을 하는 시간을 가질 수 있다면 얼마나 좋을까 상상해 보곤 합니다. 아직 실천으로 옮기지 못하고 있지만 그렇게만 된다면 환자 한 분 한 분에게 좀 더 집중할 수 있을 거라고 믿습니다.

잠의 중요성은 너무 과소평가되고 있습니다. 그러나 잠은 치유 과정에서 아주 중요한 요소입니다. 우리가 잠을 잘 때 장, 뇌, 근육, 피부를 비롯해 모든 장기들이 회복되고 재생됩니다. 만성피로를 짊어지고 사는 사람은 살이 더 쉽게 찔 뿐 아니라 신경체계가 언제나 스트레스 상태에 놓여 있기 때문에 심근경색의 위험도 더 큽니다. 스트레스는 혈관을 축소시키므로 혈액을 순환시키기 위해 심장이 더 많은 부담을 받아야 합니다. 잠들기에 가장 이상적인 시간은 밤 12시 이전이며 가능한 한 침실에는 전자제품이 적은 것이 좋습니다. 컴퓨터를 끄고 휴대전화도 일찌감치 치워놓아야 합니다.

4. 혼자만의 고요한 시간

제목을 단순히 '쉼'이라고 하지 않고 '혼자만의 고요한 시간'이라고 한 데는 이유가 있습니다. 쉼은 말 그대로 휴식을 취하는 것이고, 혼자만의 고요한 시간은 정말로 오로지 당신 혼자 보내는 시간을 말합니다. 제게는 그 시간이 새벽 5시, 아직 식구들이 모두 잘 때입니다. 저는 이때 그날 할 일 그리고 제 기분이나 상태에 관해 적습니다. 사물을 있는 그대로 인식하는, 일종의 마음챙김 시간입니다. 조용히 마음을 들여다보면서 제 앞에 놓인 하루를 머릿속으로 하나하나 그려봅니다. 어떤 일을 해야 하는지, 잊으면 안 될 것은 무엇인지, 무엇에 감사하는지 생각합니다. 감사하는 연습은 굉장히 중요합니다. 제 삶에서 좋은 것에 오롯이 집중하는 순간이기 때문입니다. 상위에 랭크되어 있는 것은 제 아이들의 건강, 남편의 건강 그리고 저 자신의 건강입니다. 저는 우리 가족이 평화롭고 먹을 것이 있는 독일에 사는 것이 감사합니다. 아이들이 빈곤 속에서 자라나지 않고 제가 어릴 적보다 안정적인 환경에서 자라는 것이 감사합니다.

감사함을 느끼는 사람은 주위의 인간관계에서 스트레스를 덜 느끼고, 궂은 날씨와 출퇴근 시간의 혼잡한 교통체증에 덜 민감합니다. 감사함을 느끼는 사람은 좋은 것을 볼 줄 알고 귀한 줄을 알며 스스로 내면과 우주 안에서 자신을 지지해주는 긍정적 에너지가 죽지 않고 잘 자라도록 물을 주며 가꿉니다. 혼자만의 새벽 시간에 내면의 성찰을 통해 자기 자신과 소통한 날, 그런 날은 하루를 시작하면서 가지는 마음가짐이 여느 날과 다릅니다. 의학자로서 저는 생각이 전기적 자극이라는 것을 알고 있습니다. 그래서 머릿속 주파수를 제 삶과 소망, 앞으로의 계획이 내보내는 파장을 수신할 수 있도록 맞추는 것입니다.

혼자만의 고요한 시간은 마냥 텅 비어 있는 공간이 아닙니다. 오히려 그 반대입니다. 침묵 속에서 우리는 아주 중요한 질문에 대한 답을 얻기도 합니다. 나는 진정 누구인가? 내일은 또 어떤 좋은 일이 일어날까? 나는 어떤 것을 멀리할 준비가 되어 있는가? 내게 있는 에너지를 균형 있게 쓰려면 오늘 하루를 어떻게 보내야 할까?

시간적 여유가 되는 사람은 저녁에 또 한 번 차분히 앉아 옛날 사람들이 손글씨로 일기를 썼던 것처럼 무언가를 쓰며 고요한 시간을 가져도 좋습니다. 예를 들어 하루는 어땠는지, 계획했던 것들을 이루거나 처리했는지, 성장과 보완의 여지가 있는 것은 무엇인지(뒤집어 말하면 무엇이 잘 되지 않았는지)를 써 내려가면 됩니다. 아침에 했던 것처럼 저녁에도 한 번 더 감사한 것들에 대해 생각하며 하루를 마무리하면 가장 좋을 것입니다. 이루지 못했거나 화가 나는 일에 집착하는 마음을 없애기 위해 잠들기 전 꼭 되새기는 말이 있습니다. "오늘 하루도 지나갔고 너는 할 수 있는 일을 다 했다The day is done, you did what you could." 그러곤 불을 끕니다.

당신의 마음이 진짜로 원하는 것을 보라

2부에서 잠깐 등장했던, 당신이 원하는 것과 당신의 꿈에 대해 본격적으로 이야기해보겠습니다. 에스트로겐 결핍으로 인한 호르몬의 혼란을 뚫고 예전에 서 있었던 자리의 반대편에 도달하고 나면 자신이 원하는 것, 자신의 요구를 너무 오랫동안 소홀히 하며 살아왔다는 걸 문득 깨닫게 됩니다. 주위환경을 원망하기도 합니다. 잠 못 드는 밤 뒤척이다 깨어 드는 생각은 내 자신이 진정 바라는 게 뭘까, 진짜 중요한 것이 뭘까 하는 의문입니다. 당신이 지금껏 다른 사람들을 챙기며 그들을 위해 살아왔다면 그것만으로 좋습니다. 그럴 만한 사정이 있었을 것이고 그 환경에서 그렇게 한 것은 당연한 일일 수 있습니다. 하지만 이제는 당신의 꿈을 실천으로 옮길 차례입니다. 폐경이행기의 변화는 그래서 좋습니다. 길고 구불구불한 길을 둘러 이제 자신에게 돌아왔으니 말입니다. 인생을 살면서 해보고 싶었던 일들을 생각해봅시다. 어떻게 살고 싶은가요? 이제부터 무엇을 하며, 또 누구와 함께 시간을 보내고 싶은가요? 에너지를 낭비하고 싶지 않은 어떤 것 또는 어떤 사람이 있나요? 하고 싶은 일, 이루고 싶은 일, 경험하고 싶은 일은 무엇인가요?

우선 '어떻게'라는 방법적 측면은 생각하지 맙시다. 결과를 알아야만 첫발을 내딛을 수 있는 건 아닙니다. 저는 갱년기에 다시 한 번 훌륭하게 사고를 친 여성들의 이름을 끝도 없이 댈수 있습니다. 이전 삶을 한 꺼풀씩 벗어던지고 자신에게 가장 잘 맞는 것을 의식적으로 찾거나 혹은 위험을 감수하고라도 꿈을 행동으로 옮긴 사람들 말입니다. 저는 그것이 삶의 경험이 축적되었기 때문이라거나 생활형편이 그럴 만했기 때문에 가능했다고 생각하지 않습니다. 그보다는 호르몬의 본성에 결정적인 열쇠가 있다고 굳게 믿습니다. 실제로 호르몬의 위기를 보낸 후에, 또는 위기 한가운데서, 자신만의 길을 찾은 여성들이 많습니다. 혼란스러운 10대 시기를 잘 보낸 여성으로 말랄라 유사프자이(여성 교육권을 주장해 17세에 최연소 노벨평화상을 수상한 파키스탄의 인권 운동가-옮긴이)와 그레타 툰베리(10대 시절에 활동을 시작한 스웨덴의 기후 운동가-옮긴이)를 들 수 있고, 갱년기 이전에도 물론 멋있었지만 이제는 말 그대로 거물이 된 오프

라 윈프리, 크리스틴 라가르드(유럽중앙은행 총재-옮긴이), 미셸
오바마 같은 사람도 있습니다. 멀리서 찾을 것도 없습니다. 앙
겔라 메르켈 독일 수상이 그 자리에 오른 것은 굴하지 않고 노
력한 십수 년의 세월이 흐른 50세가 되어서였습니다. 말이 나
왔으니 이야기하지만 할리우드 영화계에서 40대 이상의 여자
배우들은 맡을 역할이 없다고 한탄하던 때가 바로 엊그제였습
니다. 하지만 지금은 완전히 달라졌습니다. 모니카 벨루치, 메
릴 스트립, 주디 덴치, 캐서린 제타 존스, 케이트 블란쳇, 줄리
아 로버츠, 니콜 키드먼, 헬렌 미렌 같은 배우들이 스크린을 화
려하게 지배하고 있습니다. 예전의 멋짐을 조금도 잃지 않은
데다가 경륜에 힘입어 입체적인 면까지 갖추면서 나이와 함께
더욱 폭발적 힘을 내는 것입니다.

하지만 크고 거창한 꿈만 소중한 것은 아닙니다. 작고 사소
한 꿈도 그에 못지않게 중요합니다. 매일 자기 자신이 기뻐할
만한 무언가를 시도해보세요. 자신이 행복한 일을 하라니, 유
치하게 들릴 수도 있지만 실은 전혀 그렇지 않습니다. 기분 좋
고 낙이 되는 일은 스트레스 상황에 놓일 때 처리해야 할 여러
가지 일들 가운데 최하순위로 밀리기 일쑤입니다. 그러면 우
리는 자신을 망각하고 자신에게 필요한 것들을 무시하게 됩니
다. 특히 중북부 유럽문화가 그러합니다. 우리는 그렇지 않아
도 일정으로 꾸역꾸역 넘쳐나는 다이어리에 새로운 일정을 욱

여넣으며 "시간은 금이니까"라고 말합니다. 출퇴근길에서 "역시 직장생활은 장난이 아니네" 하고 중얼거립니다. 하지만 저는 말하고 싶습니다. 놀러 가는 마음으로 직장에 가야 한다고요. 혹시 빨간 립스틱을 바르고 청바지에 운동화를 신는 대신 하이힐을 신을까 망설이고 있나요? 망설일 필요 없습니다. 원하는 대로 하면 됩니다. 지인과 긴 전화통화를 하지 않고 차라리 그 시간에 책을 들고 포도주 한 잔을 마시며 소파에서 쉬고 싶은가요? 정말 좋은 생각입니다. 오디오 볼륨을 최대로 올리고 아레사 프랭클린을 들으며 드라이브하고 싶은 마음이 굴뚝같다고요? 그 옆자리에 저도 좀 태워주면 좋겠네요. 요점은 당신 자신을 우선으로 놓으라는 것입니다. 저는 우리 바로 이전 세대들로부터 그들이 고생했던 시절의 안타까운 이야기들을 정말 많이 들었습니다. 이들은 자신을 위해 뭘 해본 적도 없고 즐길 줄도 모르는 세대입니다. 그게 물질이든 뭐든, 무언가 조금이라도 넘친다 혹은 남는다 싶으면 곧바로 인상을 찡그리며 살아왔습니다. 아름다움과 풍성함은 성탄절이나 은혼식처럼 아주 귀한 기회만을 빌려 맛볼 수 있었습니다. 그런 순간을 제외하고는 일생을 절약하고 아끼며 버리는 것 없이 살았습니다. 그것이 돈이 되었든, 감정이 되었든, 경험이 되었든 그저 아낄 줄만 알았습니다. 이렇게 산 여자들은 병이 들었습니다. 그들은 자신의 건강을 다른 이를 위해 희생했고 언제나 다른 이의 요구를 자신의 요구 앞에 두었습니다. 저는 확신합니다. 아주 깊은 차원의 기쁨 그리고 때로는 그 누구의 눈치도 보지 않고 적절한 재미를 즐길 수 있는 순간이 존재하지 않는 삶은 언젠가 사람을 반드시 병들게 한다는 것을요. 한 번도 제대로 행복해본 적이 없는 사람, 자신의 욕구를 실천하지 않는 사람은 건강한 사람이 아닙니다. 이런 사람은 병들어 아픈 와중에서도 자신의 병약함이 주위 사람에게 폐가 될까 봐 전전긍긍합니다.

즐기지 못하는 삶, 더운 여름날 오픈카에 앉아 머리카락을 거칠게 휘날려보지 않고 끝나는 삶은 얼마나 슬픈가요. 제발 인생의 마지막 순간에 우도 위르겐스Udo Jurgens의 '이히 바 노흐 니말스 인 뉴욕Ich War Noch Niemals in New York(뉴욕에 가보지도 못했는데)' 같은 노래를 읊조리며 후회하지 않기를 바랍니다. 그럴 바에야 차라리 '마이 웨이My Way'가 낫습니다(참고로 집시킹이 '아 미 마네라A mi manera'라는 제목으로 발표한, 아주 신나게 부른 버전을 추천합니다).

거미의 감각이 깨어나는 시기

이 주제를 책에 쓸 것인지, 쓴다면 어떻게 쓸 것인지 오랫동안 고민했습니다. 과학을 연구하는 저로서는 지금 이야기하려는, 갱년기를 겪고 있거나 다 겪은 여성들에게서 종종 나타나는 이 신기한 현상을 한마디로 표현할 적당한 말을 찾기 힘들었습니다. 우리 아들의 말을 빌자면 이들은 '거미의 감각', 즉 제7의 감각 같은 것을 가지고 있습니다. 원래 그런 감각이 발달했던 사람이라면 갱년기 이후 더 뚜렷하게 나타납니다. 아마도 이 시기에 머리가 아닌 가슴의 느낌을 믿는다는 것이 어떤 건지 배우게 되기에 그러한 것이 아닌가 합니다. 저는 언젠가 이 모든 현상이 과학적으로도 설명 가능해지지 않을까 생각합니다. 과학과 신비는 서로를 부정할 수 없습니다. 그저 우리가 아직 알지 못하는 무언가가 있을 뿐입니다.

제7의 감각이란 이성적으로 사고했을 때 A라고 판단되는 무언가와 직감적으로 느껴지는 B가 있을 때 A보다는 B가 옳다고 느껴지는 현상을 말합니다.

이를 설명하기 위해 그동안 수많은 시도가 있었습니다. 그중 하나를 예로 들면 뇌과학자 조 디스펜자 박사의 이론이 있습니다. 그의 이론에 따르면 모든 물질은 분자로 구성되어 있고 모든 분자는 원자로 구성되어 있는데 원자란 전자와 양성자, 중성자의 형태로 서로를 끌어당기고 밀어내는 에너지와 다르지 않습니다. 그러므로 물질과 에너지는 결국 같은 것이라는 말입니다. 거기서 한 걸음 더 나아가 이렇게 추론해볼 수 있습니다. 물질을 생성하는 또 다른 차원의 에너지장이 존재하는데 결국 사람도 물질이라는 형태로 나타난 에너지 자체이기 때문에 이 에너지와 자기 자신을 연결할 수 있으리라는 가정을 세워볼 수 있습니다. 우리의 생각이라는 것 또한 뇌의 전기자극, 다시 말해 뇌전도 검사로 측정할 수 있는 에너지라는 것은 이미 과학적으로 밝혀진 사실입니다.

자, 배 속에서 뭔가 신호가 온다면 이것은 아마도 석기시대 이전부터 사람에게 내재되어 있던 오래된 반사작용이자 비언어적 경고일 수 있습니다. 일종의 '파충류의 뇌'가 원초적 에너지 신호를 촉발하는 것입니다. 직감은 틀리지 않습니다. 에너지와 파충류의 뇌는 거짓말을 하지 않지만 인간은 거짓말을 하기 때문입니다. 이것이 호르몬과 무슨 관련이 있을까요? 잘 모르겠습니다. 다만 저는 10대 사춘기 소녀들에게 이 거미의 감각이 유달리 강하게 나타나다가 호르몬이 변화하면서 묻히는 경우를 많이 보았습니다. 훗날 갱년기에 이르러 두 번째 호르몬 변화를 통해 안개가 걷히면 흔히들 말하는 제3의 눈이 열리고 사물의 본모습을 보는 눈이 뜨입니다. 손금이나 타로점이라고 하면 오래된 동유럽 마을의 노파가 점을 치는 모습이 자연스레 연상되는 이유가 아마도 여기 있을 것입니다. 인류는 문화권과 성별을 막론하고 마을에 문제가 생기면 늙은 현자에게 제일 먼저 달려가 해답을 물어왔습니다.

이 이야기는 당신에게 어떤 의미가 있을까요? 이제는 제3의 눈이 떠지는 시기라는 것을 진지하게 믿어야 할 때가 왔다는 뜻입니다. 머리에서 나온 결정과 다르더라도 오롯이 가슴이 말하는 대로 믿고 따르면 됩니다. 아주 오래 전부터 내려오는 고대의 감각이 당신 몸에 들어 있습니다. 이 직감 덕분에 인류는 수천 년 전부터 생존이 가능했고 삶과 죽음을 가르는 위험한 상황에서 아이들을 구할 수 있었습니다. 갱년기는 이른바 할머니 가설Grandmother Theory과 일맥상통하는 면이 있습니다. 호모 사피엔스와 범고래는 생식능력을 잃은 뒤에도 생존하는 유일한 동물입니다. 할머니 가설은 폐경 후 여성이 할머니가 되어서도 후손과 임신부를 돌보기 때문에 집단에서 매우 중요한 역할을 담당한다는 이론입니다. 할머니 또는 이모할머니의 돌봄을 받는 손자 손녀의 생존확률은 당연히 월등히 올라갑니다. 폐경 이후 여성에게 부여되는 특별한 힘은 인류에게 유익하게 쓰입니다. 역시 대자연은 현명합니다.

마음청소

많은 이들이 갱년기에 이르러 사람에게 2개의 삶이 있다는 지혜를 처음으로 체험하게 됩니다. 두 번째 삶은 첫 번째 삶이 무상하다는 것을 느끼는 순간 시작됩니다. 우리는 자신에게 더 집중해야 합니다. 시간은 더욱 소중해집니다. 이토록 아까운 시간을 우리에게 해를 끼치는 사람을 상대하거나 자신을 갉아먹는 일을 하며 무가치하게 흘려보내면 안 됩니다. 각자 살면서 깨친 지혜와 요령을 자신에게 도움이 되지 않는 일들로부터 분리하는 데 사용해야 할 시기가 왔습니다. 우리에게는 영혼의 통장에 입금은커녕 잔액을 빼내기만 하는 사람들이나 상황들에 분명한 선을 그을 수 있는 힘과 표현력이 있습니다. 전에는 보지 못했던 것이 보입니다. 아버지 또는 어머니를 그저 있는 그대로의 한 인간으로 보는 눈이 생깁니다. 특히 이런 깨우침은 부모가 연로해지고 돌봄의 의무가 생겨나면서 돌봄 이외의 또 다른 복합적인 상황으로 이어지는 경우에 뒤따라옵니다. 부모와의 관계를 치유하려면 용서가 아주, 매우 중요합니다. 특히 돌아가신 후라면 더욱 그러합니다. 용서하면 자유로워집니다. 그러므로 용서함으로써 제일 먼저 이익을 보는 사람은 언제나 용서하는 자기 자신입니다. 부모님뿐 아니라 살면서 상처를 준 다른 사람을 향한 용서도 마찬가지입니다. 틀어진 형제, 현재의 배우자, 이전 배우자와의 관계 등 해묵은 갈등이 해소된 결과, 치유가 찾아오거나 병들었던 인연에서 완전히 해방되는 경우를 종종 볼 수 있습니다.

그러므로 우리의 두 번째 삶은 여러 개의 기둥으로 지탱되어야 합니다. 호르몬 균형, 먹는 즐거움을 터부시하지 않는 건강한 식생활, 운동 이외에도 치유적 관계를 계속해서 가꾸어나가고 돌보는 것이 중요합니다. 잘 살고 있는 사람에게 나이는 정말로 그냥 숫자일 뿐입니다. 하지만 잘 살고 있지 못하다면 신분증에 어떤 숫자가 나와 있든 늙었다는 생각만 듭니다. 그러므로 자신이 가진 에너지를 잘 분배해야 할 때 마음청소는 아주 중요합니다. 우리를 심리적으로 계속 힘들게 하는 것, 영혼을 무겁게 짓누르고 이리저리 휘두르는 것들은 마음의 충전기 전선을 콘센트에서 잡아 빼버립니다. 결국 피해는 호르몬과 면역체계적 측면에서 우리의 마음과 감정에 밀접히 연결되어 있는 건강이 가장 큰 피해를 입습니다.

자신을 위한 시간을 만듭시다. 형편이 되는 한 운동을 하고, 질 좋고 몸에 좋은 음식을 먹는 것에 신경을 씁시다. 자신의 중심을 자주 들여다봅시다. 그것이 우주가 되었든 신이 되었든 상관없습니다. 내면의 고요에 도달하기 위해 명상하고 침묵합시다. 소셜네트워크와 전자기기에 갖다 바치는 시간을 제한합시다. 특히 저녁에는 더욱 조심해야 합니다. 그리고 매일 아름다운 무언가를 실행하는 것에 우선순위를 두세요. 아무리 사소한 것이라도 당신이 행복하다면 다 좋습니다. 자기 자신과 소통하는 방식 그리고 머릿속에서 반복해서 떠오르는 물음의 내용에 귀를 기울입시다. 물음은 건설적이어야 하고 대답은 여러 다양한 가능성을 허용해야 합니다. 특히 부정적 시각에서 출발한 물음(대표적인 예로 '대체 왜 나야?')을 몰아내야 합니다.

집을 신전처럼 생각하세요. 집은 당신의 피난처이자 성채이므로 오직 당신에게 기쁨을 주는 것들로만 채워져야 합니다. 당신에게 좋지 않은 사람들과 떨어지고, 곁에 있으면 즐겁고 안전하며 힘이 되는 사람들과 시간을 보내세요. 이 모든 것들은 자신을 존중하고 마음 속 온갖 쓰레기들을 없애버리기 위해 꼭 필요합니다. 영혼에 물을 주고 심장을 노래하게 만드는 것들에 집중하기 시작한다면 지구에서의 이 삶은 아름다워집니다. 여성의 강한 수호신 아레사 프랭클린은 일찍이 'R-E-S-

P-E-C-T'라는 노래를 불렀습니다. 당신의 생, 당신의 소망, 당신의 몸, 당신의 영혼에게 바치는 존중RESPECT입니다. 그러니 오늘, 아니 지금 당장 시작합시다. 낭비할 시간이 없습니다.

마침내 되찾은 자유 그리고 당신의 선택

〈골든 걸스〉라는 미국 드라마가 있습니다. 90년대에 방영된 이 드라마는 플로리다에 사는 블랑슈, 로즈, 도로시라는 3명의 나이 지긋한 여성들이 시실리 출신인 엄마를 모시고 살아가며 일어나는 에피소드를 다룬 시트콤입니다. 제작자는 숙모님을 뵈러 방문했다가 숙모님과 이웃의 중년 아주머니들 사이에서 일어나는 일상을 보고 이 시트콤에 대한 아이디어를 얻었다고 합니다. 아줌마들이 한 지붕 밑에서 모여 살며 티격태격하는 재미를 노린 이 시리즈는 높은 시청률을 기록했습니다. 시청자들은 상상하게 됩니다. '아, 나도 은퇴하면 저렇게 살 수 있을까?', '늘 화창한 플로리다의 날씨, 좋은 친구들이 있어서 웃음이 끊이질 않는 나날들을 누릴 수 있을까?' 하고요.

다소 허영이 심하고 남자를 꽤나 밝히는 블랑슈 역을 맡은 배우는 드라마를 시작할 당시 50세였습니다.

그렇습니다. 오. 십. 세. 였습니다!

당시에는 50세 먹은 여배우에게 남자만 보면 들이대는 나이 먹은 푼수 아줌마 말고 달리 주어질 배역이 없었습니다. 요즘을 사는 우리로서는 믿기 힘들지만 당시로서는 그것이 지극히 당연한 일이었습니다. 지금 같으면 과연 제니퍼 애니스톤이나 리즈 헐리에게 그런 푼수 아줌마 역할을 맡길 수 있을까요? 오늘날 우리가 생각하는 50세 언저리의 여인들이란 할리 베리, 미셸 오바마, 슈테피 그라프(80년대 후반에서 90년대 후반까지 수많은 세계 대회를 석권했던 독일의 전 테니스 선수-옮긴이), 네나(현재도 활발히 활동하고 있는 독일의 국민가수-옮긴이) 같은 멋지고 활동적인 사람들입니다. 누구도 이들을 '어르신'이라 부르지 않을 것입니다.

그런데 이들에게는 공통점이 하나 있습니다. 여러분도 이미 그것을 갖고 있거나 적어도 어렴풋이 느끼고는 있을 것입니다. 그건 바로 자유입니다. 남자를 만나기 위해 궁상스럽게 노력할 필요도 없고 생리통이나 월경전증후군에 휘둘릴 필요도 없으며 피임약의 부작용을 걱정하지 않아도 됩니다. 아기 기저귀를 갈아대야 하는 수고로운 세월도 지나가고, 모유수유 때문에 등을 구부정하게 굽히지 않아도 됩니다. 물론 기꺼운 마음으로 최선을 다했던 시절이었지만 무조건 가족 구성원의 요구를 최우선에 두고 생활했던 시기도 지났습니다. 여러분에겐 언젠가 꼭 해보고 싶었던 일들을 시도할 자유가 있습니다. 언젠가 꼭 되고 싶었던 사람이 되어볼 자유가 있습니다. 안 될 이유가 없습니다. 나이 들어감을 통해서 우리가 배운 것이 있다면 그것은 바로 인생은 다른 사람들의 생각에 맞춰 살기에는 너무도 짧다는 것입니다.

갱년기야말로 정말 좋은 시절입니다. 싫든 좋든 삶에서 가장 중요한 한 사람에게만 초점을 맞춰야 살 수 있는 시기이기 때문입니다. 가장 중요한 사람이란 누구일까요? 바로 당신입니다. 비행기가 이륙할 때 나오는 승무원 안내방송을 떠올려보세요. 기압이 떨어질 때 위에서 떨어지는 산소 마스크를 우선 자신이 먼저 쓰고 그다음에 어린이나 도움이 필요한 사람을 돌보라고 하지 않나요? "위급 상황에서 제일 먼저 옆자리 승객을 도와주시고 24열과 22열을 챙겨주십시오" 또는 "좋은 엄마와 좋은 아내 그리고 훌륭한 직원이 되기 위해 일단 다른 이들을 도와주시고 이후 더 이상 힘이 남아 있지 않으면 그때 자신을 돌보세요"라고 하지 않습니다. 당신이 잘 살아야만 다른 사람을 도와줄 수 있는 것입니다.

앞을 가렸던 안개가 걷히고 이제 마음의 소리를 들을 수 있게 되었다면 당신이 진정으로 원하고 진짜로 필요로 하는 것의 모습이 보일 것입니다. 망설임은 줄어들고 실행력은 커집니

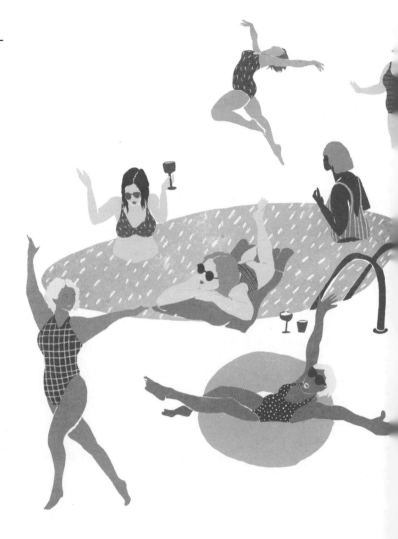

다. 남이 날 어떻게 생각하는지 신경 쓰며 낭비하던 에너지가 줄어들었기 때문입니다. 당신이 그동안 정신적으로 그리고 실제적으로 지고 있던 부담이 한결 가벼워집니다. 아이들은 성장하고 배우자와의 관계도 성숙해가며 '노No'라는 말도 전보다 훨씬 수월하게 나옵니다. 이와 더불어 스스로 한정지어왔던 것보다 더 큰 힘이 자신에게 있음을 점점 뚜렷이 깨닫게 됩니다. 우리는 그동안 무거운 모래주머니를 다리에 달고 힘겨운 길을 달려왔던 것입니다. 우리에게는 수십 년에 걸쳐 훈련된 멀티태스킹 능력을 장점으로 이제는 꿈꾸어왔던 곳을 향해 달려갈 일만 남았습니다.

개인적 차원에서, 또 의료적 차원에서 갱년기와 그 이후에 이어질 삶을 어떻게 계획하는가의 문제는 당연히 각 여성 개개인이 선택할 일입니다. 갱년기는 이전에 없던 증상이 나타나면서 정신이 번쩍 들고 그동안 믿고 있었던 자기애라는 시스템 안에 어떤 허점이 있었는지 보이기 시작하는 시기입니다. 당신 자신의 건강과 안녕에 관한 문제가 점점 당신의 관심사안으로 밀고 들어오게 됩니다. 그러나 모든 정보를 완벽하게 가진 상태에서 자신의 결정이 어떤 것을 의미하는지 진정으로 알게 된다면 당신이 선택할 수 있는 선택지는 단 하나로 좁혀질 것입니다. 같이 갱년기를 겪고 있는 직장 동료나 친구들은 호르몬 요법 없이 갱년기를 지내기로 결정했을 수도 있고, 당신 또한 호르몬 말고 다른 방법으로 건강을 지키는 길을 선택할 수도 있습니다.

가장 중요한 것은 당신이 앞으로 겪게 될 것이 무엇인지 아는 것, 그것을 통해 당신이 당신만의 방식대로 무엇을 어떻게 구체적으로 해야 건강하게 살 수 있을지를 알고 실행하는 것입니다. 과도한 공포나 왜곡된 이미지를 가질 필요가 없습니다. 오직 정확한 지식을 가져야 합니다. 이 조건이 충족되었을 때 비로소 당신은 당신만의 길을 갈 수 있습니다. 그 길은 이 책을 쓴 저의 길도 아니고 친구의 길도 아니며 당신의 어머니가 갔던 길도 아닙니다. 이는 당신을 비롯한 각각의 모든 여성들이 의학적 '팩트'로 무장했을 때만이 가능합니다.

제 개인적인 계획을 이야기해볼까요? 저는 100세 넘게 살 것이며 적어도 90세까지는 병 없이 건강하기로 마음먹었습니다. 그날이 올 때까지 저는 춤추고 좋은 음악을 들을 것이며, 남편과 마음껏 스킨십을 즐길 것입니다. 마이애미에 살고 있는 여동생과 쇼핑도 가고 싶고, 쇼핑 후에는 해변에 나란히 앉아 수박을 먹고 싶습니다. 한낮의 열기가 식어 나른해진 밤에는 별이 총총한 하늘을 올려다보며 이 별이 제게 내어주는 모든 것에 감사할 것입니다. 저는 이 모든 것들이 오직 제가 건강할 때에만 그리고 제 몸이 통증과 질병으로 뒤덮이지 않을 때에만 가능하다는 것을 압니다. 그러므로 건강하게 살기 위한 모든 노력을 다할 것이며, 제가 저 자신의 건강을 소망하듯 이 책을 읽는 당신도 똑같이 건강하기를 바랍니다.

이것이 이 책을 쓴 이유입니다. 병원에서 의사가 말해주는 정보에만 매달리지 않게 하기 위해서 말입니다. 여자의 욕구는 쓰잘머리 없다는 생각, 나이 먹었으면 저쪽 구석 자리로 가서 조용히 지내라는 요구, '어차피 아줌마잖아. 이야기가 조금만 복잡해져도 이해 못할 거야' 하며 여자가 알아도 되는 것과 알 필요 없는 것을 구분하며 꼰대 냄새 강하게 풍기는 기존의 보수적 의학계 풍토에서 결정되는 온갖 가부장적 사고방식을 이제는 산산조각내기 위해서 말입니다. 저는 의학 발달의 혜택이 여성보다 남성 위주로 돌아가는 현실이 몹시 안타깝습니다. 오늘을 살고 있는 멋진 여성들이 의학적으로 여전히 70년대와 80년대의 세상 안에 머물러 있다는 사실이 불편합니다. 여성의 지능을 과소평가한 나머지 호르몬 결핍에 대한 진실을 처음부터 끝까지 다 제공해주지 않아 그들이 의료진과 제대로 된 소통을 할 수 없도록, 그리고 어떤 길을 택할지 제 힘으로 결정할 수 없도록 만들어버리는 세상에서 살고 싶지 않습니다.

지금 대부분의 여성들은 그리 순진하지도 않고, '골든 걸스'도 아닙니다. 그들은 세상을 잘 아는 똑똑한 사람들입니다. 지금 당신이 바로 그러합니다. 갱년기는 사람을 빨아들이는 블랙홀이 아니라 인생의 다음 단계로 이끄는 중간 길목입니다. 이

길목의 말미에 서면 새로운 모습의 자신을 보게 될 것입니다. 담금질을 거쳐 더 강해진 칼처럼, 인생의 지휘봉을 손에 단단히 쥐고 자기 자신이라는 목적지에 도달한 여인을 말입니다.

그러므로 저는 샴페인이 든 잔을 들어 건배합니다. 사랑하는 당신과 바로 오늘부터 시작될 인생의 나머지 반 그리고 모든 여성들을 위해서 말입니다. 팝 그룹 스파이스걸스의 멤버인 멜라니 C는 이렇게 노래했습니다. "이제 시작일 뿐, 끝난 게 아냐 It's just the beginning, it's not the end." 이제 칙칙한 가을 외투는 옷장 속에 넣어놓으세요. 여전히 매력적인 엉덩이를 흔들며 비키니 수영복을 챙기고 발걸음도 경쾌하게 수영장으로 향합시다. 가서 신나게 물에 풍덩 뛰어드는 거예요. 저는 그곳에 당신과 함께 있을 것입니다. 인생의 한여름을 안전하고 재미있게, 온 몸과 마음을 다해서 즐기는 당신을 응원하고 함께 기뻐할 것입니다. 당신은 '불 위의 여자Woman on Fire'입니다. 신나게 놀아보자고요!

감사의 말

오랫동안 마음으로만 품어오던, 하지만 말하지 않고는 견딜 수 없었던 주제에 대해 글을 쓴다는 것은 쉽지 않은 일입니다. 위태롭기만 하던 마음의 둑이 일순간에 와르르 터지는 것처럼 한번 시작하고 나니 말의 홍수를 걷잡을 수 없었습니다. 그러므로 맨 처음 감사는 로볼트 출판사의 율리아 주코로프스키 님께 드리고 싶습니다. 저를 믿어주고 글의 뼈대를 잡을 수 있도록 도와주었거든요. 아직 몇 년 더 시간적 여유가 있긴 하지만 율리아 씨도 곧 불 위의 여자가 되겠지요.

자신의 꿈을 발견하고 이해하는, 서로를 알아보며 같은 뜻을 가진 사람을 만나는 건 그야말로 축복입니다. 그런데 그 사람이 우리 시대의 가장 재능 있는 일러스트레이터 중 하나라면 저는 숙명이란 것을 믿지 않을 이유가 없습니다. 루이자 슈퇴

르머 님, 고맙습니다.

또 다른 불 위의 여자는 페트라 슈피커만 님과 울리케 섀퍼 님입니다. 제 메시지를 세상에 전달해주는 두 분께 항상 감사드립니다. 우리가 이렇게 알게 된 것이 얼마나 큰 행운인지 모르겠습니다. 분명 앞으로도 계속 즐겁게 작업하게 될 거예요!

눈 덮인 오스트리아 스키장에서 내 맘속 횃불을 밝힌, 세상에서 가장 좋은 우리 남편에게 고맙다는 말을 전합니다. 여보, 당신은 무슨 일이 있어도 그 불을 꺼뜨리지 않을 사람이에요.

오늘날 젊은 여성으로 살아간다는 것이 무엇인지 매일 보여주는 프리다와 린에게도 고마운 마음입니다. 각자의 마음에서 타오르고 있는 불꽃은 서로 다른 색깔을 띠고 있을 테지만 그 불꽃이 그들이 가는 길을 환하게 밝혀주기를 기원합니다. 때로는 아무도 가지 않았기 때문에 마치 없는 것처럼 보이는 길을 가야만 할 때도 있을 것입니다. 하지만 그럼에도 불구하고 길을 떠나는 것, 모험에는 매력이 있습니다.

우리 엘리아스에게 존재하는 거미의 감각과 슈퍼 파워, 그리고 엄청난 유머 감각에 대해 감사하고 싶습니다. 그가 가진 빛은 세상을 변화시킬 겁니다. 남과 다른 사람들이 다름을 만듭니다. 장담합니다.

귀중한 조언과 모니터링을 아끼지 않는 여동생 테레사를 언급하지 않을 수 없네요. 언젠가 마이애미로 갈 테니 꼭 같이 쇼핑하자!

글쓰기의 중요성을 어려서부터 가르쳐준 어머니께도 가슴 깊은 곳에서 우러나오는 고마움을 전합니다. 변화무쌍한 유년기 한가운데서도 어머니가 톡톡톡 하고 타자기 치시는 소리를 들으면 언제나 마음이 놓였지요. 여덟 살 꼬마에게 당신의 타자기를 사용할 수 있도록 허락하시고 글 솜씨를 칭찬해마지 않으셨던 어머니, 감사합니다.

빼놓지 말아야 할 사람들이 또 있습니다. 제가 제 삶을 살 수 있도록 해주는 고마운 이들, 바로 우리 병원 식구들입니다. 마리아, 나딘, 프란치, 아나벨, 감사합니다.

윌슨, 14년 전에 제가 당신에게 무슨 말을 했었나요? 당신은 내 반석이고 저는 그 반석 위에 성전을 지을 겁니다. 우리가 이루어낸 것을 보세요. 당신의 우정에 감사합니다. 이보다 더 큰 행운은 없을 거예요.

마지막으로 독자 여러분께 감사드립니다. 여러분이 진료소가 아닌 바로 우리 집 주방 식탁에 앉아 있다고 내내 상상하며 글을 썼습니다. 인생에서 가장 더운 여름날, 여러분이 가는 길에 동행할 수 있게 해주어 영광입니다. 뜨겁게 안아드릴게요!

1 Kołodyńska G., Zalewski M., Rożek-Piechura K. Urinary incontinence in postmenopausal women-causes, symptoms, treatment.Prz Menopauzalny. 2019 Apr; 18(1): 46-50.

2 Ebbesen M.H., Hunskaar S., Rortveit G., Hannestad Y.S. Prevalence, incidence and remission of urinary incontinence in women:Longitudinal data from the Norwegian HUNT study (EPINCONT):BMC Urol. 2013 May; 1327.

3 de Groat W.C., Griffiths D., Yoshimura N. Comprehensive Physiology: Wiley-Blackwell. 2014: 327–396.

4 Li M., Sun Y., Simard JM., Chai TC. Increased transient receptorpotential vanilloid type 1 (TRPV1) signaling in idiopathic overactivebladder urothelial cells. Neurourol Urodyn. 2011 Apr; 30(4): 606–611.

5 Reid G., Burton J.P. Urinary incontinence: Making sense of theurinary microbiota in clinical urology. Nat Rev Urol. 2016 Oct; 13(10):567–568.

6 Hilt E.E., McKinley K., Pearce M.M., Rosenfeld A.B., ZillioxM.J., Mueller E.R., Brubaker L., Gai X., Wolfe A.J., SchreckenbergerP.C. Urine is not sterile: use of enhanced urine culture techniquesto detect resident bacterial flora in the adult female bladder. J ClinMicrobiol. 2014 Mar; 52(3): 871–876.

7 Khasriya R., Sathiananthamoorthy S., Ismail S., Kelsey M., Wilson M., Rohn J.L., Malone-Lee J. Spectrum of bacterial colonizationassociated with urothelial cells from patients with chronic lower urinary tract symptoms. J Clin Microbiol. 2013 Jul; 51(7): 2054–2062.

8 Pearce M.M., Hilt E.E., Rosenfeld A.B., Zilliox M.J., Thomas-White K., Fok C., Kliethermes S., Schreckenberger P.C., Brubaker L., Gai X., Wolfe A.J. The female urinary microbiome: a comparison of women with and without urgency urinary incontinence. MBio.2014 Jul; 5(4): 1283–1314.

9 Brubaker L., Wolfe A.J. Microbiota in 2016: Associating infection and incontinence with the female urinary microbiota. Nat RevUrol. 2017 Feb; 14(2): 72–74.

10 Subak L.L., Wing R., West D.S., Franklin F., Vittinghoff E.,Creasman J.M., Richter H.E., Myers D., Burgio K.L., Gorin A.A.,Macer J., Kusek J.W., Grady D., PRIDE Investigators. Weight loss totreat urinary incontinence in overweight and obese women. N Engl JMed. 2009 Jan; 360(5): 481–490.

11 Liu J., Eden J. Experience and attitudes toward menopause inChinese women living in Sydney – a cross sectional survey. Maturitas. 2007 Dec; 58(4): 359–365.

12 Heiradi, M. Sexual Function and Factors Affecting Menopause:A Systematic Review.

J Menopausal Med. 2019 Apr; 25(1): 15–27.

13 Ornat L., Martínez-Dearth R., Muñoz A., Franco P., Alonso B.,Tajada M., Pérez-López F.R. Sexual function, satisfaction with lifeand menopausal symptoms in middle-aged women. Maturitas. 2013Jul; 75(3): 261–269.

14 Beygi M., Fahami F., Hasan-Zahraei R., Arman S. Sexual dysfunction in menopause. J Isfahan Med. Sch. 2008; 26: 294–300.

15 Ringa V., Diter K., Laborde C., Bajos N. Women's sexuality:from aging to social representations. J Sex Med. 2013 Oct; 10(10):2399–2408.

16 Nastri C.O., Lara L.A. , Ferriani R.A., Rosa-E-Silva A.C., Figueiredo J.B., Martins W.P. Hormone therapy for sexual function in perimenopausal and postmenopausal women. Cochrane Database SystRev. 2013 Jun; (6).

17 Tessler Lindau S., M.D., M.A.P.P., Schumm L.P., M.A., Laumann E.O., Ph.D., Levinson W., M.D., O'Muircheartaigh C.A.,Ph.D., Waite L.J., Ph.D. A Study of Sexuality and Health among Older Adults in the United States. The New England Journal of Medicine. 2007 Aug; 357(8): 762–774.

18 Magiliano M. Menopausal arthralgia: Fact or fiction. Maturitas.2010 Sep; 67(1):29–33.

19 9 Szoeke C.E., Cicuttini F.M., Guthrie J.R., Dennerstein L. Therelationship of reports of aches and joint pains to the menopausaltransition: a longitudinal study. Climacteric. 2008 Feb; 11(1): 55–62.

20 Qin J., Barbour K.E., Murphy L.B., Nelson A.E., Schwartz T.A.,Helmick C.G., Allen K.D., Renner J.B., Baker N.A., Jordan J.M.Lifetime Risk of Symptomatic Hand Osteoarthritis: The JohnstonCounty Osteoarthritis Project. Arthritis Rheumatol. 2017 Jun; 69(6):1204–1212.

21 Hanna F.S., Teichtahl A.J., Wluka A.E., Wang Y., UrquhartD.M., English D.R., Giles G.G., Cicuttini F.M. Women have increased rates of cartilage loss and progression of cartilage defects at theknee than men: a gender study of adults without clinical knee osteoarthritis. Menopause. 2009 Jul–Aug; 16(4): 666–670.

22 Ma H.L., Blanchet T.J., Peluso D., Hopkins B., Morris E.A.,Glasson S.S. Osteoarthritis severity is sex dependent in a surgicalmouse model. Osteoarthritis Cartilage. 2007 Jun; 15(6): 695–700.

23 Cirillo D.J., Wallace R.B., Wu L., Yood R.A. Effect of hormonetherapy on risk of hip and knee joint replacement in the Women'sHealth Initiative. Arthritis Rheum. 2006 Oct; 54(10): 3194–3204.

24 Smolen J.S., Aletaha D., McInnes I.B. Rheumatoid arthritis.Lancet. 2016 Oct; 388(10055): 2023–2038.

25 Carmona L., Cross M., Williams B., Lassere M., March L. Rheumatoid arthritis. Best Practice and Research. Clinical Rheumatology.2010 Dec; 24(6): 733–745.

26 Frankfurt M., Gould E., Woolley C.S., McEwen B.S. Gonadal steroids modify dendritic spine density in ventromedial hypothalamicneurons: a Golgi study in the adult rat. Neuroendocrinology. 1990May; 51(5): 530–535.

27 Frankfurt M., Luine V. Hormones and Behavior. Elsevier. 2015Aug; 74: 26–28.

28 Saldanha C.J., Remage-Healey L, Schlinger B.A. Synaptocrinesignaling: steroid synthesis and action at the synapse. Endocr Rev.2011 Aug; 32(4): 532–549.

29 Kato A., Hojo Y., Higo S., Komatsuzaki Y., Murakami G., YoshinoH., Uebayashi M., Kawato S. Female hippocampal estrogens have asignificant correlation with cyclic fluctuation of hippocampal spines.Front. Neural Circuits. 2013 Oct; 7: 149.

30 Wei J., Yuen E.Y., Liu W. Li X., Zhong P., Karatsoreos I.N., McEwen B.S., Yan Z. Estrogen protects against the detrimental effectsBI_978-3-499-00317-2_Rev3.indd 281 29.07.20 14:40282of repeated stress on glutamatergic transmission and cognition. MolPsychiatry. 2014 May; 19(5): 588–598.

31 Hampson E., Becker J.B.; Breedlove S.M.; Crews D.; McCarthyM.M. Sex Differences in human brain and cognition:the influence ofsex steroids in early and adult life. Boston, MIT Press; 2002.

32 Gillies G.E., McArthur S. Estrogen actions in the brain and thebasis for differenzial action in men and women: a case for sex-specific medicines. Pharmacol Rev. 2010 Jun; 62(2): 155–198.

33 Joffe H., Hall J.E., Gruber S., Sarmiento I.A., Cohen L.S., Yurgelun-Todd D., Martin K.A. Estrogen therapy selectively enhancesprefrontal cognitive processes: a randomized, double-blind, placebo-controlled study with functional magnetic resonance imagingin perimenopausal and recently postmenopausal women. Menopause. 2006 May–Jun; 13(3): 411–422.

34 Pike C.J. Sex and the development of Alzheimer's disease. J Neurosci Res. 2017 Jan 2; 95(1–2): 671–680.

35 Brown, L.M., Clegg, D.J. Central Effects of Estradiol in the Regulation of Adiposity. J Steroid Biochem Mol Biol. 2010 Oct; 122(1–3):65–73.

36 Davis, S.R., Castelo-Branco, C., Chedraui, P., Lumsden, M.A.,Nappi R.E., Shah, D., Villaseca, P. as the Writing Group of the International Menopause Society for World Menopause Day 2012. Understanding weight gain at menopause. 2012 Sept. 419–429.

37 Brown, L.M., Clegg, D.J. Central Effects of Estradiol in the Regulation of Adiposity. J Steroid Biochem Mol Biol. 2010 Oct; 122(1–3):65–73.

38 Neuhouser, M.L., Araoaki, A.K., Prentice, R.L., Manson, J.E.,Chlebowski, R., Carty, C.L., Ochs-Balcom, H.M., Thomson, C.A.,Caan, B.J., Tinkler, L.F., Peragallo-Urrutia, R., Knudtson, J., Anderson, G.L. Overweight, Obesity and Postmenopausal

Invasive BreastCancer Risk. JAMA Oncol. 2015;1(5): 611–621

39 Iorga, A., Cunningham, C.M., Moazeni, S., Ruffenach, G.,Umar, S., Eghbali, M. The protective role of estrogen and estrogenreceptors in cardiovascular disease and the controversial use of estrogen therapy. Biol Sex Differ 8, 33 (2017).

40 Keteepe-Arach T., Sharma S. Cardiovascular Disease in Women:BI_978-3-499-00317-2_Rev3.indd 282 29.07.20 14:40283Understanding Symptoms and Risk Factors. European CardiologyReview 2017; 12(1): 10–13.

41 Keteepe-Arach T., Sharma S. Cardiovascular Disease in Women:Understanding Symptoms and Risk Factors. 13.

42 Daly C., Clemens F., Lopez-Sendon J.L., Travazzi L., Boersma E.,Danchin N., Delahave F., Gitt A., Julian D., Mulcahy D., Ruzvllo W.,Thygesen K., Verheugt F., Fox K.M. Gender differences in the management and clinical outcome of stable angina. Circulation. 2006Jan 31; 113(4): 490–498.

43 3 McLarty A., Mann N., Lawson W.E., Foster A. Womens hearthealth series: a mini-symposium. Med Sci Monit. 2003 Jun; 9(6):103–110.

44 Margaret E. Wierman, Wiebke Arlt, Rosemary Basson, SusanR. Davis, Karen K. Miller, Mohammad H. Murad, William Rosner,Nanette Santoro: Androgen Therapy in Women: A Reappraisal: AnEndocrine Society Clinical Practice Guideline.

45 Fournier A., Berrino F., Clavel-Chapelon F. Unequal risks forbreast cancer associated with different hormone replacement therapies: results from the E3N cohort study. Breast Cancer Res Treat.2008 Jan; 107(1): 103–111.

46 Stute P.Is breast cancer risk the same for all progestogens? ArchGynecol Obstet. 2014 Aug; 290(2): 207–209.

47 Rosano G.M., Webb C.M., Chierchia S., Morgani G.L., GabraeleM., Sarrel P.M., de Ziegler D., Collins P.J. Natural progesterone, butnot medroxyprogesterone acetate, enhances the beneficial effect ofestrogen on exercise-induced myocardial ischemia in postmenopausal women. Am Coll Cardiol. 2000 Dec; 36(7): 2154–2159.

48 Filho A.S., Soares Júnior J.M., Arkader J., Maciel G.A., BaracatE.C. Attitudes and practices about postmenopausal hormone therapyamong female gynecologists in Brazil. Maturitas. 2005 Jun 16; 51(2):146–153.

49 Buhling K.J., von Studnitz F.S., Jantke A., Eulenburg C., MueckA.O. Use of hormone therapy by female gynecologists and femalepartners of male gynecologists in Germany 8 years after the Women's Health Initiative study: results of a survey. Menopause. 2012Oct; 19(10): 1088–1091.

50 Bellocco R., Marrone G., Ye W., Nyrén O., Adami H.O., Mariosa D., Lagerros Y.T. A prospective cohort study of the combined effects of physical activity and anthropometric measures on the riskof post-menopausal breast cancer. Eur J

Epidemiol. 2016 Apr; 31(4):395–404.

51 Rossouw J.E., Anderson G.L., Prentice R.L., LaCroix A.Z., Kooperberg C., Stefanick M.L., Jackson R.D., Beresford S.A., HowardB.V., Johnson K.C., Kotchen J.M., Ockene J.; Writing Group for theWomen's Health Initiative Investigators. Risks and benefits of estrogen plus progestin in healthy postmenopausal women: principalresults From the Women's Health Initiative randomized controlledtrial. JAMA. 2002 Jul 17; 288(3): 321–333.

52 Papadopoulos A., Guida F., Leffondré F., Cénée S., Cyr D.,Schmaus A., Radoï L., Paget-Bailly S., Carton M., Menvielle G., Woronoff A.-S., Tretarre B., Luce D., Stücker I. Heavy smoking and lungcancer: Are women at higher risk? Result of the ICARE study. Br JCancer. 2014 Mar 4; 110(5): 1385–1391.

53 Howlader N., Noone A.M., Krapcho M. SEER Cancer StatisticsReview, 1975–2016. Table 4.17. Cancer of the female breast (invasive)-Lifetime risk of being diagnosed with cancer given alive at current age. National Cancer Institute. Bethesda, MD. Accessed on November 5, 2019.

54 Ziaei S., Kazemnejad A., Zareai M. The effect of vitamin E on hotflashes in menopausal women. Gynecol Obstet Invest. 2007; 64(4):204–207.

55 Elkins G.R., Fisher W.I., Johnson A.K., Carpenter J.S., KeithT.Z. Clinical hypnosis in the treatment of postmenopausal hotflashes: a randomized controlled trial. Menopause. 2013 Mar; 20(3):291–298.

56 Winther K., Rein E., Hedman C. Femal, a herbal remedy madefrom pollen extracts, reduces hot flushes and improves quality of lifein menopausal women: a randomized, placebo-controlled, parallelstudy. Climacteric. 2005 Jun; 8(2): 162–170.

57 Komesaroff P.A., Black C.V., Cable V., Sudhir K. Effects of wildyam extract on menopausal symptoms, lipids and sex hormones inhealthy menopausal women. Climacteric. 2001 Jun; 4(2): 144–150.

58 Hsu C.C., Kuo H.C., Chang S.Y., Wu T.C., Huang K.E. Theassessment of efficacy of Diascorea alata for menopausal symptomtreatment in Taiwanese women. Climacteric. 2011 Feb; 14(1): 132–139.

59 Nayak C., Singh V., Singh K., Singh H., Gupta J., Lamba C.D.,Sharma A., Sharma B., Indira B., Bhuvaneshwari S., Bindra S.K.,Luxmi K.S. Management of distress during climacteric years by homeopathic therapy. Complement Med. 2011 Nov; 17(11): 1037–1042.

60 Winnifred Cutler, Regula Bürki, James Kolter, Catherine Chambliss, Erika Friedmann, Kari Hart. Invasive Breast Cancer Incidencein 2,305,427 Screened Asymptomatic Women: Estimated Long TermOutcomes during Menopause Using a Systematic Review. PLoS One.2015; 10(6).

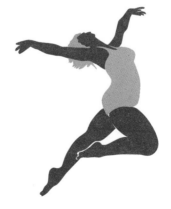

불 위의 여자

1판 1쇄 발행 2021년 8월 27일

지은이 · 실라 드 리즈
옮긴이 · 문항심
감수자 · 이은실
펴낸이 · 주연선

총괄이사 · 이진희
책임편집 · 유화경
저작권 · 이혜명
본문 디자인 · 이다은 유승희
마케팅 · 장병수 김진겸 강원모 정혜윤 유정연
관리 · 김두만 유효정 박초희

은행나무
04035 서울특별시 마포구 양화로11길 54
전화 · 02)3143-0651~3 | 팩스 · 02)3143-0654
신고번호 · 제 1997—000168호(1997. 12. 12)
www.ehbook.co.kr
ehbook@ehbook.co.kr

ISBN 979-11-6737-050-1 (03510)